보건의료 전문가를 위한 통계학

원저 | Ian Scott and Debbie Mazhindu

옮김 | 강형곤 · 성지민

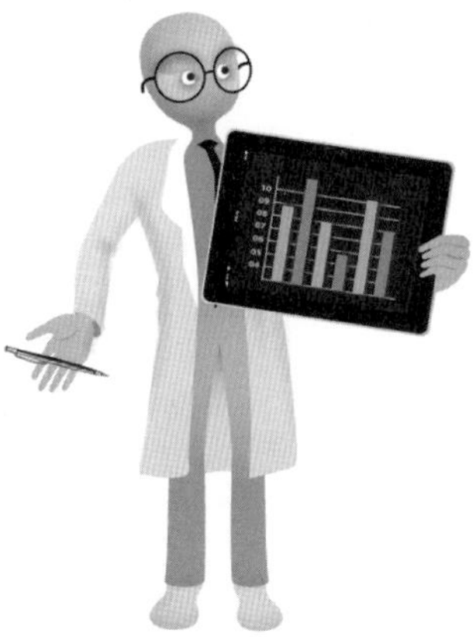

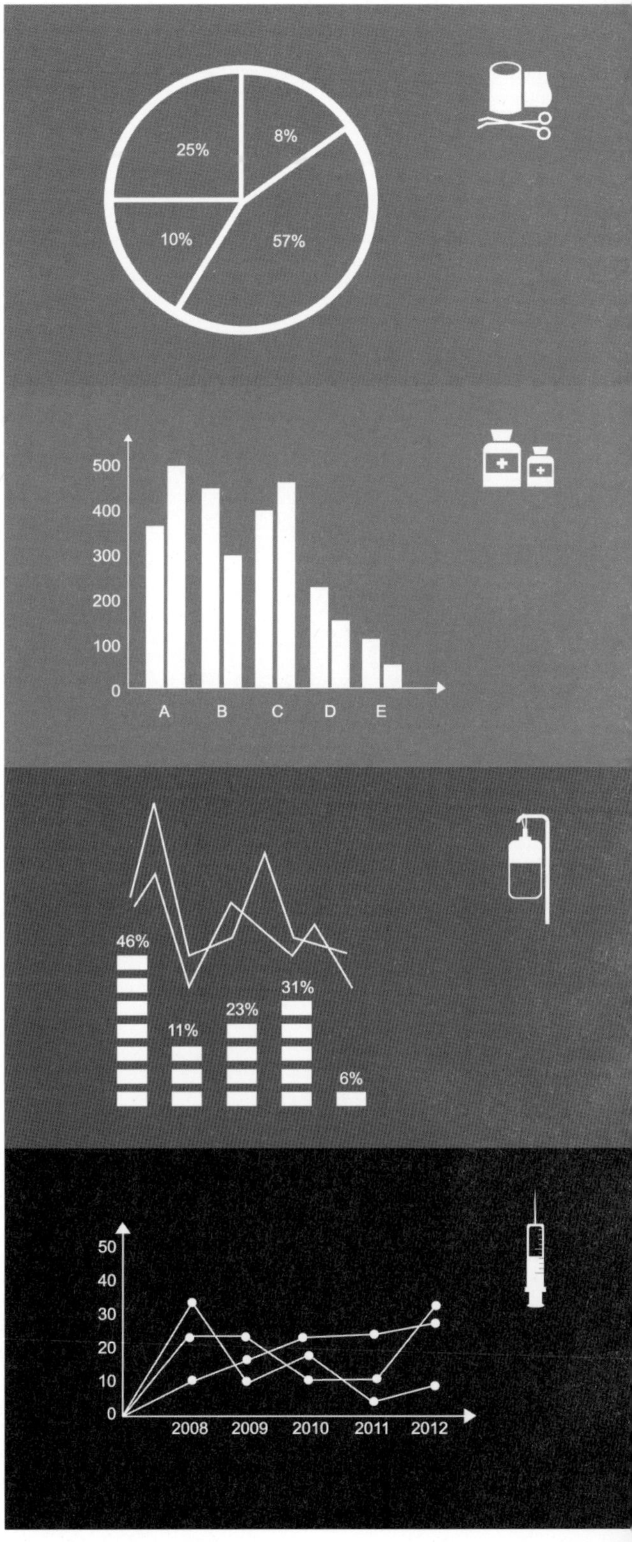

Statistics for Health Care Professionals

군자출판사

보건의료 전문가를 위한 통계학

Statistics for Health Care Professionals

첫째판 1쇄 인쇄 | 2012년 8월 13일
첫째판 1쇄 발행 | 2012년 8월 20일

지 은 이	Ian Scott and Debbie Mazhindu
옮 긴 이	강형곤 · 성지민
발 행 인	장주연
출 판 진 행	이혜숙
출판마케팅	최성현
편집디자인	김세령
표지디자인	김명애
발 행 처	군자출판사
등 록	제 4-139호(1991. 6. 24)
본 사	(110-717)서울특별시 종로구 인의동 112-1 동원회관 B/D 6층 Tel. (02) 762-9194/5　Fax. (02) 764-0209

ISBN 978-89-6278-599-9

정가 20,000원

역자

■ 강형곤

현 차의과학대학교 의학전문대학원 예방의학교실 교수
연세대학교 대학원 응용통계학과 졸업(경제학박사)
연세대학교 상경대학 응용통계학과 졸업

■ 성지민

현 차의과학대학교 보건복지정보학과 강사
연세대학교 의과대학 연구조교수 역임
Okayama University 대학원 자연과학연구과
(통계학 전공) 졸업(이학박사)
고려대학교 정보통계학과 졸업

서 문

Preface

보건의료 분야에서 통계학을 강의하면서 통계학 전공자가 아닌 보건의료 전공자가 통계학을 쉽게 잘 이해할 수 있도록 정리된 교재를 찾기가 쉽지 않았다. 우연한 기회에 「Statistics for Health Care Professionals」를 접하고 내용을 살펴보면서 처음으로 통계학을 배우고자 하는 보건의료 전문가와 전공자들에게 통계의 개념을 설명해 주는데 적절한 교재로 판단하여 번역서를 내기로 결정하였다. 번역서의 제목은 「보건의료 전문가를 위한 통계학」으로 하였다.

「보건의료 전문가를 위한 통계학」은 보건의료 실무에서 통계학을 이해하기 위해 접근 가능한 안내서이다. 문제를 조사하기 위한 양적 접근방법에 초점을 둔 이 책은 통계학의 기본적인 법칙과 원리를 소개하였다. 통계학은 이해하기 어렵고 사용하는데 복잡하다는 생각에 도전하면서 저자는 특정 통계 검정이 어떻게 실행되는가를 설명하기 위하여 각 절을 '어떻게(how to)'로 표현하는 것으로 시작한다. 이 점이 독자가 처음으로 문제에 다가갈 때 장애물이 되는 통계 언어를 이해하는데 도움을 준다. 독자에게 수작업으로 통계량을 어떻게 계산하는지 설명하였을 뿐 아니라 좀 더 쉽게 통계를 처리하기 위한 컴퓨터 패키지를 소개하였다. 그리고 결과를 어떻게 분석하는지 설명하였다. 보건의료 연구의 결과는 의사결정과 전문직 내에서 새로운 실무를 발전시키는 데 필수적인 요소이기 때문에 이 책은 독자로 하여금 자료 분석과 연구 설계에 대하여 비평적으로 생각하도록 하였으며, 이러한 비평적 생각이 근거중심 실무에 어떻게 영향을 줄 수 있는가를 논의하였다. 비평적인 관점이 보건 산업 내에서 이슈가 된 많은 보고서와 문서를 평가하는데 있어 중요하다. 「보건의료 전문가를 위한 통계학」은 처음부터 끝까지 통계 기법에 대한 실제적인 예제를 포함하였으며, 각 장의 끝에 있는 연습문제는 독자에게 통계에 능숙하도록 도움을 줄 것이다. 빠르고 쉽게 정보를 얻을 수 있도록 책의 마지막 부분에 용어 사전을 정리하였다. 이 책은 보건의료 분야에서 처음으로 통계학을 접하는 사람들이 필수적으로 읽어야 할 책이다.

이 책이 나오기까지 도움을 준 모든 분께 감사드리며, 이 책이 출판될 수 있도록 애써 주신 군자출판사의 관계자 여러분께도 감사드립니다.

2012년 6월

역자 씀

목 차

CONTENTS

CHAPTER 01

보건의료 연구를 위한 통계학

Statistics for Health Care Research

- 누구를 위한 책이고, 무엇을 위한 책인가?
- 실무 향상을 위하여 어떻게 이 책을 이용하고 통계학을 사용할 것인가?
- 근거중심 보건의료란 무엇인가?
- 통계학이 실무에 대한 증거에 기초하여 전문 지식과 가치를 평가하는 데 어떻게 도움을 줄 수 있는가?

이 책의 영역 Scope of this book

이 책의 목적은 보건의료 실무에서 보건의료 전공자와 전문가의 통계학에 대한 지식과 이해를 돕는 것이다. 이 책을 읽고 사용함으로써 통계 분석(statistical analysis)과 근거중심 실무(evidence-based practice)와의 관계를 평가하는 데 도움이 되기를 기대한다. 보건의료 실무에서 문제를 조사하는 다양한 연구 방법이 있다. 이 책에서는 보건의료 실무에서 문제를 조사하기 위한 양적 접근방법(quantitative approach)을 다룰 것이다. 이는 통계학의 기본 법칙들과 원리들에 대한 이해가 있어야 한다. 보건의료 분야의 연구들을 이해하기 위해서는 자료를 분석하는 질적 접근방법(qualitative approach)도 물론 알아야 한다. 보건의료를 공부하는 학생들, 의학과 비 의학 전공자 모두, 이 인접하게 될 일련의 연구 방법들은 특정 환자의 문제들에 대한 해답을 찾기 위해 특정한 통계 기술들을 사용하고 있다. 그러므로 보건의료 분야에서는 통계학의 사용을 비롯한 건강-관련 과목들의 연구 기법들을 이해해야 업무가 가능하다.

많은 보건의료 전공자들과 전문가들이 통계학을 이해하기 어렵고, 실망하게 하고, 심지어 환자들을 돌볼 때 마주치는 실제 문제들과는 아무 상관 없는 학문으로 여긴다는 것이다. 이 책은 자주 사용하는 통계 분석들을 쉽게 설명하고 초급 및 고급 연구자들이 매우 당혹스러워하는 통계 용어들을 이해하는 데 도움을 주고자 한다. 보건의료 분야의 연구를 통계 과정과 기능적인 관점에서 정확하고 사려있게 사고하는 데 도움을 주기 위하여 각 장의 중간과 끝에 연습문제를 마련하였다. 이 책은 등록 전(pre-registration)과 등록 후(post-registration)의 통계학 강의(taught course)를 위한 교재로 만들었으며, 보건의료 분야에서 통계학을 사용할 때 필요한 참고서로도 사용할 수 있다. 이 책은 개론적인 교재로 초보자를 중급자(advance beginner)로 이끌도록 만들었다. 통계학은 방대한 학문으로 사람들이 어렵게 느낀다. 쉽게 배울 수 있도록 과정을 만들었지만 노력이 필요 없는 과정은 아닐 것이다.

이 책은 18장으로 구성되어 있다. 각 장에서는 용어들에 대한 설명과 참고문헌을 포함하고 있다. 용어 사전(glossary)을 마련하여 굵게 표시한 단어의 간략한 정의를 찾을 수 있도록 하였다. 각 장의 마지막에는 질문과 연습문제가 있다. 이 연습문제를 풀면 통계학을 이해하는 데 도움이 될 것이다.

용어 사전(Glossary)

굵은 체로 된 용어는 이 책의 뒷부분에 있는 용어에 대한 사전에서 찾아볼 수 있을 것이다. 이 사전은 사용된 용어를 설명하고 핵심 단어를 기억하는 데 도움을 줄 것이다.

이 책은 '어떻게(how to)' 접근할 것인가를 말하는 것으로 시작한다. 이는 특정 통계 검정이 어떻게 실행되는지를 설명한다. 많은 통계량을 수작업으로 어떻게 계산하는지 자세히 설명하였다. 적어도 몇 개의 통계량을 수작업으로 처리해 보는 것이 과정에 대한 감을 얻는데 도움을 줄 수 있기 때문이다. 통계 기법이 더 발전할수록 독자는 적절한 컴퓨터 패키지와 다른 문헌들에 대하여 직접적으로 다가가야 한다. 이는 여러 통계학적 개념에 대한 훌륭한 교재가 있기 때문이다. 많은 책이 보건의료에 초점을 둔 것은 아니지만 여러 통계 기법을 다루고 있다. 이것이 보건의료 전공자가 통계학을 이해하는 것을 어렵게 한다. 왜냐하면 통계학이 특정 문제로부터 너무 떨어져 있기 때문이다. 흔히 사용되는 통계 기법에 대한 예제가 설명될 것이고 성 건강과 임상시험(clinical trial)에 대한 가설적 질문의 결과가 통계를 연습하고 탐구하는 데 도움을 주기 위하여 사용될 것이다. 적어도 처음에는 수작업으로 통계량을 계산하도록 할 것이다. 이것이 통계가 어떻게 진행되는가에 대한 감을 발전시킬 것이다. 통계 패키지(statistical package)를 갖는 컴퓨터는 보건의료 부문에서 항상 사용 가능한 것은 아니다. 검정이 좀 더 진보되고 더 많은 확신을 하게 되었을 때 이용 가능한 통계 컴퓨터 패키지를 이용하라(SPSS와 Excel을 사용하기 위한 간단한 가이드는 다음 사이트를 참조하면 된다(www.sagepub.co.uk/resources/Scott).

전문적인 가치(Professional value)

- 선택한 보건의료 원칙을 조정할 수 있는 다양한 행위의 규칙 내에서 실행하기
- 건강과 건강하지 않은 것에 대한 원인과 효과에 대하여 알기
- 건강 상태와 질병에 대한 진행과 퇴보에 대한 추적
- 가능한 증거에 기초한 가장 최선의 실무를 수행함으로써 사회에 대한 봉사
- 최신의 연구 결과를 이용하여 새로운 세대의 보건의료 전문가에 대한 교육
- 대중을 보호하고 대중에게 봉사하기 위한 자체 관리와 조절

임상 또는 지역사회에 기초한 연구의 사용은 다른 연구대상자 분야의 관점에서 조사된 자료 분석을 허용하는 중심적인 맥락을 형성할 것이다. 연구로부터 자료에 대한 분석을 제공할 뿐 아니라 여러 표본 문제에 대하여 수집된 자신의 자료를 분석하도록 도움을 줄 것이다.

Box 1.1

사색적인 연습(Reflective exercise)

오늘날 보건의료 분야에서 일어나는 결정에 대하여 잠시 생각해 보자.

· 환자와 고객에 대한 최상의 돌봄이 무엇인가에 대하여 어떻게 의사결정을 할 것인가?

· 우리에게 최상인 것이 무엇인가에 대하여 어떻게 의사결정을 할 것인가?

· 다른 사람의 삶에 영향을 줄 수 있는 의사결정에 대하여 어떻게 생각하는가?

· 사람들의 건강에 관하여?

· 사람들의 출산, 부모, 암으로부터의 회복, 심각한 외상에 대한 대처, 상실과 손실에 대한 대처, 정신병 이후에 사회로의 환원에 대한 누군가의 도움과 같은 능력에 영향을 줄 수 있는 환경에 대하여?

보건의료 전공자로서 이러한 문제를 어떻게 분석할 것인가? 그리고 많은 사람의 삶에 영향을 주는 결정을 어떻게 할 것인가? 이 질문에 대한 답은 실무에서 변화를 수행할 힘과 실무에 대한 기초가 되는 증거가 어떻게 구성되는가에 대한 전문적 지식에 기초한다.

이 책은 자료 분석(data analysis), 연구 설계(research design)와 적절한 연구 설계가 어떻게 근거중심 실무(evidence based practice)에 영향을 주는가에 대하여 비평적으로 생각하게 할 것이다.

보건 산업 분야에서 논쟁이 된 많은 보고서와 기록들이 비평적 관점에서 면밀히 조사되고 고려되려면 통계학에 대한 이해가 필수적이기 때문이다.

이 책을 읽은 후에 비평적 분석에 관한 기술이 더욱더 정교화되기를 기대하며 연구의 과정, 통계학의 사용과 문제에서 답을 얻는 과정을 포함한 모든 것에 대하여 더 많은 이해를 하기 바란다. 실무 영역과 관련된 결과를 보기 위하여 연구 논문을 자세히 읽고 고찰하는 것의 중요성을 이해하기를 기대한다. 양적 연구에서 사용되는 언어를 편하게 말하기를 바란다. 이는 실무 영역을 변화시키고 향상하는 것에 대한 사례를 표현할 때 도움을 줄 것이다.

보건의료 연구에서 통계학의 이용 The use of statistics in health care research

연구중심(research-based)과 근거중심 실무(evidence-based practice, EBP)의 개발이 증가하고 있다. 이러한 연구 결과들을 보건의료 분야의 전공 학생들과 전문가들이 연구를 평가할 때 연구에서 사용되는 통계 용어들을 이해하는 것이 무엇보다 중요하다.

이 책의 주요 목표 중 하나도 복잡한 보건 문제들의 해답을 찾기 위하여 사용하는 통계학적 과정과 연습에 대한 이해가 높아질 수 있도록 하는 것이다.

업무를 위한 첫 준비를 마친 보건의료 종사자들은 환자와 고객들을 온 힘을 다해 돌보겠다는 사명감이 충만하다. 이는 환자와 고객 가족들의 생활과 참여, 실무에 필요한 지식과 기술, 진료 처방과 다른 보건 전문가(allied health professions, AHPs)의 역할 등에 주의를 기울이겠다는 것을 의미한다. 보건의료 종사자들이 통계 용어들을 이해하게 되면 근거중심 실무의 토대가 되는 여러 연구를 이해하는데 도움이 되고, 공공 서비스 공급자로서의 전문적 가치에 주의를 기울이게 되며, 본인 스스로도 연구를 책임지고 수행하게 된다.

보건의료 연구의 목적은 무엇인가? What are the goals of health care research?

보건의료 연구의 주요한 목적은 독창적인 과학적 기반의 지식을 개발하여 의사결정에 도움을 주고, 새로운 진료를 개발하여 전문가 역할을 향상하게 시킴으로써 환자와 고객의 진료에 도움을 주는 것이다.

보건의료 전문가와 같은 사람들의 전문성은 진료 시에 사용하는 전문적인 지식의 정도에 따라 결정된다. 과학적 조사의 과정을 통해 전문적 지식베이스를 개발하는 것은 전문적인 보건의료 공급자로서의 지위에 오르게 한다.

보건의료 공급자의 궁극적인 목표는 환자와 고객에게 안전하고, 효과적인 진료를 제공하는 것이다. 이것이 모든 보건의료 전문가 행위의 본질적인 전제 조건이다. 통계학을 이해하는 것은 현재까지의 최선의 근거를 기반으로 하여 전문적으로 넓은 지역 공동체를 진료하고 도움을 주는 단지 하나의 확실한 방법일 뿐이다. 보건의료 연구는 실제적이고 지적인 대부분의 여러 진료 활동들을 공유하며 배워야 하는 언어가 사전에 정의되어 있다. 임시변통이나 엉성한 진료에서 훌륭한 진료와 연구가 나오지는 않는다. 보건의료 진료와 연구 양쪽 모두 엄격하게 과정들을 적용하면 환자 진료를 개선할 수 있다. 연구-기반이 아니고 평가, 계획되지 않은 관행적인 보건의료 진료는 결국 안전하지 못하기 때문에 환자를 죽일 수도 있다. 이에 대한 근거는 모든 과목 보건의료 공급자들의 안전한 행동에 관한 여러 심의 청문회에서 찾을 수 있다.

엄격하지 않고 조직적이지 않고 윤리적이지 않으며 잘 설계되지 않은 연구는 어느 관점에서는 사람의 생명에 파괴적인 영향을 끼칠 수 있다. 탈리도마이드 약물 연구가 그 한 예이다. Maynard(2003)에 의하면 미국에서 약물 오류로 사망한 사람의 숫자가 2001년 9월 1일 세계무역센터 테러로 사망한 사람의 2배에 이른다고 한다. 영국에서는 메티실린-내성 포도상구균(MRSA)의 유행을 많이 걱정하고 있으며 많은 수의 atriogenesis를 가져온다. 프랑스에서는 네덜란드 환자들보다 1인당 4배나 더 많은 항생제를 소비한 결과, 더 높은 항생제 내성을 보이고 있다(Maynard 2003). 따라서 통계학의 이해는 모든 보건의료 전문가들의 일상 업무이다.

전문적 지식과 근거중심 실무 Professional knowledge and evidence-based practice

플로렌스 나이팅게일은 처치가 효과적인지를 판단하기 위해서는 환자를 진료하는 현장에서 체계적이고 일상적인 자료들을 수집해야 한다고 주장하였다. 현재 통계적 근거를 기반으로 진료를 하기에는 여전히 어려움이 많다. 대부분의 어려움은 보건의료 공급자들이 변화의 과정에 동참하기를 주저하기 때문이다(Maynard 2003). 보건의료에서의 변화는 통계학의 이해에서 시작된다. 통계 언어를 이해하면 보건의료 공급자들은 전공의 차이에도 공통의 언어를 가지게 된다. 그러나 여전히 남아있는 어려운 점은 무엇이 정확하게 근거를 구성하는지를 결정할 때 공감을 얻는 일이다. 만일 우리가 그

철학적 기원을 탐구하여 보건의료의 근거중심 실무의 신빙성을 조사한다면, 중요하게 고려해야 할 몇 개의 특징들이 드러난다. 첫째, 무엇이 정확하게 보건의료 실무의 근거 기반을 이루는 지에 관해 선언된 목적과 강점을 우리가 비평적으로 평가할 필요가 있다. 둘째, 보건의료 실무 실현에 내재한 이유를 분석할 필요가 있다. 셋째, 보건의료 실무의 강점과 한계를 현대 보건의료의 문맥 내에서 비평적으로 토론할 필요가 있다.

보건의료 실무라는 개념이 다른 데서 빌려 온 것인지 독창적인지는 의심스럽다. 어쨌든 통계학이 전문 치료에 끼친 영향에 대해서는 이론의 여지가 없다. 보건의료 공급자들과 관련이 있는 통계학적 개념들에 관한 논쟁들을 확실히 하는 결과들은 여럿 있으며 미래와 중요한 관련성을 가진다. 이는 즉각적인 교과 과정 개발과 보건의료 교육과 훈련에 전문적인 진료의 전달하는 것에서부터 교육자, 임상 의사와 학생들의 역할과 준비를 포함한 다양한 전문가와 문화적 관점들까지 관련이 있기 때문이다. **양적인 패러다임(quantitative paradigm)**은 보건의료 전문가들의 진료에 관한 지식베이스에 막대한 영향을 끼쳤다. 일부 학자들의 주장을 따르면 철학적으로 보건의료 실무는 근본적으로 실용이다(Colyer and Kamath 1999). 그것이 사실이라면 통계학의 이해는 보건의료 실무에서 필수 불가결하다.

이번 장을 읽고 연습문제를 풀면 아래와 같은 생각들과 단어에 익숙해질 것이다 :

- 통계학에 대한 이해를 높이기 위한 이 책의 사용
- 근거중심 실무(evidence based practice)
- 양적 연구와 근거중심 실무와의 관계
- 양적 연구가 전문 지식과 전문 가치에 어떻게 이바지하는가?
- 보건의료 실무에서의 통계학의 중요성

연 습 문 제

1. 우리가 실무에서 변화에 대한 소개를 고려할 때 이러한 변화를 지지하기 위하여 요구되는 증거의 형태는 무엇인가?
2. 우리가 실무에서 마지막 변화를 소개하는 것을 고려해 보라. 이에 기초하는 근거와 증거는 무엇인가? 결정하는 데 있어 우리는 어떤 역할을 할 수 있는가? 변화가 통계학적인 기초를 가지고 있는가?

CHAPTER 02

통계학적 접근방법: 언제 적용할 것인가?

The Statistical Approach: When should it be Applied?

- ☐ 통계 분석에서 중요한 개념들은 무엇인가?
- ☐ 어떤 형태의 연구에 통계 분석을 사용하는가?
- ☐ 연구의 틀 내에서 통계학을 어디에 접목하게 시키는가?

첫 장에서 우리는 전문 지식과 실무의 발전에 전문가들이 보조를 맞추기 위해서 통계학에 대한 이해가 얼마나 본질적인가를 논의하였다. 통계학이란 무엇인가? 통계학적 접근방법을 왜 사용하며 언제 적용하여야 하는가? 연구를 읽고 평가할 때 올바른 검정이 사용되었는지 어떻게 알 수 있는가?

통계학이란 무엇인가? What are statistics?

'통계학(statistics)'은 국가(state)를 의미하는 라틴어 *status*에서 유래한 용어로 역사적으로는 지역이나 국가의 인구 통계와 관련된 사실과 숫자를 표시하는 것을 일컫는다(Bhattacharyya and Johnson 1977). 프랑스어 recherche(research)는 무언가를 찾으러 간다는 뜻이다. 통계학적 접근이란 현상을 숫자와 관련지어 정의한 후 숫자를 이용하여 원인과 결과를 함축하거나 추론한다는 것이다. 통계학은 양적 연구자들에게 중요한 연구 도구이다.

Box 2.1

복습(Reviewing)

몇 개의 양적 연구를 간단히 살펴보자. 사용된 통계량에 대하여 적어 보자.

오늘날 대부분의 연구와 조사에 통계학이 이용되고 있다. 통계학은 자료를 숫자의 형태로 수집한 연구에서 자료를 요약하고 기술하는데 사용된다. 통계학을 이용하여 패턴을 찾으며 우연히 관찰되었을 확률을 확인하는데 사용된다. 통계학은 이처럼 모든 양적(숫자-기반의) 연구를 떠받치고 있는 필수불가결한 도구이다.

과학적 방법 The scientific method

사실들을 체계적인 방법으로 수집하는 과정이 근거기반 실무(evidence-based practice)라는 개념의 기초이다. 이는 크게는 실무를 위한 지식이 세계와 그 주민을 객관적으로 볼 수 있다는 믿음과 사물에 관한 예언이 증명될 수도 그렇지 못할 수도 있다는 믿음에 기초하기 때문이다. 지식이 어떻게 생성되고 검정 되었는지에 대한 관점이 세계의 다른 사람들과 보편적으로 공유될 때 '세계의 관점(world view)' 혹은 **패러다임(paradigm)**이라 한다.

양적이고 과학적인 관점에서 통계학과 관련된 몇 가지 신념

Some belief associated with statistics from the quantitative and scientific paradigm

- '과학적 방법'이라고도 부르는 양적인 접근은 여러 신념에 기반을 두고 있다. Thomas Hobbes (1588-1679)와 John Locke(1632-1704)의 철학적 저서에 영향을 받은 과학자들은 전통적으로 프랑스 철학자 Auguste Comte(1798-1857)의 신념과 관련이 있는 논리 실증주의 학파에서 유래된 방법을 사용하였다. Comte는 인간의 지적 발달이 세 개의 주요 단계인 이론, 형이상학 그리고 실증을 통해 그 특징들이 부여된다고 생각했다.
- 18세기의 논리 실증주의는 Hume(1888)의 철학적 이해를 기반으로 한다. 논리 실증주의는 사물과 사람, 환경, 습관, 행동 등을 신중히 관찰함으로써 그리고 화학물질이나 다른 물질들과 같은 물리적 실체들이 어떻게 행동하는지를 관찰함으로써 지식을 얻을 수 있다고 주장한다(Kerlinger 1986). 논리 실증주의자들은 느낌과 감정처럼 관찰하거나 들을 수 없는 것들에 대해서는 의심하였다(Burns 2000).
- 실험은 통제된 환경에서 다른 것에 영향을 미치는 것들을 결정하기 위하여 사물을 관찰한다. 이것은 연구 결과에 영향을 미칠 수 있는 모든 요인이 통제되거나 밝혀진다는 것을 의미한다. 아무것도 하지 않는 대조군이 필요하며 무언가를 한 실험군의 반응을 관찰하게 된다. 두 집단을 관찰한 후 비교하고 결과를 추론한다(그래서 보통 연역적 접근(deductive approach)이라고 부른다).
- 관찰치에 순위를 매기고, 코드를 부여하고 조직화하여 분석한다. 다른 말로 가장 작은 수학적 단위로 줄인다. 이것이 자료의 결과물을 예측할 수 있도록 한다. 다음에 수학적으로 분석할 수 있다(Russell, 1919).
- 논리 실증주의의 주요 학설 중 하나는 숫자는 감각이나 감정의 영향을 받지 않기 때문에 숫자는 연구 자료를 분석하는 가장 좋은 기초가 된다는 것이다(Depoy and Gitlin 1993).

- 사람은 신중한 이론 검정과 검토를 통하여 세계와 그 주민을 다스리는 데 사용될 수 있는 법칙을 발견하는 물질계의 관찰자이다(Popper 1957).
- 물질계를 다스리는 법칙은 보편적인 법칙으로 표현할 수 있으며 가설을 세우고 검정하며, 확인 또는 이의 제기(Popper 1963)의 과정을 통해 결과를 예측하는 데 사용할 수 있으며, 예를 들어 열역학 법칙과 같이 환경을 통제하는 데 사용할 수 있다.
- 사람은 사전에 정해진 보편적인 법칙, 예를 들어 뜨거운 판을 만지면 세계의 모든 사람이 똑같이 반응하는 것과 같이 환경에 기계적으로 반응한다(Brandt 1928 참조).
- 이는 논리 실증주의자들이 믿는 현실이란 각 개인이 본질적으로 알고 있는 것이 아니라 개인의 지각 영역 밖의 그 무엇이며 객관적으로 보고, 세고, 순위를 매기고 정렬하고 분석할 수 있다는 것을 의미한다(Hume 1888, Locke 1975).
- 논리 실증주의자가 중요하게 믿고 있는 것은 세계의 모든 사건은 원인이 있으며 가설 설정과 이론 검정 과정을 통하여 발견할 수 있다는 것이다(Popper 1957, 1963, 1990).

Box 2.2

어디에 있는가?(Where do you stand?)

목록에서 10개 항목을 천천히 다시 살펴보자. 어느 것에 동의하는가? 서로 관련이 있는가? 전부는 아니더라도 일부에 대하여 논리적으로 동의하는가?

양적 연구는 보편적 철학을 갖고 보편적 방법을 따르는 경향이 있다. 이러한 방법을 일반적으로 과학적 방법(scientific method)이라고 부른다. 그러나 과학적 방법이라는 것이 양적 연구에 국한된 것은 아니다.

통계학을 사용하는 연구 방법들의 특징 The characteristics of research methods that use statistics

이러한 방법들은 다양한 특성을 가지고 있지만, 모든 연구에서 이것들을 전부 볼 수 있는 것은 아니다. 통계학에 기반을 둔 연구는 실제 연구에서는 중요하지 않지만, 일반적으로 결과에 바이어스를 줄 수 있는 요인(변수)들의 영향을 통제하기 위한 시도를 한다. 모든 통계 연구의 기반은 관찰이나 실험에서 나오는 근거로 새로운 지식 생성의 기초가 된다; 이런 정보를 '경험적(empirical)'이라고 부른다. 중요한 것은 관찰, 실험 그리고 반복으로 경험적 근거 그 자체를 입증 또는 증명할 수 있다는 점이다.

통계 방법들을 사용하는 대부분의 연구는 가설(아이디어 혹은 학설)을 검정하려고 한다 ; '검정'으로 틀린 점을 증명하고자 한다(*sensu*, Popper 1959). 이처럼 통계학에 기반을 둔 연구는 가설이 틀렸음을 증명하기 위하여 경험적 근거들을 수집하는 경향이 있다. 일반적으로 우리가 통계를 사용할 때 결과를 일반화하려고 노력한다. 다시 말해 표본에서 얻은 결과가 모집단 전체에 적용할 수 있다는 것이다. 표본과 모집단 간의 연결이 여러 통계 검정의 초점이다.

연구에서 통계학적으로 접근하는 경우는 다음과 같다 :

- 변수와 변수 간의 관계를 기술한다.
- 변수 간 관련성을 조사하는데 도움을 준다.
- 표본과 모집단 간의 차이를 조사하는데 도움을 준다.
- 우연이 측정값에 미친 영향을 조사하는데 도움을 준다.
- 자료 간의 관계를 설명하는데 도움을 준다.
- 현상 간 관련성의 원인을 예측한다.
- 변수들을 통제한다(설명한다).

Box 2.3

연구에 사용하기

Ram Patel은 신경과 외래 간호사로 일하고 있다. 그는 상담 직후의 간호가 부적절하다고 염려한다. 특히 많은 환자의 예후가 상담 후 나빠진다는 측면에서 그렇다. 그는 상담이 환자의 건강에 즉각적으로 미치는 영향을 평가하기 위한 연구에 착수하기로 한다. 그는 연구 결과를 상담 후 간호에 더 많은 직원이 배정될 수 있도록 하는데 사용하려고 한다. Ram은 상담 전후의 결과 값이 필요하다는 것을 잘 알고 있다.

· Ram은 질적 또는 양적 결과 값을 측정하여야 하는가?

· Ram이 측정해야 하는 건강의 양적 측면은 무엇인가?

· Ram이 측정해야 하는 건강의 질적 측면은 무엇인가?

· Ram은 자신의 자료를 더 많은 자원의 사용을 정당화하는 데 어떻게 사용할 수 있는가?

보건의료 관리자는 양적 또는 질적 자료 중 어느 것을 더 좋다고 생각하는가? 왜?

우리가 통계학을 이용하여 연구하는 경우 어느 정도는 아래 기술한 양식을 따라야 한다. 모든 연구 방법을 자세히 설명하는 것이 이 책의 목적이 아니므로 모든 방법의 다양한 관점을 상술하는 것보다는 연구 접근방법 내에서 채택된 통계 분석에 집중할 것이다.

연구 방법의 기초 Basic parts of the research method

질문 만들기 Forming the question(s)

관심이 있는 문제나 현상을 확인한다. 연구의 개요, 연구되어야 할 모집단과 조사하여야 할 질문을 결정한다. 문헌을 찾고 자신의 생각을 그려봄으로써 자료를 수집할 때 어떤 방법을 사용할 것인가를 결정한다. 이 단계에서 중요한 잠재적인 문제를 다루기 위하여 소규모의 예비 연구(pilot study)가 수행된다. 명백하게 어떤 것이 알려진다면 설명된 문제를 다시 만날 필요가 있을 것이다.

문헌 고찰 The literature review

보건의료의 많은 영역과 관련한 거대한 양의 문헌이 있다. 어떤 새로운 연구를 할 때 과거 또는 현재 연구의 내용을 아는 것은 필수적이다. 연구를 수행하기 전에 연구에 대하여 배울 수 있도록 문헌을 살펴보는 것 또한 필수적이다. 문헌 고찰은 아마도 연구에 대한 아이디어를 갖는 순간으로부터 시작된다. 그리고 연구를 진행하는 동안 계속된다.

개념적 이론적 틀 Conceptual and theoretical framework

문제를 보는 여러 가지 방법이 있다. 많은 영역의 조사에서 새로운 지식의 발전에 기초한 뚜렷한 틀과 개념을 가지고 있다. 이들을 아는 것은 매우 중요하다. 특정 형태의 연구에 대하여 공을 들일 것이다. 생물학자와 사회학자는 서로 다른 개념을 사용할 것이고 서로 다른 형태의 자료에 대한 중요도는 변화할 것이다. 세상을 보는 다른 눈을 가졌음에도 두 학문적인 분야에서 모두 통계학을 많이 사용한다.

가설과 변수 hypothesis and variables

많은 연구에서 검정하여야 할 가설(hypothessi)과 예측(prediction)이 있다. 일반적으로 가설은 이론으로부터 생성된다. 관련된 변수를 측정하고 변수들이 서로 어떻게 관련되어 있는지 변수가 추출된 모집단과 어떤 관련이 있는지 조사함으로써 가설을 검정한다. 변수(variables)는 변하는 현상(사물)이다.

연구 설계 The research design

연구 설계는 연구를 하도록 가이드라인(guideline)을 제공한다. 연구 설계는 표본추출 기법, 자료를 어떻게 수집하고 분석할 것인가에 대한 지침을 준다. 연구 설계의 주요한 목적은 모든 잠재적인 오류를 최소화하는 것이다. 또한, 검정하에 있는 어떤 가설이 실제로 검정하여야 하는가를 확실하게 해준다. 즉 연구 설계는 만나야 하는 연구의 목적을 따른다. 이 단계에서 윤리적인 문제를 고려하여야 한다.

모집단과 표본 population and sample

모집단은 잠정적으로 측정하고자 하는 모든 사람 또는 사물로 구성되어 진다. 표본은 실제로 측정할 사람이나 사물을 나타낸다. 일반적으로 연구되어야 할 모집단을 대표할 수 있는 표본을 뽑도록 계획한다. 이는 적절한 윤리위원회(ethics committee)에 의해 승인된 연구 설계에서의 주제가 된다.

자료 수집 Data Collection

가장 적절한 방법과 도구를 이용하여 자료를 수집한다.

자료 분석 Data analysis

자료를 기술하고 요약한다. 그리고 통계 검정을 실행한다. 많은 컴퓨터에 기초한 통계 패키지를 이용할 수 있다.

결과와 결론 Result and Conclusion

자료를 분석한 후에 결과가 무엇을 제시하는지 결정할 필요가 있다. 검정에서 어떤 가설이 채택되고 기각되는지 결정할 필요가 있다. 결과는 이전 연구와 관련을 가질 필요가 있고 작업은 존재하는 이론 체계와 관련이 있어야 한다. 연구의 결과를 알리는 데 있어 윤리적인 의무를 다하고 있는지 고려하여야 한다.

통계 분석이 좋은지 어떻게 알 수 있는가? 비평적으로 통계 분석하기

How do we know if the statistical analysis is any good? Analysing statistics critically

포함된 중요한 개념과 통계 언어는 통계를 실행하고 각 장 끝에 있는 연습문제를 풀 때 더 잘 이해할 수 있게 될 것이다.

통계학과 친숙해진다면 통계 분석을 사용한 연구 논문이 가치 있는 것인가에 대해 생각을 할 수 있을 것이다. 우리가 생각을 구성하는데 사용된 과정은 비평적으로 구해지는 과정이다. 비평적으로 받아들이는 데에는 긴 시간이 소요되고 많은 연습을 하고 많은 수의 연구 논문을 읽어야 한다. 이 단계에서 문제를 극복할 수 없을 거라고 걱정하지는 마라. 비평적으로 얻는 것은 연습과 통계학적 개념에 대한 이해를 요구한다.

비평적이기 위한 과정은 계속되고 발전되어져야 한다. 한번 연구 논문에서 분석해 본다면 기술은 발전되고 정제될 것이다. 폭넓고 다양한 자료를 읽으면 비평적이 되기 위한 기술이 발전될 것이다. 보건의료 전문가는 보건의료에 대한 가장 좋은 증거를 찾기 위하여 연구를 수행하고 비평적으로 연구를 평가하여야 한다.

이 책을 따라가고 연습문제를 풀 때 어떻게 통계를 볼 것인가에 대하여 더욱더 비평적이 되기를 기대한다. 이것이 말하는 것은 이 책을 이용함으로써 향상되고 연마된 기술과 지식은 통계량이 적절하게 그리고 올바르게 적용되었는지를 평가하는데 확신을 줄 것으로 기대한다.

평가를 시작하기 전에 연구 과정에서 단계를 스스로 기억하고 이 책에서 적절한 장(chapter)을 찾을 필요가 있다. 평가를 수행할 때 기억하여야 할 중요한 점은 연구는 출판되기 때문에 조사의 결과가 타당한지 믿을 만한지에 대한 보장이 없다는 것이다.

부록 1에서 연구와 다른 보고서의 통계학적 구성 요소를 평가하는데 도움을 줄 수 있는 틀을 제시하였다. 연구의 다른 측면뿐 아니라 초점을 두고 있는 통계량에 대하여 유념해라. 연구의 통계적인 측면을 평가할 때 통계학이 왜 사용되었는지 살펴보아라. 비평적으로 실행하는데 도움을 주기 위하여 부록 1을 이용할 수 있다. 부록 1을 사용하는 것을 시작으로 통계 분석에 대한 기본적인 개념에 대하여 더 친숙해지고 더 만족해질 것이다.

이번 장을 읽고 연습문제를 풀면 아래와 같은 생각들과 단어에 익숙해질 것이다 :

- 통계학(statistics)
- 연구 방법(research method)
- 통계학에 대한 비평적 접근의 기초
- 양적 연구의 '신념(belief)'
- 통계학적 접근의 구성 요소

연 습 문 제

1. 양적 연구가 보고된 3개의 연구 논문을 선택하자.
   (a) 논문 안에 있는 과학적 방법의 단계를 정의하자.
   (b) 논문이 이 장에서 설명한 신념의 목록에서 보여준 '신념'을 따르고 있는지 결정하자.
   (c) 이 단계에서 저자가 도달한 결론과 실행하는 데 있어 함축된 내용에 대하여 어떻게 생각하는가?
   (d) 변화를 시행하기 전에 요구되는 것은 무엇인가?

CHAPTER 03

측정, 표본추출과 오차

Measuring, sampling and error

- ☐ 모집단, 표본, 변수와 측정은 무엇인가?
- ☐ 모집단, 표본, 변수와 측정은 어떻게 관련되어 있는가?
- ☐ 어떤 형태의 측정 척도와 오차가 있는가?
- ☐ 측정 척도가 자료를 처리하는데 어떻게 영향을 주는가?
- ☐ 다른 형태의 오차를 어떻게 고려할 것인가?

이 책은 연구 설계(research design)에 관한 책은 아니다. 하지만 표본(samples)과 모집단(populations)에 대한 최소한의 내용을 알지 못하고 통계학을 배우는 것은 불가능하다. 이 장에서는 표본과 모집단에 대한 개념을 살펴보고자 한다.

모집단 Population

모집단은 연구에서 잠재적으로 측정하거나 셀 수 있는 사람, 물건 또는 현상 모두로 구성된다. 예를 들어 영국의 간호사가 조기에 이직하는 이유에 대하여 연구한다면 모집단은 조기에 이직하는 영국의 모든 간호사로 구성된다.

반면에 특정 병원의 간호사가 조기에 이직하는 이유에 대하여 연구한다면 모집단은 조기에 이직하는 특정 병원의 모든 간호사로 구성된다.

또한, 우리가 관심 있는 모집단과 표본이 추출되는 모집단이 정확하게 같지 않을 수도 있다는 것을 아는 것은 중요한 일이다. 이는 관심 있는 모집단에 있는 사람들 중 일부는 연구에 참여하기를 거부하기 때문이다. 그러므로 연구대상 모집단(target population)과 실제 모집단(actual population) 간에는 차이가 있다.

표본 Sample

대부분은 집단 전체를 자료로 수집하는 것은 거의 불가능하다. 아마도 거의 자료를 얻지 못할 것이다. 대신에 표본을 선택하여야 한다. 표본은 전체 모집단으로부터 일정 비율의 사람이나 사물로 구성된다. 이 책에서 기술된 많은 통계량 들은 같은 모집단으로부터 다른 표본이 뽑히더라도 표본이 모집단을 대표하는데 얼마나 좋은지와 관련이 있다. 표본이 어떻게 대표성을 갖는가를 다룬 많은 문헌이 있다. 이 책은 통계학에 우선하고 있으므로 여기에서는 논의하지 않기로 한다. 그러나 어떤 연구에 착수하기 전에 이 주제에 대하여 문헌을 읽을 것을 강력하게 추천한다(Blakie(2003), 제6장).

사례 Cases

연구 하에서 모든 표본은 사람이나 사물로 구성되어 있다. 이러한 사람이나 사물은 표본추출 단위(sampling units) 등 다양한 이름으로 불린다. 각 사람이나 사물에 대하여 여러 변수을 측정할 것이다. 이러한 변수들은 신체 계측(예; 혈압), 생각이나 느낌(예; 불안) 또는 개인 생활과 관련된 사건(예; 병원 방문 횟수)일 수도 있다. 이러한 변수에 대하여 중요한 것은 측정 가능하여야 한다는 것이다. 변수가 측정될 수 없다면 통계적으로 처리할 수 없다. 측정하기 위한 각 사람이나 사물을 사례(case)라고 부른다.

Box 3.1

측정(measurement)과 표본(sample)

도서관에 가서 다섯 개의 논문을 선택하자. 각 논문에 대하여 다음을 결정해라.

- 측정
- 측정된 변수
- 모집단
- 표본
- 표본추출 단위

각 사례에 대한 측정을 측정값(value)이라고 부른다. 측정값의 모음을 **자료(data)**라고 부른다. 모든 사례에 대하여 다음을 서술할 수 있어야 한다.

측정(the measurement),

측정된 변수(the variable being measured),

표본추출 단위(sampling unit),

실제 표본(actual sample),

연구 모집단(population being studied).

예를 들어 제철소 인근에 살고 있는 모집단으로부터 고혈압에 대해 연구를 한다고 하자. **측정**은 80mmHg, **변수**는 이완기 혈압(diastolic blood pressure), **표본추출 단위**는 제철소 인근에 사는 사람이고 **표본**은 측정이 이루어진 개인들로 구성되어 있다. 실제 모집단(actual population)은 제철소 인근에 사는 측정할 의지가 있고 측정할 수 있는 모든 사람이다('인근(vicinity)'의 정확한 의미는 연구자에 의하여 결정되었다).

통계 모집단과 실제 모집단 Statistical and real population

위의 예제에서 정의된 모집단과 처음에 작업을 위해 고안되었던 모집단 간에는 약간의 차이가 있다. 정의된 모집단에는 '의지와 가능성'이라는 용어가 포함되어 있다. 명백히 연구에 참여할 의지가 없는 사람은 측정할 수 없다. 그러므로 표본으로 추출되어 측정할 수 있는 모집단(가끔 통계 모집단이라고 불린다.)과 제철소 인근에 사는 모든 사람인 실제 모집단 또는 생물학적 모집단 간에는 차이가 있을 수 있다. 그러므로 모집단에 속한 모든 사람이 표본추출 단위가 되는 것은 아니라는 점을 명심하여야 한다. 몇몇 경우에는 무엇이 표본추출 단위인지 측정되는 변수인지 처음에는 명확하지 않다. 표 3.1의 예제를 살펴보자.

표 3.1 서로 다른 변수의 범위와 표본추출 단위

변수	표본	표본추출 단위
병동에서의 MRSA의 발생	MRSA의 발생이 기록된 병동	병동
병원 재원일수	재원일수가 기록된 병원	병원
맥박수	맥박수를 기록한 개인	개인
성별	성별이 기록된 개인	개인
실적일람표의 병원 위치	실적일람표에 기재된 병원	병원
출생 수	출생 수의 기록이 모여진 지역	지역 단위

사용할 수 있는 변수의 범위는 아주 넓다. 몇몇 변수는 척도 상에서 수로 표현할 수 있지만 성별과 같은 경우는 이산형(discrete)으로 표현할 수 있다. 이 구분은 매우 중요하다. 적절한 통계 검정을 정의하기에 앞서 변수의 형태와 변수가 측정되는 척도의 형태를 정의하여야 한다.

측정 척도 measurement scales

변수는 서로 다른 척도로 측정될 수 있다. 세 가지 중요한 형태를 알아야 한다 : (1) 명목척도(nominal scale), (2) 서열척도(ordinal scale) 그리고 (3) 구간/비율척도(interval /ratio scale). 이에 대해 좀 더 자세히 설명할 것이다.

명목척도 nominal scale

명목척도는 척도 계급에서 가장 낮은 척도이다. 이름에서 내포하고 있는 것처럼 자료는 명명된 집단으로 나타난다. 자료는 집단으로 분류된다. 각 집단은 상호배반 적(mutually exclusive)이고 자료는 하나 이상의 집단에 포함될 수 없다. 명목변수의 좋은 예가 '인종 집단' 또는 '고향'이다.

서열척도 ordinal scale

서열척도 자료는 집단 명에 순위나 위치의 개념이 포함되어 있다는 것을 제외하고는 명목척도와 유사하다. 좋은 예가 의료 서비스 기관에 있는 전문 간호사의 등급이다. 집단의 이름이 '간호사(staff nurse)', '책임간호사(charge nurse)'와 '수간호사(matron)' 등 순서 또는 순위로 전달하고 있다. 그러나 순위(rank)는 순위가 얼마나 높은지 낮은지를 제시하지는 않는다. 척도는 가장 작은 값으로부터 가장 큰 값까지의 측정을 배열하기 위하여 사용되는 것이지 책임 간호사가 간호사보다 2배 더 높다고 말할 수 없다. 서열척도는 여기 예제에서 사용한 것처럼 이름의 형태로 표현할 수도 있고, 예를 들어 경주에서 1등과 2등과 같이 수의 형태로 나타낼 수도 있다. 또한, 영국의 간호사 등급과 같이 A-I와 같이 문자로 표현할 수도 있다.

Box 3.2

> 표 3.1에 있는 각 변수가 어떤 척도로 측정이 이루어졌는지 서술하라.

비율/구간척도 ratio/interval scales

비율척도나 구간척도는 순위가 사용될 뿐 아니라 순위 사이의 차이와 척도 사이의 차이를 알고 있을 때에 사용할 수 있다. 순위 사이의 점을 더 세분하여 나눌 수 있다. 비율척도는 절대 영점(true zero point)을 가지고 있다는 것을 제외하고는 구간척도와 유사하다. 온도를 기록한다면 37℃와 38℃의 차이는 1℃라는 것을 알 수 있다. 그러므로 이 척도는 구간척도이다. 섭씨 척도는 절대 영점을 가지고 있지 않기 때문에 10℃가 5℃에 비해 두 배 덥다고 말할 수는 없다. 비율척도의 예가 체중이다. 체중은 절대 영점을 가지고 있다. 생물학적 현상에 대한 많은 측정이 비율척도 또는 구간척도로 측정된다.

Box 3.3

Box 3.1에서 선택한 논문에서 측정이 어떤 척도를 사용했는지 결정하라. 연구에서는 하나 이상의 측정 척도를 이용한다는 것을 기억하라.

오차 Errors

이 책은 연구 설계(research design)에 대하여 광범위하게 다루지는 않는다. 하지만 연구에서 어떤 오차(error)들이 나타날 수 있는가에 대해서는 생각해 보아야 한다. 앞으로 논의될 통계량 중 몇몇에 대해서는 실제로 오차를 고려하여야 한다. 연구를 수행할 때 오차는 여러 가지 형태로 나타난다. 통계량은 이러한 몇몇 오차를 설명하거나 평가하기 위하여 사용될 수 있지만, 모두는 아니다. 우리가 연구를 수행하거나 다른 사람의 연구를 검토할 때 생각할 필요가 있는 세 가지 형태의 오차를 살펴보자. 모든 연구는 그들과 관련된 오차를 가지고 있다. 연구에서 나타나는 오차가 많으면 많을수록, 연구 결과에 덜 의존할 것이다.

측정오차 measurement error

측정오차는 무언가를 측정할 때 발생한다. 이는 측정할 때 사용하는 도구 대부분이 100% 정확한 것이 아니기 때문이다. 단순히 지역 보건의에게 수술을 받은 환자의 수를 기록하거나 자를 이용하여 측정을 할 때도 측정오차는 발생할 것이다. 현상을 측정하기 위하여 도구나 기구를 사용한 것과 관련된 오차는 관찰이 인간의 행동을 기록하기 위하여 사용된 것과 같이 방법과 관련된 오차보다는 훨씬 더 고려하기 쉬울 것이다.

Box 3.4

측정오차

10명의 사람을 표본으로 하여 집게손가락의 길이를 측정해 보자. 처음에는 센티미터(cm)로 표시된 자를 이용하여 측정하고, 두 번째는 밀리미터(mm)로 표시된 자를 이용하여 측정해 보자.

어떤 측정 도구가 더 큰 변동(다른 값을 갖는 수)을 나타내는가?

서로 다른 자가 얼마나 유용한가가 의미하는 것은 무엇인가?

예를 들어 센티미터로 나누어진 자를 가지고 집게손가락의 길이를 측정하는 것을 고려해보자. 측정을 할 때 0.5cm보다 더 큰 정확도를 가지고 측정을 기록하는 것은 어렵다. 5.75cm의 길이인 손가락이 5.5cm 또는 6.0cm로 기록될 수 있다. 그러므로 이 연구는 측정오차를 가진다. 센티미터로 측정되는 자 대신에 밀리미터로 측정되는 자를 이용할 수 있다. 이 경우에는 좀 더 정확한 측정을 할 수 있지만, 여전히 오차는 가지고 있다. 길이가 5.75cm인 손가락(57.5mm)은 57.5mm 또는 57.6mm로 판단될 수 있다. 그러므로 오차가 작아지긴 하지만 여전히 오차를 가지고 있다. 몇몇 사람은 57.5mm라고 말하고 다른 사람은 57.6mm라고 말할 것이다. 이러한 형태의 오차를 측정오차라고 한다. 측정오차는 변수가 단순히 어떤 것을 세는 것인 경우를 포함하여 대부분의 연구에서 발생한다. 가끔 수를 세는 사람이 오차를 일으킨다.

측정오차는 체계적(systematic)일 수도 있고 무작위(random)일 수도 있다. 무작위 오차(random error)는 우연히 발생하며 참 값(true value)보다 크거나 적을 기회가 같다. 무작위 측정오차는 충분히 작다면 중요하지 않다. 매우 작은 측정오차는 자료에서 전체 변동(overall variation)보다도 훨씬 더 작은 것이다. 반면에 체계적 오차(systematic error)는 참 값(true value)에 대하여 한결같이 크거나 작다. 체계적 오차를 가져오는 요인은 설계 단계에서 고려될 필요가 있다.

측정오차를 처리하기 위하여 측정오차에 대하여 알 필요가 있다. 연구에서 가능한 자원을 고려할 필요가 있지만 가장 높은 수준의 정확도를 갖는 측정도구를 선택할 필요가 있다. 예를 들어 높은 정확도를 위해서는 시간과 비용이 더 소요된다. 조사자 또는 면접자를 이용할 때 설문지와 같은 자료 수집 도구의 사용에 대하여 훈련하여야 한다.

일관성/일치성 consistency

몇몇 오차는 측정도구가 일관되지 않기 때문에 발생한다는 것을 생각하여야 한다. 측정도구(예; 최대 유량계)의 개별 항목에 대하여 항상 같은 측정을 일관적으로 제공하지는 않을 것이다. 기구들은 사용하기 이전에 눈금을 조정(알려진 표준으로 측정)할 필요가 있다. 측정기구가 측정에 대하여 얼마나 일관적인가, 그리고 기구를 사용하는 사람들 사이에 있어 얼마나 일관적인가를 측정할 필요가 있다. 그리고 결과에 대하여 논의할 때 오차를 알 수 있다.

Box 3.5

친구들은 일관성을 가지고 있는가?

다섯 개의 끈을 재어보자. 각 끈의 길이는 다를 것이다. 친구들을 5-10m 간격으로 세워 놓고 각 끈의 길이를 추측해보라고 요청한다. 따로따로 하나의 줄을 보여 준다. 자료가 5-10이 될 때까지 반복한다.

이제 결과를 살펴보자. 친구 중 일부는 끈의 길이를 항상 과대추정(overestimate)하거나 과소추정(underestimate)하는가? 이는 어떤 형태의 오차인가?

과대추정 또는 과소추정하는 친구의 비율이 대략 같은가? 이는 어떤 형태의 오차인가?

기구의 일관성과 관련한 것이 측정하는 사람들의 일관성이다. 이는 일반적으로 *조사자 간 신뢰도(inter-rater reliability)*라고 알려졌다.

아는 바와 같이 사람은 실수할 수 있다. 측정을 기록하는데 있어서도 오차가 발생할 수 있고 일관적이지 않을 수 있다. 공장에서 사고에 대한 기록을 예로 들어보자. 많은 사람은 매우 중요한 사고 만을 기록하지만, 소수는 모든 사고를 기록할 것이다. 보고된 사고에 대한 연구를 수행한다면 이러한 비일관성(inconsistency)이 연구에서 오차를 발생시킬 것이다. 사물을 셀 때에도 일관적이지 않을 수 있다. 더욱이 일부의 사람들은 다른 사람에 비해 더 일관적이기도 하다. 그러므로 일관도에 대한 요소는 어느 연구이든 간에 설계 단계에서 고려되어야 한다. 여러 사람을 통하여 자료를 수집한다면 사람들이 자신과 다른 사람에 대하여 일관적인지 알아보기 위하여 각 개인을 살펴보아야만 한다. 측정의 일관성은 측정과 설계 모두의 현상으로 고려될 수 있다.

설계 오차 Design error

이름에서 내포하고 있는 것처럼 설계 오차는 실험에 대한 설계에 결점이 있기 때문에 발생한다. 물론 연구에 따라 결점이 있는 정도에는 차이가 있으며, 대부분의 연구는 어떤 방식이든 결점이 있다. 그러나 설계 오차가 크다면 연구는 포기할 필요가 있다. 이 점이 설계를 올바르게 하는 것이 얼마나 중요한가에 대한 이유이다. 이 책은 연구 설계 방법에 대한 책이 아니라 통계 분석에 대한 책이다. 그러나 연구에서 일어날 수 있는 오차를 아는 것은 중요하다.

가장 흔한 오차는 표본이 모집단으로부터 무작위로 추출되지 않았다는 것이다. 따라서 결론을 전체 모집단에 대하여 적절하게 끌어내지 못한다. 특히 간호사와 관련된 연구에서는 연구가 한 장소에서만 이루어졌다. 이러한 점이 일반적인 결론을 이끌어내는 것을 어렵게 한다. 예를 들어 특정 병원에서 간호사의 성과에 대한 연구는 병원 근무 환경에 따라 편차가 있을 것이다. 따라서 연구에 대한 결과를 국가적으로 또는 국제적으로 일반화하는 것은 옳지 않다.

두 번째로 흔한 오차는 외생변수(extraneous variables)에 대해 고려를 하지 못한 경우이다. 관심은 없지만, 외생변수는 측정된 변수(가끔 종속변수(dependent variable)라고 부른다)의 값을 바꿀 수도 있다. 이러한 외생변수 중 일부는 통제할 수 있을 것이다. 시각, 조명 수준(light level), 온도, 참가자의 건강상태, 성별과 연령은 여러 연구에서 결과에 영향을 줄 수 있는 변수들의 예이다. 이러한 변수들에 대하여 주의 깊은 설계를 통하여 오차의 근원을 제거할 수 있다.

Box 3.6

Box 3.1의 연습에서 사용한 논문 각각에 대하여 다음을 제시해 보자.

· 측정오차

· 설계 오차

각 논문에서 측정 오차와 설계 오차를 논의하였는지, 그리고 이러한 오차가 결론에 어떻게 영향을 미쳤는지를 알아보자.

외생변수에 대한 통제뿐 아니라 또 다른 중요한 기법은 외생변수를 측정하는 것이고 통제적으로 관심 있는 변수에 대한 외생변수의 영향을 고려하는 것이다. 이러한 기법을 사용하기 위하여 고급 통계 검정이 사용될 필요가 있다. 그러나 이러한 내용은 이 책의 범위를 넘는 것이다. 연구자가 설명할 수 없는 문제는 연구를 시작하기 전에 인식하지 못한 외생변수 들이다. 이는 놀랍게도 흔히 발생하는 문제이다. 이러한 문제가 가끔은 극복될 수 있지만 가장 좋은 해결 방안은 연구문헌을 읽는 것이고 세심한 설계를 하는 것이다. 그때 이러한 문제가 여전히 일어나는 것까지도 연구의 즐거움의 하나일 것이다.

표본추출 오차 Sampling error

표본추출 오차는 많은 통계 기법에서 고려되어야 하는 오차이다. 표본추출 오차는 표본과 모집단 간의 차이이다. 표본을 추출하였다면 표본에 속한 사람들로부터 구한 측정치는 모집단의 측정치와 정확하게 일치하지 않는다. 표본이 모집단을 얼마나 대표할 수 있는가 또는 두 표본이 같은 모집단으로부터 추출되었는지 알아보고자 할 때 표본추출 오차가 고려되어야 한다. 표본추출 오차는 측정하고자 하는 표본 사이의 변동이 크면 클수록 증가하고, 표본크기(sample size)가 증가하면 줄어들 것이다.

표본크기, 표본 변동(sample variation)과 표본 오차(sample error)는 물을 가능성이 큰 질문이 '얼마나 많은 표본이 있어야 하는가?'이기 때문에 중요하다. 이에 대한 답은 표본 내의 변동에 의존한다.

농구 선수를 모집단으로 하여 변수 '키'에 대한 연구를 진행한다면 이 모집단의 키에 대한 변동은 매우 작을 것이고 연구에서 요구되는 표본크기는 작을 것이다. 그러나 세계의 모든 사람을 대상으로 키에 대한 연구를 진행한다면 변동은 클 것이고 더 많은 표본이 요구될 것이다.

이번 장을 읽고 연습문제를 풀면 아래와 같은 생각들과 단어에 익숙해질 것이다 :

- 모집단
- 측정 척도
- 측정오차
- 표본추출 오차
- 표본과 표본추출
- 일치성
- 설계 오차

연 습 문 제

1. 아래의 연구에 대하여 (a) 측정된 변수, (b) 표본추출 단위, (c) 표본, (d) 통계적 모집단을 정의하시오.
   (i) 35세부터 45세 사이의 여성의 골밀도를 위한 운동의 영향에 대한 연구
   (ii) 영국 남서부에 있는 마을에서 뇌막염 발생 비율에 대한 연구
2. 제5장에 제시된 성 건강에 대한 연구에 대하여 (a) 모집단과 (b) 표본을 기술하시오.
3. 제5장에 제시된 성 건강에 대한 연구에 대하여 4가지 변수에 대하여 (a) 측정된 척도 (b) 척도와 관련한 측정 오차를 정의하시오.
4. '표본추출 오차(sampling error)'라는 용어를 어떻게 이해했는지 요약하시오.

CHAPTER 04

설문지

Questionnaires

- ☐ 설문지란 무엇인가?
- ☐ 바이어스를 피하기 위해서 설문지를 어떻게 설계할까?
- ☐ 어떤 형태의 질문을 사용할 수 있는가?
- ☐ 설문지가 신뢰할 만하고 타당성이 있다는 것을 어떻게 보장할 수 있는가?

설문지의 배경 Background of questionnaires

건강과 관련한 많은 연구에서 설문지를 사용한다는 것을 잘 알고 있기 때문에 이 장에서는 설문지에 대하여 다루고자 한다. 설문지의 대상과 연구 설계(research design)는 그 내용이 매우 방대하여 이 책에서 자세히 다룰 수는 없다. 이 책에서는 설문지에 대한 개요와 중요하게 고려하여야 할 내용을 제공하는 데 목적이 있다. 설문지에 대한 교재로는 Oppenheim(1992)의 책이 있다.

설문지는 사람들로부터 특정 주제에 대한 추가적인 정보를 얻기 위하여 사용할 수 있다. 아래에 기술한 설문지는 폐쇄형 질문(closed question)을 사용하였다. 즉 응답할 수 있는 범주가 연구자에 의하여 이미 결정되어 있다. 이러한 형태의 설문지는 통계 분석에 도움을 준다.

Box 4.1

설문지 설계

설문지에 대한 설계를 고려할 때 중요한 두 가지 질문은 다음과 같다.

- 설문지를 통하여 알아보고자 하는 것이 무엇인가?
- 설문지가 지식, 태도와 이해의 수준과 관계가 있는가? 또는 설문지가 행위, 행동 또는 의사 결정에 관한 것인가?

설문지에 기초한 연구를 실행한다면, 조사하기 원하는 내용은 무엇인가?

설문지(questionnaire)라는 용어는 **조사**(survey)의 일부로 사람들로부터 관련된 정보(**자료** data)를 수집하기 위하여 미리 결정된 질문의 집합을 포함한 형태이다. '조사'라는 용어는 연구대상자에 대한 정보를 얻기 위하여 넓은 범위의 모집단을 포함하기 위해 시도된 연구 접근방법을 기술하기 위하여 사용된다.

설문지는 여러 형태의 연구에서 사용될 수 있다. 예를 들면 기술 연구(descriptive research), 비교 연구(comparative research)와 태도 연구(attitudinal research)이다. 서로 다른 형태의 많은 설문지가 있다. 설문지의 형태는 연구 질문에 의존한다. 설문지는 양적 자료(quantitative data)와 질적 자료(qualitative data) 모두를 구할 수 있다. 설문지는 모집단에 관하여 기술하기 위한 원인과 효과를 조사하기 위한(제8장), 그리고 시간에 따른 변화를 추적, 관찰하기 위한 수단으로 사용할 수 있다. 가끔 설문지는 어떤 주제, 이슈(issue)의 이해 또는 이해의 수준에 대한 모집단의 행동, 태도와 관점을 기술하기 위하여 사용된다. 조사에서 위와 같은 정보를 얻기 위하여 설문지를 사용한다. 때때로 면접자를 쓸 수도 있다. 조사에 참여한 사람들을 응답자(respondents), 참여자(participants) 또는 연구대상자(subjects)라고 부른다.

중요한 형태의 설문지에 대한 배경과 세부 사항을 다룬 유용한 교재는 Burns(2000)의 책이다. 또한 Oppenheim(1992)의 책도 있다.

양적인 도구로 사용되었을 때 설문지는 현상에 대한 수량적인 지표(numerical indicator)를 구하는 데 도움을 준다. 양적인 도구로서 설문지는 응답의 의미를 캐묻거나 추출하지 않기 때문에 자료가 피상적인 경향이 있기는 하지만 자료를 수집하는 데 있어 좋은 방법이다.

설문지는 짧은 시간에 많은 양의 자료를 수집할 수 있는 비용-효율적인 방법(cost-efficient way)이다. 설문지가 적절하게 구성되어 있다면 많은 양의 자료가 통계 분석을 위하여 수집될 수 있다. 설문지가 한 번 작성되면 통상적으로 기구 또는 도구라고 부른다. 설문지는 대면 면접(face to face interview) 뿐만 아니라 전화, 우편, 이메일과 월드 와이드 맵(World Wide Web)을 사용하여 조사할 수 있다.

표본 설문지 Sample questionnaire

Box 4.2에서 집단의 행동을 기술한 설문지를 기술하였다(전체 설문지는 5장에 주어져 있다). 예를 들어 영국에서 AIDS와 HIV의 역학에 관한 더 많은 것을 알고 싶다고 하자(영국에서 모집단의 일반적인 성 건강에 대하여 더 많은 것을 아는 것은 매우 유용하다).

안전한 성행위는 미디어에서 많이 다룬다. 안전을 유지하는 한 가지 방법은 피임제를 사용하는 것이다. 안전한 성행위에 대한 교육을 위한 건강증진 프로그램에 정부는 많은 돈을 사용하고 있다. 영국에는 얼마나 많은 성행위자(sexually active people)가 있는가? 영국에서 모든 성행위자가 콘돔과 같은 피임제를 사용함으로써 안전한 성행위를 할 수 있는가? 조사는 피임제를 얼마나 많이 사용하는가를 알아보기 위하여 시행되었다. 설문지는 성행위자가 사용하고 있는 피임제(콘돔, 페미돔 또는 덴탈 댐)가 무엇인지 알아보기 위하여 고안되었다. 이러한 종류의 조사는 사람들이 피임제를 사용했을 때, 피임제를 사용하기 가장 좋을 때와 가장 나쁠 때, 그리고 일주일 동안 피임제를 사용하는데 소요된 비용 등을 알아보기 위하여 시행할 수 있다. 이러한 정보는 건강증진에 있어 유용할 것이다.

- 가족계획 병원에서 안전한 성행위 캠페인을 벌인다면
- 또는 비뇨생식기 병원에서
- 환자/고객의 행동에 대한 경향을 알아보기 위하여 사용된 특정 건강증진 수요를 알아볼 때
- HIV/AIDS의 증가에 대한 국가적 경향처럼 건강 이슈와 관련된 사회 정책 이슈를 고려할 때

무엇보다 표본이 추출되어야 할 모집단은 예를 들어 18세 이상의 설문 참여에 동의한 성인과 같이 표적(targeted) 되어야 한다. 이는 18세 미만인 사람들은 표적 모집단(target population)의 대상이 아닌 것처럼 18세 미만에 대해서는 어떤 정보도 주어지지 않는다는 것이다.

Box 4.2

설문지

이 조사는 피임법 사용에 대하여 알아보기 위하여 시도되었습니다. 질문에 응답한 내용은 비밀로 처리될 것이며 보건 의료서비스를 계획하는 데 도움을 줄 것입니다. 가장 적절하다고 생각되는 곳에 답을 표시해 주십시오: (1) 매우 동의함 (2) 동의함 (3) 확실하지 않음 (4) 동의하지 않음 (5) 매우 동의하지 않음

1. 다음 형태의 피임법을 사용합니까?

	항상 사용 1	2	→ 3	4	전혀 사용 안 함 5
없음	☐	☐	☐	☐	☐
콘돔(Condom)	☐	☐	☐	☐	☐
페미돔(Femidom)	☐	☐	☐	☐	☐
덴탈 댐(dental dam)	☐	☐	☐	☐	☐
피임용 페서리(Cap/Dutch cap)	☐	☐	☐	☐	☐

2. 본인이 피임제의 사용에 대하여 가장 좋은 것은 언제입니까?

	동의함 1	2	→ 3	4	동의하지 않음 5
피임법으로 피임제를 사용한 적이 없음	☐	☐	☐	☐	☐
기억날 때 가끔 피임제를 사용함	☐	☐	☐	☐	☐
항문 성교를 할 때 항상 콘돔을 사용함	☐	☐	☐	☐	☐
임신을 피하기 위하여	☐	☐	☐	☐	☐
라텍스에 대한 알레르기	☐	☐	☐	☐	☐
성병을 예방하기 위하여	☐	☐	☐	☐	☐

3. 본인의 지금 상황에 대하여 답변해 주십시오. 다음 중 본인이 해당하는 범주는 무엇인지 체크 표시해 주십시오.

- ☐ 단독(single)
- ☐ 결혼(married) 또는 동거(cohabiting)
- ☐ 배우자와 함께 생활함(Living with spouse
- ☐ 동반자와 함께 생활함(Living with partner)
- ☐ 성 동반자가 많음(I have many sexual partner)
- ☐ 성 동반자가 1명임(I have one sexual partner)

설문지에 응답하여 주셔서 감사합니다. 미리 보내드린 봉투에 넣어 밀봉한 후 반송하여 주십시오. 귀하의 응답은 철저하게 비밀이 보장됩니다.

설문지: 현실 Questionnaires: the reality

설문지에 대하여 흔히 잘못 인식되는 것은 연구에서 사용하기 쉬운 도구라고 생각하는 것이다. 실제로 설문지의 사용은 주제와 관련된 자료를 구하기 위하여 세심한 계획, 질문의 순서와 배열과 응답에 대하여 많은 시간과 노력이 요구된다. 대부분의 연구에서처럼 연구 설계 초반에 질문을 다룰 필요가 있다. 설문지를 사용할 때에는 표본에 대한 이슈 뿐만 아니라 설문지에 관련된 특정 이슈를 고려하여야 한다. 예를 들면 :

- 설문지를 언제 사용할 것인가와 어떻게 조사할 것인가: 우편으로, 사람을 통한 전화면접 또는 대면면접, 이메일이나 인터넷을 이용할 것인가?
- 설문을 어디에서 누구를 대상으로 사용할 것인가?
- 질문이 쉬운 것부터 어려운 것으로 차례로 잘 배열되어 있는가?
- 설문지에서 다룬 질문이 거슬리지는 않는가? 죽음, 성에 대한 생각이나 행위와 같이 질문이 인간 삶의 민감한 부분이나 개인적인 영역을 침해하는 것은 아닌가? 질문이 응답자를 공격하거나 괴롭게 하지는 않는가?

위에서 일어날 수 있는 점 중 중요한 것은 대답에 바이어스(bias)를 일으킬 수 있다는 것이다. 예를 들어 성행위에 대한 질문을 한다면 응답자의 성별이 면접자와 관련이 있는 것처럼 전화 설문을 하는지 대면 설문을 하는지에 따라 결과가 바뀔 수 있을 것이다. 어떤 종류의 바이어스도 오차를 발생시키며, 이러한 오차가 결과를 해석하는데 어려움을 줄 것이다.

위에서 고려한 것과 더불어 정보를 어떻게 처리하고 저장할 것인가에 대하여 생각할 필요가 있다. 많은 국가가 응답자나 연구대상자의 비밀 보장과 자료의 사용에 대한 법을 가지고 있다는 것을 기억하여야 한다. 이 점은 개인 자료가 수집되는 모든 형태의 연구에서 중요하다. 많은 국가가 자료를 어떻게 저장하고 어떻게 사용할 수 있는가를 다룬 특별법을 가지고 있다. 어떤 국가에서 일하더라도 자료를 처리하는 시스템은 법적인 동의를 받아야 한다.

양적 자료(quantitative data)를 산출하기 위하여 설문지를 사용할 때 모든 변수와 응답은 통계를 이용하여 분석할 수 있는 형식으로 주어져야 한다. 분석을 위하여 컴퓨터를 이용하려고 한다면 변수들에 대하여 컴퓨터에서 쉽게 처리할 수 있도록 코드(code)를 부여하는 것이 중요하다. 분석을 위한 자료를 준비할 때 각 사례는 표의 한 행(row)에 주어져야 하고 각 변수는 한 열(column)에 주어져야 한다(표 5.1 참고). 설문지로부터의 대부분의 자료는 서열척도(ordinal scale)나 명목척도(nominal scale) 자료이다.

질문 Asking questions

설문지를 설계할 때 질문의 표현과 관련한 이슈가 있다. 질문이 대답에 어떤 영향을 미칠 것인가에 대하여 고려할 필요가 있다.

Box 4.3

유도 질문(Leading questions)

친구나 동료에게 점심식사의 질이 어떤지 질문해보자. 일반적으로 점심이 (1) 나쁘다? (2) 좋다? 를 제시함으로써 답변을 유도할 수 있다. 어떤 형태의 질문이 결과를 유도하는 데 가장 좋은가?

표본 설문지를 살펴보자. 어떤 질문이 결과를 유도한다고 생각하는가? 이를 어떻게 바꾸어 말할 수 있는가?

유도 질문 Leading questions

유도질문은 응답자가 특정 답을 하도록 이끄는 질문이다. 유도질문을 이용하여 실험자는 과거 개인의 경험과 최근에 목격한 사건에 대한 추측된 측정에 대한 효과를 입증할 수 있을 것이다. 일상적인 언어로 유도질문을 사용한다. 설문지를 설계할 때 유도질문은 실수로 포함되기 쉽다. 특히 주의하여야 할 점은 응답자가 무언가에 대하여 값을 선택할 때 방향성에 대한 내포이다. '콘돔은 피임제로 좋은 형태이다'라는 문장에 대한 동의의 정도를 표시하라고 사람들에게 요청하였다면 더 많은 사람들이 이 말에 대하여 동의하는 경향이 있다. 그러나 같은 사람들에게 '콘돔은 피임제로 나쁜 형태이다.'라는 문장에 대한 동의의 정도를 표시하라고 사람들에게 요청하였다면 더 많은 사람이 이 말에 대하여 동의하는 경향이 있다는 것을 발견할 수 있을 것이다. 이 두 가지 경우에 응답자로 하여금 답을 유도할 수 있다. 감정을 자극하는 단어는 피하는 것이 좋다. 예를 들어 두 차가 충돌할 때 차의 속도를 추정해 달라고 요청하였을 때 제안된 실제 속도는 충돌을 기술할 때 사용된 단어(부서진, 전복된 등)에 의존한다는 것을 연구들에서 볼 수 있다.

배치 Ordering

질문을 배치할 때 주의할 필요가 있다. 일반적으로 가장 기본적인 원칙은 배치가 논리적이어야 한다는 것과 설문지가 구조화되고 명확하여야 한다는 것이다. 예를 들어 당뇨병에 대한 경험을 물어본다면 응답자가 인슐린 의존형인지에 대한 질문을 하기 전에 어떻게 인슐린을 전달받는지에 대한 질문은 논리적이지 않다. 구조화(structure)는 대상자이든 대답의 형태이든 비슷한 질문을 묶음으로 달성할 수 있다.

민감한 질문은 사람들이 답변을 회피하는 원인이 되기 때문에 설문지의 뒷부분에 배치하는 것이 좋다. 초기에 답변을 거부한 설문지는 버리게 되는 경향이 있다.

응답자 개인에 대한 질문 역시 설문지의 끝 부분에 배치한다. 앞에서 이러한 내용에 대한 질문을 하는 것은 응답자로 하여금 비밀 보장과 약속에 대해 염려를 하게 만드는 경향이 있다.

척도 Scales

응답자에게 질문할 때 의견에 대한 범위를 응답자에게 제공함으로써 응답자가 척도에 따라 대답을 어느 위치에 놓을까를 표시할 수 있다. 위의 예제에 있는 설문지(Box 4.2)에서 응답자가 다른 종류의 피임제에 대한 사용의 빈도를 표시할 수 있는 척도와 어떤 질문에 대한 동의의 정도를 표시할 수 있는 척도를 사용하였다. 이러한 형태의 척도들이 있다: 여기서는 이들 중 3가지 척도에 대하여 논의할 것이다.

가장 흔히 사용되는 척도는 리커트 척도(Likert scale)이다. 이는 이 척도를 고안한 Rensis Likert에 의해 명명되었다. 리커트 척도는 사람들이 질문에 대하여 동의하거나 동의하지 않는 정도를 측정한다. 가장 널리 사용되는 척도는 1점부터 5점이다. 대체로 척도는 (1) 전혀 동의하지 않음 (2) 동의하지 않음 (3) 확실하지 않음 (4) 동의함 (5) 매우 동의함일 것이다.

의견에 대하여 홀수(5)에 기초한 척도를 사용하는 데 있어서의 문제점은 중앙 점을 선택하는 경향이 있다는 것이다. 이러한 점이 응답자가 의사 결정에 대하여 고민하기보다는 '쉬운' 의견을 선택하게 한다. 짝수(예를 들어 4 또는 6)의 의견을 갖는 척도를 사용하는 것은 응답자가 동의하는 정도와 동의하지 않는 정도 사이를 선택하도록 만든다. 여기에 두 가지 문제가 있다. 응답자 중 일부는 진짜로 중립적일 수 있다. 그러므로 짝수의 의견을 갖는 척도의 사용은 이들로 하여금 동의하지 않는 것으로 선택하게 할 수도 있다. 심리적으로 사람들은 척도가 0을 가진다고 가정할 수도 있다. 1부터 4까지의 척도를 가지고 있다면 2가 0부터 4 사이의 중간에 있는 값이기 때문에 사람들은 중립적인 값으로 2를 선택할 것이다. 일반적으로 홀수의 의견을 갖는 척도가 더 적절할 것이며 중립적인 의견을 갖는 사람들은 아마도 강력한 의견을 갖지 않는다는 것에 동의할 수 있다.

또 다른 형태의 척도가 서스톤 척도(Thurstone scale)이다. 서스톤 척도는 두 가지 관점을 이용한다: 동의한다와 동의하지 않는다. 서스톤 척도를 이용할 때, 개인 응답자에 대한 전체 점수를 구하기 위하여 사용될 수 있는 여러 개의 연관된 질문을 한다. 전체 점수는 전반에 걸쳐 표본에 대한 값과 비교할 수 있으며, 또한 다른 모집단과 비교할 때 사용될 수 있다. 서스톤 척도를 사용하는 가장 흔한 예는 심리측정 검사이다. 심리측정 검사는 적성과 태도를 측정한다. 이러한 검사는 취업 면접의한 부분으로 시행할 수 있을 것이다.

대안적인 접근 방법은 의미분화척도(semantic differential scales)를 사용하는 것이다. 의미분화척도는 태도나 가치와 같은 현상을 조사하는데 좋은 척도이다. 의미분화척도는 반대의 관점, 또는 대상이나 개념에 대한 잠재적 감정에 기초한다. 응답자는 자신이 생각하는 척도가 어디인지를 지시하도록 요청받는다. 예를 들어 작업 환경에 대하여 조사한다고 하자. 환경적인 면에 대하여 어떻게 생각하는지에 관하여 질문을 한다. 대답의 척도는 도움이 되는(helpful), 잘 육성된(nurturing), 도움을 줄 수 없는(happy to unsupportive), 중단된(blocking), 유독성의(toxic), 제대로 기능하지 못하는(dysfunctional)의 범위일 것이다.

표 4.1에서 개념은 '입원이 필요 없는 수술'이다 ; 환자는 생각하고 있는 척도에 표시해 줄 것을 요청받는다. 입원이 필요 없는 수술에 대한 개인의 느낌에 대한 좋은 개요를 얻기 위해서는 더 많은 질문을 하기 원할 것이다. 척도의 부정적인 끝은 일관적이지 않다. 이 점이 질문의 답을 생각하는 응답자를 설득하는 데 도움을 준다.

표 4.1 입원이 필요 없는 수술에 대한 설명을 할 때 환자의 반응(수술 전에 제시한 질문)

흥미로움	1	2	3	4	5	6	지루함
흥분함	1	2	3	4	5	6	침착함
유용함	1	2	3	4	5	6	유용하지 않음
빠름	1	2	3	4	5	6	느림

Box 4.4

질문의 작성(Writing questions)

- 1차 의료서비스의 질을 측정하기 위하여 리커트 척도를 이용하여 다섯 개의 질문을 만들어 보자.
- 적어도 3명의 동료에게 만들어진 질문에 응답하도록 해 보자. 각각의 질문에 대하여 질문이 얼마나 명확한가에 대하여 물어보자.
- 질문을 수정할 필요가 있는가?
- 사용된 질문이 의도한 것을 측정했다고 생각하는가?

통계 분석에서 설문지의 타당도와 신뢰도

Validity and reliability of questionnaires in statistical analysis

설문지는 온도계나 자를 보는 것처럼 측정 도구로 보일 수 있다. 이러한 도구와 마찬가지로 측정의 타당도(즉 우리가 생각하는 것을 실제로 측정하는가)와 신뢰도(즉 설문지를 반복적으로 조사하였을 때와 시간의 경과에 따라 동일한 결과를 주는가)에 대하여 논의할 필요가 있다.

설문지에는 도구의 타당도와 신뢰도를 다룬다기보다는 쟁점(issue)은 도구에 대한 개인의 상호작용에 집중되어 있다. 왜냐하면, 사람들의 반응이 환경에 따라 변할 수 있기 때문이다. 물리적인 응답의 측정과는 달리 상황이나 영향의 수준을 측정하기는 쉽지 않다. 설문지가 신뢰할 만하고 타당한가를 확인하기 위해서는 많은 노력이 필요하다. 이 책에서는 양적 분석(quantitative analysis)에 관심이 있기 때문에 설문지로부터 구한 자료의 양적 분석과 관련된 타당도와 신뢰도의 개념에 대하여 살펴볼 것이다.

신뢰도 reliability

신뢰도는 두 가지 중요한 개념을 가지고 있다: 시간의 경과에 따른 일관성(consistency 또는 안정성, stability), 예를 들어 한 집단에 속한 개인으로부터의 결과를 기록한다면 수일 또는 수 주 후에 같은 집단으로부터 측정했을 때 같은 결과를 얻을 수 있는가와 이러한 결과로 내적 일치도(internal consistency)를 보여줄 수 있는가이다. 이것이 의미하는 것은 설문지가 반복된 상황에서 유사한 응답을 주는가이다.

안정성(시간에 따른 일관성)을 검정하기 위하여 도구(설문지)가 동일한 대상자에게 두 번 사용했을 때 같은 점수를 갖는가를 보여주기 위한 재검사 신뢰도 검정(retest reliability test)을 수행하는 것이 가능하다. 이 검정은 측정된 점수 사이의 차이가 얼마나 작은가를 나타내는 **신뢰도 계수(reliability coefficient)**를 산출해준다. 이 계수는 0.00부터 1.00 사이의 값을 가지며, 점수가 높을수록 더 좋은 신뢰도를 가진다. 피어슨 상관계수(Pearson correlation coefficient)가 가끔 사용된다(제16장).

신뢰도 개념의 내적일치도 요인은 설문지 내의 질문이 속성을 일관적으로 측정할 수 있도록 설계되었는가와 직접 관련되어 있다. 이는 척도를 갖는 모든 항목이 자료 수집의 관점에서 매우 정확하고 같은 방향으로 작용할 수 있다는 것을 의미한다. 설문지가 내적일치도를 갖는다면 유사한 응답자는 같은 대답의 경향을 보일 것이다. 다른 질문과 거의 관련성이 없는 질문을 한다면 내적일치도는 줄어들 것이다. 예를 들어 성 건강에 대한 조사에서 "'아이스크림이 좋은가?'라는 문장에 대하여 동의하는가?'와 같은 질문을 했다면 응답자가 앞에서 답한 대답과 관련성이 있는 대답을 기대할 수 없을 것이고, 따라서 내적일치도는 떨어질 것이다. 내적일치도를 결정하는 여러 가지 방법이 있다. 가장 일반적인 것은 크론바 알파 신뢰도 계수 검정(Cronbach alpha reliability coefficient test)이다. 이 계수의 범위는 0.00부터 1.00이며 점수가 높을수록 더 좋은 신뢰도를 가진다. 일반적으로 0.80 이상의 값을 가지면 높은 수준의 내적일치도를 가진다고 할 수 있다. 그러나 이 신뢰도 값은 질문의 수와 관련이 있다. 질문이 많으면 많을수록 신뢰도는 높아지는 경향이 있다.

타당도 Validity

타당도는 설문지에서의 측정하고자 하는 주제와 관련된 자료를 얻을 수 있는가이다. 예를 들어 측정하고자 하는 주제의 영역이 성욕의 정도이고, 성욕의 이상이나 성적 도착을 측정하는 것이 이 연구의 초점이 아니라는 것이 확실하다면 성욕의 정도를 어떻게 측정할 수 있는가? 타당도에 대한 여러 가지 형태와 측정이 있다. 아래에서 타당도에 대한 몇 가지를 대하여 논의할 것이다.

내용타당도 *Content validity*

내용타당도는 타당도 중 하위의 형태이며 질문의 대표성(representativeness)과 관련이 있다. 바꿔 말하면, 질문이 조사하고자 하는 내용을 제대로 뽑았는가이다. 응답자에게 요청된 질문이 타당한가를 알아보는 한 가지 방법은 설문지를 작성하기 전에 주제에 대한 문헌고찰을 통하여 조사된 것이 적절하고 측정할 수 있는 것인가이다.

액면타당도 *Face validity*

액면타당도는 정확성과 완전성에 대한 질문을 평가하기 위하여 대중들에게 질문함으로써 구할 수 있다. 내용이 대상자의 태도에 영향을 줄 것인지에 대하여 평가하기를 원한다면 전문가 패널(a panel of experts)이나 동료 집단(a group of peer)을 이용할 수 있다. 패널이나 집단이 조사되어야 할 주제에 대하여 같은 흥미의 초점을 가지고 있기 때문에 이들을 가끔 포커스 집단(a focus group)이라고 부른다.

기준-상관타당도 *Criterion-related validity*

기준-상관타당도는 이미 타당성이 검증된 측정도구 또는 설문지와의 동등성을 비교하는 것이기 때문에 강력한 형태의 타당도이다. 이 도구는 자료를 구하고 측정하는 데 있어 정확성을 가지고 있다.

예측타당도 *Predictive validity*

예측타당도는 서로 다른 시점에서 기준 변수로 수집된 자료에 대하여 같은 사람을 대상으로 미래에 관찰된 특정 기준을 예측하기 위한 설문지의 능력을 나타낸다. 예를 들어 A-학점과 학기말 시험과의 관계이다.

개념구성타당도 *Construct validity*

개념구성타당도는 달성하기 가장 어려운 타당도이다. 질문은 다음과 같다: 도구가 실제로 측정하려고 하는 개념구성은 무엇인가? 개념구성이 더 추상적일수록 개념구성타당도는 더 어렵다. 왜냐하면, 개념구성을 측정하기 위한 객관적인 기준이 없기 때문이다. 예를 들어 슬픔, 역할 갈등, 공감 등이다.

경험한 집단 기법 *Known group technique*

예를 들어 임신 중 출산에 대한 두려움을 측정하는 데 있어 차이를 기대할 수 있도록 경험을 공유한 두 집단을 사용할 수 있다는 것을 의미한다. 예를 들어 초산부 집단과 경산부 집단을 선택할 수 있다. 일반적인 추측이나 예감에 따르면 첫 번째 임신한 집단이 여러 번 출산한 집단에 비해 출산 과정에서 두려움을 더 많이 표현할 것이다. 이러한 점이 점수에 반영되어 질 수 있다.

설문지를 어떻게 분석할 것인가? How can questionnaires be analysed?

자료가 모여지면 자료를 분석하기를 원한다. 설문지에 의하여 측정되는 대부분의 현상은 명목척도(범주, category)나 서열척도를 이용한다(제3장). 이러한 점들이 사용할 수 있는 기술통계량과 분석을 위한 통계량에 분석통계량의 형태에 영향을 줄 것이다. 6장에서는 서열척도로 측정된 자료를 어떻게 기술할 것인가에 대하여 논의하고, 7장에서는 이러한 자료를 어떻게 표현할 것인가에 대하여 논의할 것이다. 14장과 15장에서는 설문지를 통해 모인 자료의 형태에 특히 유용한 통계 검정에 대하여 설명할 것이다.

이번 장을 읽고 연습문제를 풀면 아래와 같은 생각들과 단어에 익숙해질 것이다:

- 언제 설문지를 사용하는가?
- 설문지 설계의 기본적인 면(basic aspects)
- 타당도의 개념
- 물을 수 없는 질문의 유형
- 신뢰도의 개념
- 응답 척도

연 습 문 제

1. 제5장에 제시한 병원 연구에서 질문을 검토하고 가장 중요한 질문이 무엇인가 결정하자. 어떻게 이 설문지를 향상하게 시킬 수 있을까?
2. 설문지를 이용한 문헌 3개를 찾아보자. 각 연구에 대하여 (a) 연구 질문이 무엇인가 결정하고 설문지가 적절한가 결정하자. (b) 설문지에 대한 타당도와 신뢰도가 고려되었는지 검토하자.
3. 관심 있는 주제를 사용하여 가장 중요한 질문이 아닌 질문을 사용하여 짧은 설문지(6 질문)를 작성하자. 작성된 질문에 대한 질을 친구나 동료에게 물어보자. 질문은 중요한 질문인가? 질문은 명확하고 모호하지 않은가?

CHAPTER 05

연구

The Studies

이 장에서는 임상시험(clinical trial)과 설문지(questionnaire)에 대한 배경과 자료에 대하여 살펴 보기로 한다. 각 장의 마지막에 있는 연습문제를 통해 연구로부터 얻은 자료를 분석하라고 하였다. 모든 연습문제를 풀었다면, 자료에 대한 기본적인 분석을 마쳤을 것이며 결론을 도출할 수 있었을 것이다. 그리고 연구에서 분석을 잘할 수 있는 좋은 위치에 있을 것이다. 이 장에서의 연구는 현대 의료서비스와 관련되어 고안되었을 뿐 아니라 자료 분석에 대한 흥미와 즐거움을 주기 위하여 고안되었다. 설문지의 중요한 목적은 분석을 위한 자료를 제공하는 것이다. 그러므로 모든 절에서 주어진 연구에 대한 자료를 모두 제시하지는 않았다.

설문지 연구 The questionnaire study

이 설문지는 런던에 위치한 병원을 방문한 개인의 성 건강(sexual health)과 관련이 있다. 이 설문지는 부분적으로 제4장에서 소개하였다. 단순화를 위하여 몇몇 질문의 영역은 줄이겠지만, 확장된 내용을 보여줄 것이다.

이 연구의 목적은 병원을 방문한 서로 다른 성, 연령과 인종 집단에 속한 사람들의 성행위에 관한 기본적인 정보를 제공하는 것이다.

이 연구는 병원 원장이 고객 중 많은 사람이 성 건강과 관련한 증상을 가지고 있다고 생각하여 시작되었고, 이 분야의 전문가를 고용하기 위한 기금을 조성하였다. 이 연구는 사실상 대규모로 기술되고 설명되었다.

이 연구의 모집단은 병원을 이용할 잠재력을 지닌 개인 모두이다. 표본은 실제로 병원을 방문한 사람들로 구성되었고 설문지를 완성하였다.

설문지 *The questionnaire*

이 조사는 성 건강과 관련한 병원 이용을 알아보기 위하여 시도되었습니다. 질문에 응답한 내용은 비밀로 처리될 것이며 보건 의료서비스를 계획하는 데 도움을 줄 것입니다. 가장 적절하다고 생각되는 곳에 답을 표시해 주십시오.

1. 오늘 병원을 방문한 것은 무엇 때문입니까?

	동의함 1	2	→ 3	4	동의하지 않음 5
위치	☐	☐	☐	☐	☐
이용 가능성	☐	☐	☐	☐	☐
의사와의 접근성	☐	☐	☐	☐	☐
간호사와의 접근성	☐	☐	☐	☐	☐
응급처치가 요구됨	☐	☐	☐	☐	☐

2. 본인이 경험한 증상은 무엇입니까? 본인의 증상이 가장 잘 기술되었다고 느끼는 곳 하나를 체크 ✓ 표시하여 주십시오.

☐ 두통(Headache) ☐ 냉기/흔들림(Chills/shakes)
☐ 고열(Temperature) ☐ 식욕부진(Lack of appetite)
☐ 전반적으로 몸이 편치 않음(Feeling general unwell all over)
☐ 기침(Cough) ☐ 가슴의 통증/쓰림(Pain/soreness in chest)
☐ 현기증(Faintness) ☐ 허탈 상태(Collapse)
☐ 소변을 보는 데 고통 또는 어려움(Pain or difficulty passing urine)
☐ 음경 분비물(Discharge from penis) ☐ 질 분비물(Discharge from vagina)

3. 다음의 기술 중 본인의 성생활을 가장 잘 표현한 것은 무엇입니까? (체크 ✓ 표시하여 주십시오)

☐ 매우 활동적임(매주 6번 이상의 성관계를 가짐)
☐ 활동적임(매주 1번에서 5번 사이의 성관계를 가짐)
☐ 활동적이지 않음(매주 1번 미만의 성관계를 가짐)
☐ 전혀 없음

4. 지난 달에 본인과 성관계를 맺은 사람은 몇 명입니까?

5. 가장 빈번히 사용하는 피임법은 무엇입니까? (하나만 체크 ✓ 표시하여 주십시오.)

☐ 없음 ☐ 콘돔(Condom)
☐ 페미돔(Femidom) ☐ 덴탈 댐(dental dam)
☐ 피임용 페서리(Cap/Dutch cap)

6. 본인이 피임제의 사용에 대하여 가장 좋은 것은 언제입니까?

	동의함 1	2	→ 3	4	동의하지 않음 5
피임제를 피임법으로 사용한 적이 없음	☐	☐	☐	☐	☐
기억날 때 가끔 피임제를 사용함	☐	☐	☐	☐	☐
상대방이 좋은지 잘 알지 못하면서 피임제(콘돔)를 사용함	☐	☐	☐	☐	☐
절정에 도달했다고 생각할 때 피임제(콘돔)를 사용함	☐	☐	☐	☐	☐
구강성교를 할 때 항상 콘돔을 사용함	☐	☐	☐	☐	☐
성교를 할 때 항상 콘돔을 사용함	☐	☐	☐	☐	☐
항문성교를 할 때 항상 콘돔을 사용함	☐	☐	☐	☐	☐
임신을 피하기 위하여	☐	☐	☐	☐	☐
성병에 걸리는 것을 피하기 위하여	☐	☐	☐	☐	☐

7. 본인이 피임제를 사용하지 않는 것은 무엇 때문입니까?

	동의함 1	2	→ 3	4	동의하지 않음 5
안락하지 않음	☐	☐	☐	☐	☐
느낌이 없음	☐	☐	☐	☐	☐
포장을 벗기기가 성가심	☐	☐	☐	☐	☐
비용	☐	☐	☐	☐	☐
포장을 벗길 때 절정의 순간이 지나감	☐	☐	☐	☐	☐
윤활유를 사용할 필요가 있음	☐	☐	☐	☐	☐
사전에 성관계를 계획함	☐	☐	☐	☐	☐
라텍스에 대한 알레르기	☐	☐	☐	☐	☐

8. 평균적으로 1주일 동안 피임제 구입을 위해 지불한 비용은 얼마입니까? 체크 ✓ 표시를 이용하여 본인에게 맞는 범주를 선택하십시오.

☐ £0 ☐ £0 - £5
☐ £5 - £10 ☐ £10 - £20
☐ 비용에 제한 없음

9. 당신의 연령은? 해당되는 곳에 체크 ✓ 표시하여 주십시오.

16-24	25-34	35-44	45-54	55-64	65-74	75-100
☐	☐	☐	☐	☐	☐	☐

11. 본인의 성 상대에 대한 성향은?
   - ☐ 이성인 남성(Heterosexual male)
   - ☐ 이성인 여성(Heterosexual female)
   - ☐ 동성인 남성(Gay[Homosexual] male)
   - ☐ 동성인 여성(Gay[Lesibian] male)
   - ☐ 양성인 남성(Bisexual male)
   - ☐ 양성인 여성(Bisexual female)
   - ☐ 관심이 없음(Asexual)

12. 본인의 인종은?
   - ☐ 아프리카인(African)
   - ☐ 아시아인(Asian)
   - ☐ 유럽인(European)

(설문지는 이 책의 목적에 따라 단순화되어 있다.)

차트(charts)와 컴퓨터에 자료를 입력할 때 각 대상에 대하여 선을 이용하기가 더 쉽다. 측정된 변수에 대해서는 행을 따라 값을 입력한다. 가끔 코드(codes)가 자료 입력을 간편하게 하려고 사용된다. 표 5.1에서 다음과 같은 코드를 사용하였다. 성별에 대하여 남성은 M, 여성은 F를 사용하였다. 성행위에 대해서는 1(매우 활동적임)부터 4(전혀 없음)까지 코드를 부여하였다. '피임법 선택'에 대해서는 참가자들이 선택한 가장 많이 사용한 피임법에 대하여 1-5까지 코드를 부여하였다. 첫 번째 응답(사용하지 않음)에 1, 마지막 응답(패서리를 사용함)에 5를 부여하였다. 7번째 질문에서 동일한 방법으로 1부터 8까지 코드를 부여하였다. 증상 형태에 대해서는 5번째 질문과 7번째 질문과 마찬가지로 '두통'은 1로 '질분비물'을 12로 코드를 부여하였다.

표 5.1 설문지 자료

	질문							
개인	13 성별	12 인종	3 성 행위	4 동반자수	5 피임법 선택	7 미사용 이유	2 증상 표현	9 연령
1	F	E	3	1	1	1	1	22
2	F	E	2	2	2	5	7	28
3	F	E	1	8	2	7	4	21
4	F	AS	2	1	2	1	9	26
5	F	AS	4	0	0	5	12	27
6	F	AS	2	1	0	7	6	30
7	F	AS	4	0	2	5	5	29
8	F	AS	2	2	0	5	12	23
9	F	E	4	0	1	3	10	21
10	F	E	2	1	0	2	9	32
11	F	E	1	1	1	2	3	18
12	F	E	1	1	3	7	10	24

(계속)

13	F	A	1	3	5	6	12	23
14	F	A	2	4	1	1	7	23
15	F	A	1	1	5	3	12	20
16	F	A	3	0	2	5	1	36
17	F	E	1	4	0	5	2	20
18	F	E	3	1	0	1	5	23
19	F	E	4	0	2	3	3	24
20	F	E	4	2	3	3	3	20
21	F	E	3	0	2	1	12	34
22	F	E	3	1	1	7	12	25
23	M	E	1	12	2	4	2	19
24	M	E	2	1	1	6	1	53
25	M	E	3	2	2	3	1	26
26	M	A	2	1	2	4	5	29
27	M	A	3	2	1	4	7	58
28	M	A	3	2	1	2	7	37
29	M	A	1	12	0	5	8	22
30	M	A	2	3	1	4	11	23
31	M	A	4	1	0	4	3	36
32	M	A	2	1	1	5	8	25
33	M	AS	2	1	2	6	12	44
34	M	AS	4	1	2	6	11	41
35	M	E	2	1	2	6	2	22
36	M	E	4	1	1	4	8	27
37	M	E	1	18	2	8	11	35
38	M	E	2	2	1	1	11	35
39	M	E	2	2	1	8	7	22
40	M	E	1	1	1	2	8	39

임상시험 The clinical trial

이 실험적 시험은 칼로리-관리 다이어트를 이용하여 체중을 감소시키려는 사람들의 체중 감소에 도움을 주는 유명한 약 Sympadiol(가상적인 이름임)의 효과를 살펴보려는 것이다. 이 임상시험은 이 분야에서 활동 중인 제약회사 Spinto(가상적인 이름임)에 의해 시행되었다. Spinto는 다이어트인의 모임 네트워크를 이용하여 이 연구에 참여할 사람들을 모집하였다. 모집된 사람들은 이 연구를 수행할 Spinto의 임상시험 전문 간호사에 의해 초청되었다. 또한, 지역 일반의와 Spinto의 다이어트 전문가의 지원을 받았다.

이 실험의 목적은 매일 Symphadiol을 복용하는 것이 칼로리-관리 다이어트를 하는 것과 비교하여 임상적으로 비만한 사람들의 체중 감소를 향상하게 시킨다는 가설(hypothesis)을 검정하는 것이다. 이 연구에서는 22세부터 40세 사이의 남성을 선택하기로 결정하였다. 또한, Symphadiol과 더불어 운동의 영향을 살펴보기로 했다.

이 연구에서 모집단은 다이어트 네트워크에 참여할 만큼 체중 감소에 충분한 동기가 있는 건강한 (비만을 제외한) 비만 남성 모두이다. 사람들은 아주 가벼운 질병에 대한 약을 제외한 어떤 약도 복용하여서는 안 된다.

22세부터 40세까지의 남성 120명이 모집되었다. 각 참가자는 연구를 시작하기 이전에 건강검진을 받았다. 참가자들의 키를 기록하였고, 참가자들은 교육 자료와 칼로리-제한 다이어트(1,500kcal)에 대한 세부 지침서를 받았다. 또 지침을 따르겠다고 선언하였다. 모든 사람은 다이어트 전문가와 임상시험 전문 간호사로부터 지원과 격려를 받는 주간 다이어트 네트워크에 참여하였다. 운동요법이 할당된 사람들은 체육관에 가서 일주일에 3번씩 30분간 자전거 운동(18km)을 하였다.

참가자는 4개의 실험집단으로 무작위 배정되었다.

1. 칼로리-관리 다이어트와 위약(placebo)
2. 칼로리-관리 다이어트와 35mg Symphadiol 경구 복용
3. 운동요법, 칼로리-관리 다이어트와 위약(placebo)
4. 운동요법, 칼로리-관리 다이어트와 35mg Symphadiol 경구 복용

표 5.2는 각 집단에 15명 씩 총 60명의 결과를 보여준다.

표 5.2 임상시험의 자료

개인	연령	키(cm)	집단	체중 감소(kg)
1	32	159	1	23
2	35	174	1	16
3	35	188	1	28
4	33	174	1	12
5	30	195	1	8
6	38	195	1	17
7	39	176	1	−1
8	36	193	1	16
9	31	159	1	20
10	38	170	1	1
11	33	177	1	6
12	38	167	1	7
13	34	184	1	−3
14	37	193	1	10

(계속)

15	39	181	1	14
16	31	186	2	23
17	32	182	2	18
18	36	158	2	8
19	38	170	2	12
20	31	184	2	15
21	36	176	2	0
22	35	158	2	1
23	30	169	2	9
24	34	175	2	16
25	37	188	2	15
26	37	188	2	10
27	34	195	2	6
28	37	182	2	4
29	34	171	2	0
30	38	198	2	18
31	32	181	3	20
32	34	169	3	13
33	34	181	3	22
34	34	190	3	24
35	37	193	3	23
36	30	177	3	11
37	35	158	3	10
38	35	181	3	18
39	37	181	3	18
40	37	183	3	25
41	25	176	3	7
42	35	172	3	11
43	38	192	3	18
44	35	194	3	20
45	30	179	3	14
46	35	171	4	25
47	38	179	4	27
48	36	178	4	28
49	31	188	4	17
50	33	180	4	21
51	35	184	4	13
52	37	173	4	5
53	39	176	4	5
54	38	170	4	6
55	32	190	4	26

(계속)

56	32	152	4	6
57	37	182	4	10
58	35	175	4	10
59	34	180	4	8
60	32	162	4	22

이 연구들은 가상적이고 실제 활용에 도움을 주고자 고안되었다는 것을 기억하여야 한다. 모든 기술이 그렇듯이 실제로 행하지 않고는 발전할 수 없다. 이들 자료를 원하는 곳에 이용하고 동료와 함께 결과를 논의하고 즐기기를 바란다.

CHAPTER 06

기술통계량

Descriptive Statistics

- 어떻게 자료를 기술하고 요약할까?
- 중앙 집중성 측도와 산포도는 무엇인가?
- 중앙 집중성 측도와 산포도는 어떻게 계산하는가?
- 중앙 집중성 측도를 언제 어떻게 사용하는가?

자료가 어떤 형태를 보이는가? 또는 가장 일상적인 특성이 무엇인가를 기술하기 원할 때 기술통계량(descriptive statistics)을 사용한다. 기술통계량은 자료를 요약하는데 사용된다. 연구에서 모은 자료를 모두 제시한다면 아마도 청중은 곧 흥미를 잃을 것이다.

따라서 기술통계량은 수집된 자료의 요약을 제공하기 위하여 사용된다. 기술통계량을 구하는 것은 자료에 대한 수집이 우리가 원하는 것인가를 이해하는데 도움을 준다. 예를 들어 변수 '연령'을 사용하는 데 있어 기술통계량은 연령의 범위에 대하여 자료를 수집한 것이 우리가 원하는 것인가를 보여주는 것이다. 우연히 너무 많은 젊은 사람이 포함되었는가? 혹은 표본에서 몇몇 사람은 나머지 사람에 비하여 더 나이가 많을 수도 있다. 기술통계량은 자료에 대한 감(feel)을 제공한다. 자료의 일상적인 특성과 일상적이지 않은 특성을 인식하게 한다. 이는 새로운 것은 아니다. 우리는 항상 행동을 이해하기 위하여 기술통계량을 이용한다. 예를 들어 생활방식 조사에서 일상적인 질문은 '하루에 운동하는 시간이 얼마나 되는가?'이다. 명백히 화요일에 40분, 목요일에 37분 등으로 쓰기를 기대하지 않는다. 아마도 평균을 제시하기를 기대할 것이다. 즉 평균적으로 하루에 45분 운동을 한다. 피곤한 날은 하루에 20분밖에 운동하지 않을 수도 있다. 반대로 힘이 있는 날은 80분 동안 운동할 수도 있다. 따라서 하루 20분부터 80분 사이의 운동을 할 것이다. 이 예제에서 연구자는 매일 운동 수준을 요약하고 기술통계량 평균(the average)을 구하라고 요청할 것이다. 기술통계량은 자료를 쉽고 빠르게 해석할 수 있도록 자료를 자세하게 요약하는 것이다.

Box 6.1

기술통계량(Descriptive statistics)

지난 주에 듣거나 본 적이 있는 통계량을 생각해 보자. 그러한 통계량이 왜 인용되었다고 생각하는가?

기술통계량은 의료서비스 분야에서 많이 사용된다. 가장 일상적인 형태의 통계량을 접할 수 있을 것이다. 기술통계량은 공공의료 서비스 기관과 기관에 근무하는 사람들을 관리하고, 추적 관찰하고 평가하기 위하여 사용된다. 이 점이 의료서비스 분야에서 일하는 사람들에게 기술통계량을 이해하는 것이 왜 중요한가이다. 기술통계량은 일반적으로 두 가지 형태로 분류 한다: (1) 중앙 집중성 측도(measure of central tendency), 평균(mean), 최빈수(mode)와 중위수(median), (2) 변동의 측도(measure of variability)인 산포도(measure of dispersion) - 범위(range), 사분위수 범위(inter-quartile range), 표준편차(standard deviation)와 분산(variance).

중앙 집중성 측도 measure of central tendency

평균 mean

산술평균(arithmetic mean) - 산술평균은 종종 평균(average)이라고 부른다. 한 달 동안 체육관에서 보낸 시간의 평균을 계산하기 위하여 체육관을 방문할 때마다 체육관에서 지낸 시간을 구하고, 이 시간을 모두 합한 후 방문횟수로 나눈다. 예를 들어 표 6.1은 7월 한 달 동안 한 개인(암스트롱 씨)이 체육관에서 보낸 시간을 보여주고 있다.

표 6.1 한 개인이 7월에 체육관에서 보낸 시간

방문	소요 시간(분)
1	62
2	34
3	50
4	40
5	58
6	48
7	38
8	60
9	58
10	45
11	53
12	32

평균은 다음과 같이 계산한다.

각 방문 시 소요 시간

$$\text{평균} = \frac{32+34+38+40+45+48+50+53+58+58+60+62}{12} = \frac{578}{12} = 48.16$$

총 방문횟수

따라서 체육관에서 보낸 평균 시간은 48.16분이다. 이 48.16분은 자료의 거의 중앙에 있는 점수이다. 6번 방문시간은 이 값보다 작고 나머지 6번 방문시간은 이 값보다 크다. 그러나 평균이 항상 중앙에 있는 것은 아니다.

Box 6.2

계산기(Calculators)

대부분의 통계량은 기본 계산기로 수행할 수 있는 계산식을 사용한다. 대부분 계산기는 기본적인 통계 계산을 더 빠르게 수행할 수 있는 기능이 있으며 자료의 크기가 커지면 컴퓨터 패키지를 이용할 수 있다. 위에서 기술한 몇몇 기호에 대하여 계산기를 살펴보자. 계산기가 통계 기능을 가지고 있다면 일반적으로 아래의 기능 버튼을 발견할 수 있을 것이다.

수학의 한 분야인 통계학의 세계로 들어가려는 사람들에게 불행하게도 통계 검정(statistical test)은 공식으로 표현된다. 이를 이해하는 것은 다른 언어를 배우는 것과 같다. 사람들은 기호를 사용하지 않고는 통계를 이해할 수 없다고 확신한다. 그래서 몇몇 기호를 소개하고자 한다.

x	체육관에 한 번 방문한 것과 같은 개인적인 사례(An individual cases),
n	사례(x)의 수, 체육관에 12번 방문한 것은 $n=12$이다.
Σ	'합(the sum of)', 예, 모든 x를 더함. 위의 경우에는 $\Sigma x=578$
$\bar{x}$	평균에 대한 기호

평균을 어떻게 계산하는지를 기술하는 또 다른 방법이 있다.

$$\bar{x}=\frac{\Sigma x}{n}$$

(Note : 이는 모집단으로부터 추출한 표본에 대한 평균을 계산할 때 사용하는 공식이다.)

통계 공식을 이해하지 못한다면 다음과 같이 말로 표현할 수 있다.

$$\text{평균}=\frac{\text{모든 사례의 합}}{\text{모든 사례의 수}}$$

평균이 갖는 단점이 있다. 평균은 몇 개의 값이 비이상적으로 작거나 클 경우 잘못 해석될 수 있다. 예를 들어 암스트롱 씨가 하루는 체육관에 머문 시간이 5분이라면, 이 값이 기존의 자료에 더해질 때 평균 점수에 영향을 주어 체육관에서 지낸 평균 시간은 44.85분이 된다.

Box 6.3

체육관 자료의 예와 같이 표본은 1달 동안 방문이다; 모집단은 암스트롱 씨의 모든 방문이 될 것이다. 전체 모집단을 처리할 때 통계학자들은 표본과 모집단을 구별하기 위하여 다른 기호를 사용한다. 덧붙여서 통계량을 계산할 때 식이 약간 변하기도 한다. 이 책은 모집단으로부터 추출된 표본에 대한 통계량에 초점을 둘 것이다. 그러나 모집단과 표본에 대해서는 미미한 차이가 있다는 것은 알고 있어야 한다. 모집단에 대하여 말할 때 사용되는 몇몇 기호는 다음과 같다.

N 모집단 크기(The population size)

μ 모평균(The population mean)

σ 모 표준편차(The standard deviation of the population)

5, 32, 34, 38, 40, 45, 48, 50, 53, 58, 58, 60, 62

44.85

비이상적인 값 5가 어떻게 평균을 낮추는지 볼 수 있다. 그러므로 중심점(central point)에 대한 실제적인 반영(true reflection)은 아니다. 이러한 극단적인 값을 이상점(outliers)이라고 부른다.

Box 6.4

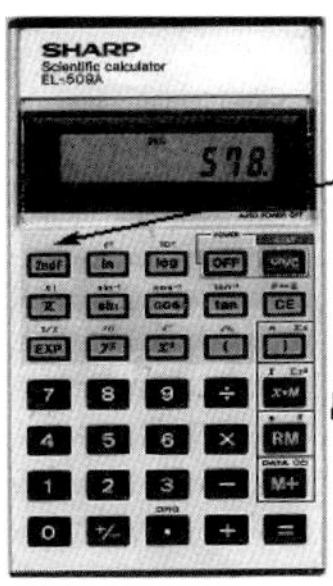

계산기(한 번 더)

이 계산기에서 통계 기능은 2nd F 키를 눌러 접근할 수 있으며, 그때 ON/C 키를 누른다. 좌측 밑으로 이용할 수 있는 통계 기능을 볼 수 있다. 앞에서 설명했던 몇몇의 기호를 찾아보자.

계산기를 살 때 적어도 하나의 기억 저장용량(one memory storage)과 통계 기능을 가진 기본적인 과학용 계산기를 찾을 것을 제안한다. 이 책에서 계산기를 어떻게 사용하는지는 다루지 않는다. 그러나 대부분은 매뉴얼이 있다. 그리고 친구의 도움을 받을 수도 있어 모든 것이 명확해질 것이다.

중위수 median

중위수는 이상점의 문제를 해결하는데 도움을 준다. 중앙 집중성에 대한 통계량을 계산할 때 모든 값을 이용하지 않고 단지 자료의 가운데에 있는 값만을 이용한다. 이는 물리적인 중앙이다. 자료를 오름차순으로 배열하자. 이 작업은 중위수를 계산하는 데 필수적이다.

32, 34, 38, 40, 45, 48, 50, 53, 58, 58, 60, 62

중위수 = 49

5, 32, 34, 38, 40, 45, 48, 50, 53, 58, 58, 60, 62

중위수 = 48

극단적인 값은 중위수를 단지 1만큼 이동시킬 뿐이다. 중앙이 두 값 사이에 있을 경우에는 중앙에 있는 두 값을 더해 2로 나누는 것이 필요하다. 예를 들어 :

$$\frac{48+50}{2} = 49$$

Box 6.5

15명에 대한 맥박수를 표본으로 수집하시오.
· 평균을 계산하시오.
· 중위수를 계산하시오.

왜 중위수가 자주 인용되는 것을 보거나 들은 적이 없는가? 간단한 답은 일반 대중에게 널리 알려지지 않아서이다. 중위수는 산술 계산에 기초하지 않기 때문에 더 이상의 계산에서 다루어지거나 사용될 수 없다.

최빈수 mode

최빈수는 가장 빈번하게 나타나는 값으로, 위의 자료에서 최빈수는 58이다.

32, 34, 38, 40, 45, 48, 50, 53, **58**, **58**, 60, 62

최빈수는 가장 일상적인 값이다. 최빈수의 장점은 연속형 자료와 명목형 자료에 모두 사용할 수 있다는 점이다. 반면에 평균과 중위수는 연속형 자료에만 사용할 수 있다.

그러므로 때로는 최빈수가 중앙 집중성 측도로서의 유일한 선택이 된다. 예를 들면 생활습관 조사에서 요청한 질문이 학생들이 가족계획에 대한 조언을 얻기 위해 우선으로 가는 곳이었다고 하자.

- 지역 보건의 5
- 간호사 4
- 가족계획 클리닉 6
- 친구 8
- 약사 2
- 없음 2

가장 일상적으로 나타나는 범주는 친구로 8명이 응답하였다. 이러한 자료에 대해서 평균과 중위수는 아무런 의미가 없다.

중앙 집중성 측도의 선택 Choosing a measure of central tendency

가장 민감하기는 하지만 평균을 가장 많이 사용한다. 평균은 앞에서 기술한 것과 같이 분포에서 각 경우의 값을 모두 고려한다. 평균은 산술적인 값에 기초하기 때문에 추가적인 계산에 사용할 수 있다. 그러나 평균은 구간척도 또는 비율척도에 대해서만 사용할 수 있고 이상점에 의해 쉽게 왜곡될 수 있다.

Box 6.6

측도의 선택(Choosing measure)

1주에 얼마나 자주 초콜릿을 먹는지 친구들에게 물어보자. 이 표본에 대하여 다음을 구하시오.
· 평균
· 중위수
· 최빈수
어떤 값이 자료를 가장 잘 표현한다고 생각하는가? 왜?

중위수는 각 사례의 값을 설명할 수 없지만 이상점에 의한 영향을 받지 않고 서열/순위 자료에 대하여 적합하다. 평균이 이상점에 따라 왜곡된다면 중위수를 사용하여야 한다.

최빈수는 모든 척도의 자료에 이용할 수 있지만 범주형 자료(categorical data)에 대하여 가장 유용하다. 정규분포(normal distribution)에 대해서는 평균, 중위수와 최빈수가 모두 같다. 하나 이상의 최빈수를 갖는 것도 가능하다.

대부분의 경우에 좋거나 나쁜 중앙집중성 측도는 없다. 사람들은 평균에 친숙하기 때문에 산술평균을 선택하는 경향이 있다. 기술통계량의 중요한 관점은 정보의 교환이라는 점을 기억하라. 가장 가능한 방법으로 정보를 전달하고 청중에게 잘못된 정보를 제공하지 않는 측도를 선택하여야 한다.

Box 6.7

중앙 집중성 측도의 선택

측도	언제 사용하는가	언제 사용하지 못하는가
평균	구간자료 또는 비율자료	범주형 자료, 서열자료
	평균에 대하여 대략 대칭인 분포를 갖는 대부분의 자료	이상점이 있거나 자료가 심하게 왜곡되었을 때
	측도가 추가적인 계산에 사용될 때	
중위수	구간자료, 비율자료, 서열자료	
	자료가 심하게 왜곡되거나 평균이 이상점에 의해 왜곡되었을 때	측도가 추가적인 계산에 사용될 때
최빈수	범주형 자료	서열자료

산포도 Measure of dispersion

지금까지 중앙값에 대하여 살펴보았다. 이제는 표본 내에서 값이 얼마나 차이가 있는가를 나타내는 통계량에 대하여 알아보고자 한다. 산포(dispersion)는 자료가 갖는 변동의 수준(level of variability)에 대한 측도를 나타내는 용어이다. 모집단 내에서 아무런 변동이 없다면 통계량은 거의 필요가 없다.

두 집단의 한 집단은 정규 학생이고, 한 집단은 시간제 학생이다. 학생들에게 첫 번째 성 경험을 한 나이에 대하여 물어보았다.

집단 A	14, 15, 18, 22, 23	$\bar{x}_A = 18.4$
집단 B	17, 18, 19, 19, 20	$\bar{x}_B = 18.6$

(이 아래 첨자는 집단 B의 평균을 나타낸다)

평균은 같지만 두 집단의 사례에 대한 값의 변동에는 차이가 있는 것이 명백하다.

값의 변동이 평균을 아는 것만큼 중요하다는 것을 알아야 한다. 무엇보다도 구두 제작자가 평균 크기의 발을 갖는 사람들을 위한 신발만을 만든다고 하면 사업은 파산할 것이다. 우리가 만난 환자의 건강과 행동에 대한 변동을 알기를 원한다.

범위 range

산포도 중 하나가 범위이다. 범위는 가장 큰 값에서 가장 작은 값을 뺀 값이다. 집단 A에 대하여 범위는 다음과 같다.

24 - 14 = 9

집단 B에 대하여 범위는 다음과 같다.

20 - 17 = 3

이는 집단 A의 값은 9만큼 퍼져있지만 집단 B는 단지 3만큼 퍼져있다는 것을 말한다. 즉 집단 A의 사례의 값이 더 큰 범위를 갖는다는 것을 의미한다. 범위는 표본 내에서 변동의 수준을 추정하는 데 있어 빠르고 쉬운 방법이지만 이상점이 존재하는 경우에는 주의하여야 한다.

사분위수 범위 inter-quartile range

이상점을 처리하기 위한 대안은 사분위수 범위(IQR)를 이용하는 것이다. 사분위수(quartile)는 이름에서 나타난 바와 같이 자료를 4등분하는 값이다. 자료를 오름차순으로 배열하고 이를 4등분한다. 자료를 4등분하는 경계에 있는 수가 사분위수로 알려져 있다. 사분위수 범위는 중앙에 있는 자료 50%에 대한 범위이다. 사분위수 범위는 제 3사분위수에서 제 1사분위수(사례의 처음부터 25%에 해당하는 값)를 뺀 값이다. 다음의 예제에서 10대 학생들에게 피임약 복용에 대해 안전하다고 생각하는 기간을 물어보았다.

Q1 Q2 Q3

2, 2, 4, 5, 8, 10, 10, 10, 12, 15, 15, 30

범위는 28이지만 30이라는 값을 갖는 사례의 영향을 받고 있다. 자료는 총 12명의 사례이므로 각 사분위수에 3명의 사례가 있다. 제1사분위수(자료의 처음부터 25% 해당하는 값)는 4이다. 제3사분위수(자료의 처음부터 75% 해당하는 값)는 12이다. 이 두 값의 차이(8)가 사분위수 범위이다.

Box 6.8

Box 6.6의 연습문제에서 수집한 자료에 대하여 사분위수 범위(IQR)를 구하시오.

범위와 사분위수 범위는 자료에 대한 산포의 정도를 나타내지만 중앙 집중성 측도로부터의 편차의 수준을 설명하고 있지는 않다. 그렇지만 표준편차(standard deviation, SD)는 산포의 정도를 계산할 때 각 값을 사용하며 각 값이 평균으로부터 얼마나 멀리 떨어져 있는가를 이용한다.

표준편차와 분산 standard deviation and variance

평균으로부터의 편차(deviation)의 크기를 나타내는 가장 일상적인 두 가지 산포도는 표준편차와 분산이다. 자료를 기술하는 데 가장 많이 인용되는 것은 표준편차이나 통계적 검정에 많이 사용되는 것은 분산이다.

표준편차는 각 사례가 평균으로부터 얼마나 많은 편차를 갖는가를 평가하기 위한 자료의 변동에 대한 측도이다. 평균이 6이고 한 개별 사례의 값이 8이라면 편차는 2이다. 표준편차는 쉽고 통계량의 편차 부분을 처리하지만 정말로 중요한 것은 표준 수준(standard bit)인가이다. 표준편차를 구하기 위해서는 모든 편차를 계산하고 편차가 평균의 크기와 관련이 있는지 살펴보아야 한다. 이는 매우 중요하다. 왜냐하면, 편차 2는 평균이 8인 경우에 비해 평균이 110인 경우에는 별로 중요하지 않기 때문이다.

표 6.2 첫 번째 성 경험을 한 연령

사례	1	2	3	4	5	6	7	8	9	10
연령	14	15	17	18	18	19	19	20	22	23

표준편차에 대한 공식은 아래에 주어져있다. 복잡해보이지만 아주 간단한 수식이다. 표 6.2의 자료를 이용하여 단계별로 구할 것이다.

$$s=\sqrt{\frac{\Sigma(x-\overline{x})^2}{n-1}}$$

s는 표준편차의 기호이고 s^2은 분산에 대한 기호이다. 분산은 표준편차를 제곱한 값이다. 계산의 단계는 아래와 같다.

1단계 : 평균을 계산한다.

2단계 : 각 값으로부터 평균을 뺀다. $x-\overline{x}$

$14-18.5=-4.5$

$15-18.5=-3.5$

$17-18.5=-1.5$

$18-18.5=-0.5$

$18-18.5=-0.5$

$19-18.5=0.5$

$19-18.5=0.5$

$20-18.5=1.5$

$22-18.5=3.5$

$23-18.5=4.5$

3단계 : 2단계에서 구한 값을 제곱한다.

4단계 : 3단계에서 구한 값을 모두 더한다. 이를 제곱합(sum of square)이라고 부른다.

5단계 : 표본크기(sample size)에서 1을 뺀다($n-1$).

6단계 : 4단계의 값을 5단계의 값으로 나눈다.

$$\frac{\Sigma(x-\bar{x})^2}{n-1}=\frac{70.5}{9}=7.83$$

이 값을 분산(variance)이라고 부른다.

7단계 : 표준편차(standard deviation)를 구하기 위하여 분산에 제곱근을 취한다.

$$\sqrt{7.83}=2.80$$

따라서 위의 자료에 대한 표준편차는 2.80이다.

Box 6.9

표준편차

30명에 대하여 하루에 섹스에 대하여 생각하는 시간이 얼마나 되는가를 질문하였다. 그 결과는 다음과 같다 :

7, 7, 8, 10, 10, 12, 14, 15, 16, 17, 18, 20, 20, 21, 21, 21, 22, 23, 24, 26, 28, 28, 30, 32, 34, 35, 36, 38, 40, 42.

평균은 중앙 집중성 측도로 적당한가? 그리고 평균으로부터 얼마나 넓게 퍼져있는가?

통계 검정을 하기 원한다면 표준편차의 제곱(분산)이 평균보다 2배 이상 큰지, 분산이 평균보다 작은지, 또는 분산이 평균과 같은지에 대하여 신중을 기해야 한다. 이러한 점은 자료가 더욱 복잡한 형식을 가지고 있으며 특정한 방법을 통하여 처리할 필요가 있다는 것을 나타낸다.

평균을 인용할 때 산포도를 제시하는 것은 중요한 일이다. 산포도 없이 평균을 해석하는 데에는 어려움이 있다. 표본크기(sample size) 또한 포함되어야만 한다. 신문이나 텔레비전에서 인용된 평균 집값이나 평균 임금에 대하여 들을 때 산포도와 표본크기가 중요하다는 점을 기억하여야 한다.

산포도는 어떻게 인용되는가? 일반적으로 평균을 이용할 때는 표준편차를 사용한다. 중위수를 인용했다면 사분위수 범위를 사용한다. 산포도를 이용할 때 주저하지 말아야 한다. 기술통계량은 청중에게 결과를 기술하는 것이라는 것을 기억하여야 한다.

Box 6.10

중앙 집중성 측도와 산포도

자료의 형태	중앙 집중성 측도	산포도
평균에 대하여 대략 대칭적인 분포를 갖는 대부분의 자료	평균; 이러한 형태의 중앙 집중성 측도는 거의 비슷하기 때문에 다른 측도를 인용할 필요가 없음	표준편차, 범위도 고려할 수 있음
자료가 심하게 왜곡된 구간 자료, 비율 자료 또는 서열 자료, 평균이 이상점에 의하여 왜곡된 경우	중위수, 평균을 인용할 수 있더라도 중위수를 사용함	범위 또는 사분위수
명목	최빈수	없음

이번 장을 읽고 연습문제를 풀면 아래와 같은 생각들과 단어에 익숙해질 것이다 :

- 통계량을 이용한 자료의 기술
- 중앙 집중성 측도
- 평균, 중위수와 최빈수의 적절한 사용
- 평균, 중위수와 최빈수를 어떻게 계산하는가?
- 용어 '산포(dispersion)'와 '변동(variation)'
- 범위, 사분위수 범위와 표준편차의 적절한 사용
- 사분위수 범위, 표준편차와 분산을 어떻게 계산하는가?

연 습 문 제

1. 제5장에 있는 병원 연구에서 동반자 수에 대한 평균, 중위수와 최빈수를 계산하시오. (a) 가장 적절한 중앙 집중성 측도는 무엇인가? (b) 이러한 결과가 제시하는 것은 무엇인가?
2. 제5장에 있는 Sympadiol 연구에서 각 개인의 체중 감소에 대한 평균, 중위수와 최빈수를 계산하시오. (a) 가장 적절한 중앙 집중성 측도는 무엇인가? (b) 이러한 결과가 제시하는 것은 무엇인가?
3. 위의 연습문제 1과 2에서 사분위수와 표준편차를 계산하시오. 어떤 종류의 산포도가 가장 적절한지 논의하시오. 이러한 측도들이 자료에 대하여 설명하는 것은 무엇인가?
4. 기술통계량이 인용된 예 다섯 가지를 찾으시오. 각 예에 대하여 어떤 측도가 적절한지 결정하시오. 산포도가 중앙 집중성 측도와 함께 사용되었는지 논의하시오.

CHAPTER 07

자료의 표현

Displaying Data

- ☐ 자료를 표현하는 방법에는 무엇이 있는가?
- ☐ 자료를 표현하는 적절한 방법을 어떻게 선택할 것인가?

이 장에서는 자료를 표현할 수 있는 몇 가지 방법을 살펴보고자 한다. 이것이 자료를 표현하는 방법의 선택에 대한 당위성과 어떤 유형으로 표현하는 것이 자료의 형태와 잘 연결되어 있는가를 제공한다.

자료를 표현하는 가장 흔한 방법은 표(tables)와 그래프(graphs)이다. 둘 다 자료를 요약하고 표현한다는 같은 목적이 있다. 또한, 이해하고 받아들이기 쉽다. 자료를 표현하는 것은 자료를 분석하는 데 있어 필수적인 부분이다. 이를 통하여 자료가 어떻게 분포하는지 알 수 있다. 이를 통하여 특이한 사례를 찾을 수 있으며 자료에 대한 '감(feel)'을 얻을 수 있다.

Box 7.1

규칙(Rules)

- 표와 그래프에 대한 범례를 제공하여야 한다(63쪽).
- 범주와 값을 명확하게 정의하여야 한다.
- 구간/비율 자료에 대한 측정 단위를 정해야 한다.
- 단위의 총 수를 표시한다.
- 자료를 찾는다.

표 7.1 환자의 유형에 따라 측정된 우울증의 두 가지 지표에 대한 Acklin과 Bernat(1987)의 자료

지수(index)	환자 유형			
	요통 (LBP)	우울증 (Depressives)	개인 장애 (Personal disorder)	정상 (Non-patients)
자기 본위(Egocentricity)	0.31	0.32	0.42	0.39
병적 내용(Sum morbid content)	0.82	3.47	0.99	0.70

표는 텍스트 기반 형태(text-based form)로 정보를 나타낸다. 자료에서 자세한 많은 것이 유지될 수 있다. 불행하게도 표는 서로 다른 수를 많이 넣는 것과 패턴이 나타나는 것을 보기 어렵다. 이럴 때 그래프(graph)를 이용한다. 그래프 형태로 자료를 표현할 때 자세한 것 중 일부를 잃어버리는 경향은 있지만, 그래프는 패턴이 나타나는 것을 볼 수 있는 더 쉬운 방법이다. 아래의 예제에서와 같이 Acklin과 Bernat(1987)의 자료 일부에 대하여 그래프(그림 7.1)와 (표 7.1)의 형식으로 표현하였다. Acklin과 Bernat의 연구는 고질적인 요통과 우울간의 관계를 조사하였다. 그래프와 표에서 환자 형태에 대하여 사용된 우울증의 두 가지 지표를 볼 수 있다.

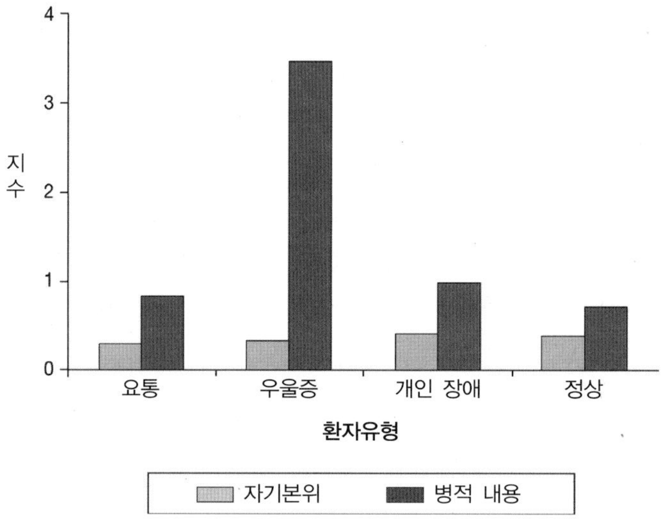

그림 7.1 환자의 유형에 따라 기록된 우울증 지표(Acklin and Bernat 1987)

어떤 형태의 표현이 경향(trend)을 보여주는 데 더 쉬울까? 자세한 것을 보기 위해서는 어떤 것을 사용하여야 하는가? 일반적인 규칙은 표에 들어가는 자료가 많으면 많을수록 더 읽기 어려워지고 읽고 싶지 않아진다. 표는 자료가 아주 간단하거나 자료를 세부적으로 보여주고 싶을 때 사용할 수 있다. 그래프를 작성하기 위하여 사용된 자료는 이미 수집된 자료를 요약한 것이다. 이는 제시된 값이 평균(average)이라는 것을 의미한다.

표 형태 Table types

사용될 수 있는 여러 가지 표가 있다. 표에 대한 선택은 가지고 있는 변수의 형태와 수에 의존할 것이다. 위의 예제(표 7.1)에는 두 가지 형태의 변수가 있다. 표의 위 가로를 따라서는 명목 범주인 '환자 유형'이 있고 측면의 세로로는 두 개의 구간척도 변수, 즉 우울증 지수가 있다.

표 7.2 런던 북동부에서 면접한 178명의 인종 분포

인종	빈도
백인 유럽인(EU)	75
아프리카인	35
인도인	32
아프리카계 카리브해인	26
기타	10

다른 표에서는 한 변수가 표의 위에 가로로 나열되거나 표의 측면에 따라 세로로 나열될 것이다. 측정은 특정 변수에 대한 빈도 또는 출현회수이다. 이러한 경우에 표는 '빈도표(frequency table)'가 되고 통상적으로 표의 맨 위에 가장 많이 나타나는 빈도를 제시한다(표 7.2).

표 7.3 122명의 간호학과 1학년 학생의 시험 성적에 대한 요약

시험	평균
1	53
2	46
3	58
4	44
평균	50

때때로 표는 표 7.1에서와같이 요약 통계량(summary statistics)을 포함할 수 있다. 표 7.3에서 가장 밑에 있는 행은 표에 있는 자료의 요약이다.

동시에 두 명목변수(nominal variable)의 빈도를 보고하기 위한 표는 합계를 포함하고 두 변수 사이의 관계를 살펴보는데 도움을 준다. 이러한 표는 **분할표(contingency table)**로 알려졌으며 15장에서 논의할 것이다.

그래프 형태 Graph types

그래프를 사용하는 데 있어 원칙은 적을수록 더 많다는 것이다. 그래프에 너무 많은 정보를 포함시킨다면 자료를 이해할 수 없을 것이다. 모든 그래프는 수평축과 수직축 두 축(axis)으로 그려진다. 수평축은 x축, 수직축은 y축으로 알려져 있다(그림 7.2).

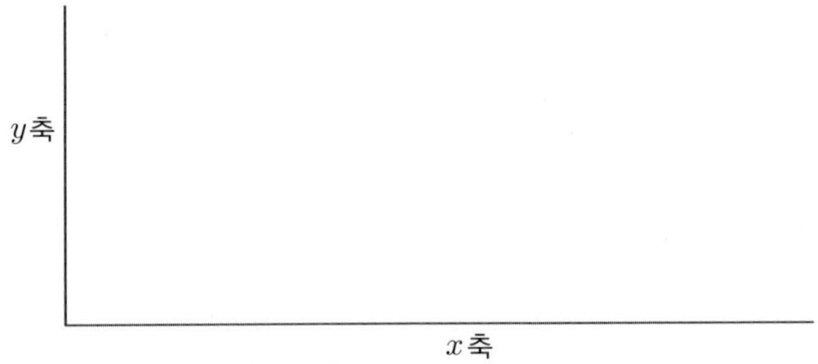

그림 7.2 수평(x)축과 수직(y)축

또 고려하여야 할 점은 그래프가 잘못 그려지면 청중에게 잘못된 정보를 제공하리라는 것이다. 그림 7.3은 같은 자료를 두 번 보여준다. 두 그래프 모두 14살부터 18살 사이의 10대 소녀들의 하루 평균 칼로리 소모량을 나타내고 있다. 첫 번째 그래프는 5년 동안 칼로리 소모량이 상대적으로 빨리 증가하는 것을 보여준다. 두 번째 그래프는 덜 가파르게 증가하는 것으로 보인다. 이 시각적인 착각은 그림 7.3의 (a)는 x축의 시작점이 1,000kcal인데 비해 그림 7.3의 (b)는 시작점이 0 kcal이기 때문에 생긴 것이다.

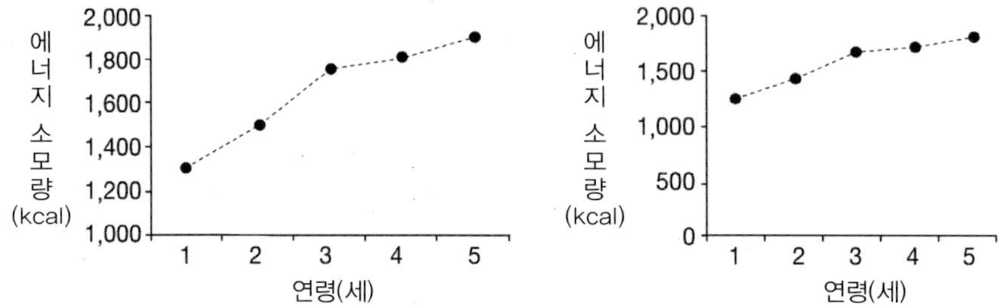

그림 7.3 14살부터 18살 사이의 10대 소녀들의 연령에 따른 에너지 소비량(kcal)
(a) y축을 1,000으로부터 시작하여 그림 (b) y축을 0으로부터 시작하여 그림

때로는 잘 알려져 있지 않은 경향을 알아보기 위하여 그래프적 기법을 사용할 때도 있다. 그래프를 이해하는 것은 이러한 형태를 표현하는 데 도움을 줄 것이다.

Box 7.2

축(Axes)

· 0부터 시작할 필요는 없다.
· 단위에서 증가는 측정하기에 적절하여야 한다.

여러 가지 형태의 그래프가 있다. 살펴볼 중요한 형태는 빈도 차트(frequency charts), 히스토그램(histogram), 막대 차트(bar chart), 파이 차트(pie chart), 산점 그래프(scatter graph)와 선 그래프(line graph)이다. 사용하는 차트의 형태는 자료의 형태와 복잡성에 의존한다. 이들에 대하여 차례로 설명할 것이다.

빈도 차트 Frequency charts

가끔 자료를 범주에 따라 나누거나 특정 값이 얼마나 자주 나타났는지를 센다. 이처럼 나타난 수가 빈도(frequency)이다. 자료의 가장 간단한 형태는 명목자료(nominal data)이다. 명목자료는 사물을 범주화하고 각 범주에 있는 수를 센다. 이러한 범주의 예는 남성과 여성의 수, 서로 다른 형태의 질병 또는 각 인종 집단에 속한 사람의 수이다. 이러한 수나 빈도를 표현하기 위하여 그림 7.4와 같은 **막대 차트**(bar chart) 형식이 사용될 수 있다. 그림 7.4는 사회 계급과 안과를 방문한 횟수와의 관계를 보여주고 있다.

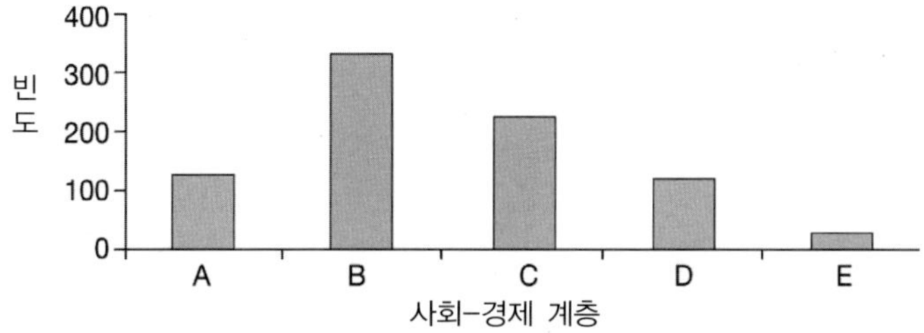

그림 7.4 사회-경제 계층에 따른 안과 방문 빈도의 비교

이러한 자료가 처음에 구간 또는 비율 척도로 측정되었다면 표현하기 가장 적절한 형태는 **히스토그램**(histogram)이다. **빈도 히스토그램**(frequency histogram)을 이용하여 자료를 그리는 것은 자료가 어떻게 분포하고 있는가에 대한 아이디어와 자료에 대한 '감(feel)'을 얻을 수 있다.

빈도 히스토그램에서 x축은 각 사례가 갖는 값의 범위를 모두 포함하여야 한다. x축의 '막대(bar)'에 의하여 포함된 거리는 측정을 위한 잠정적인 기록값의 범위를 나타낸다. 사용할 다양한 범주의 크기를 결정할 필요가 있다. 너무 적은 범주를 가지고 있다면 자세한 것과 패턴은 구하지 못할 것이다. 반면에 너무 많은 범주를 가지고 있다면 너무 자세해서 패턴을 구하지 못할 것이다. 각 범주의 범위를 한번 결정하면 각 범주에 속하는 사례의 빈도를 세어야 한다. 그리고 x축의 범위 위에 수평 막대를 그린다. y축에 표시되는 것은 그래프의 높이이다.

y축은 특정 값이 기록된 수(빈도)를 보여준다. 표 7.4는 20명의 남성과 여성의 최대 호흡률(peak flow)을 보여주고 있다. 남성에 대한 자료에서 사용한 다양한 범주와 관련된 빈도는 표 7.5에 제시되어 있다.

표 7.4 20명의 남성과 여성에 대한 최대 호흡률(l/s) 측정치

여성	남성
563	654
605	736
631	663
618	717
623	706
657	732
585	661
600	716
574	722
604	718
612	687
622	716
670	714
604	666
612	684
577	729
596	735
684	650
698	683
594	719
평균 616	평균 700

표 7.5 20명의 남성 환자로부터 측정한 최대 호흡률의 범위 및 빈도

범위	빈도
640-660	2
661-680	3
681-700	3
701-720	7
721-740	5

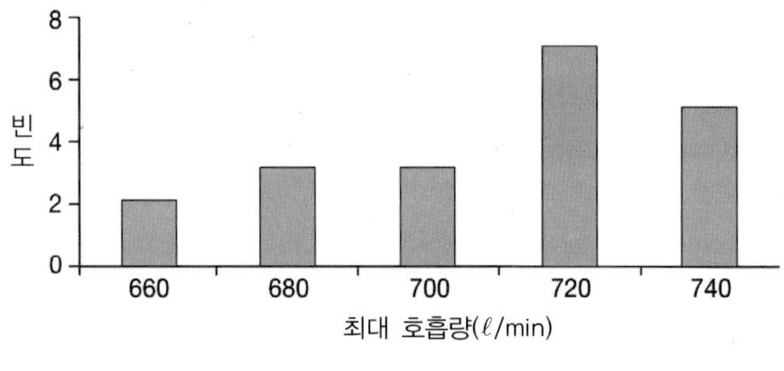

그림 7.5 20명의 남성 환자로부터 측정한 최대 호흡률의 빈도 히스토그램

파이 차트 Pie chart

파이 차트는 빈도 차트의 다른 형식이다. 파이 차트는 명목 또는 서열 척도 자료에 대하여 사용하는 것이 가장 좋다. 파이 차트는 각 명목 집단 범주에 속해 있는 수를 전체 수의 비율이나 빈도로 나타낸다. 전체 자료는 원으로 나타내진다; 원은 각 명목 집단의 빈도를 반영한 크기로 분할되어 진다. 예를 들어 그림 7.6은 1999년 영국 보건성이 시행한 여성(15세부터 50세 사이)들이 선택한 피임법의 조사 결과이다.

Box 7.3

처음(The first)?

크림 전쟁 동안에 플로렌스 나이팅게일은 부상당한 군인의 사망에 대한 여러 개입의 영향을 파이 차트를 이용하여 기록하였다. 플로렌스 나이팅게일의 작업은 처음으로 파이 차트를 이용한 것이고, 간호의 공급에 대한 체계적인 근거 중심적 접근(evidence-based approach)일 것이다.

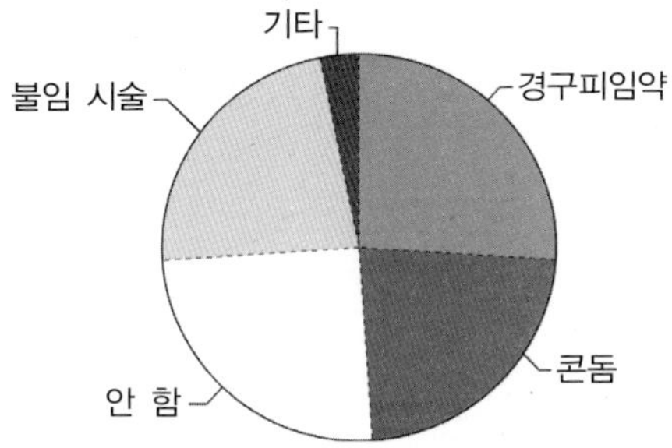

그림 7.6 15세부터 50세까지의 피임법 선택을 보여주는 파이 차트

파이 차트는 간단한 자료에 대하여 이상적이다. 자료를 좀 더 자세히 나누기 원한다면 – 예를 들어 모집단 내에서 서로 다른 연령 집단의 피임법 선택에 관심이 있다면 – 각 부분집단(sup-group)에 대한 파이 차트를 그리면 된다. 여기에서 어려운 점은 많은 파이 차트를 이용하는 것이 눈으로 비교하는 것을 더 어렵게 만든다는 것이다. 대략적으로 최대 3개의 파이 차트를 이용하는 것이 좋다. 서로 다른 범주 사이의 비교를 원한다면 막대 차트의 이용을 고려하는 것이 좋다(그림 7.1).

요약 통계 정보를 위한 막대 차트 Bar charts for summary statistical information

막대 차트는 평균(mean)과 표준편차(standard deviation)와 같이 요약된 통계 정보를 보여주기 위하여 사용될 수도 있다(제6장). 그림 7.1에서 두 우울증 지수에 대한 평균이 막대 차트로 그려져 있다. 자료에서 변동(variation)을 나타내는 것을 그래프에 그릴 수도 있다; 이러한 것이 가끔 오차 막대(error bar)의 형식으로 행해진다. 오차 막대는 평균±1 표준편차 또는 1 표준오차(standard error)의 범위를 표시하기 위하여 수평 막대에 그린 작은 수직선이다(제8장). 최대 호흡률에 대하여 성별에 대한 평균을 볼 수 있고 오차 막대의 형식으로 표준편차를 그래프로 표현하였다(그림 7.7). 이러한 표현이 표본이 얼마나 많은 변동을 하고 있는가를 빨리 알 수 있도록 한다.

Box 7.4

기억하라(Remember)!

- 너무 많은 범주가 막대 차트를 겹쳐서 사용된다면 막대 차트를 이해하기 어려울 것이다.
- 명목과 서열 자료에 대해서는 측정 척도가 연속형이 아니라는 것을 표시하기 위하여 막대 사이에 공간을 두어야 한다.

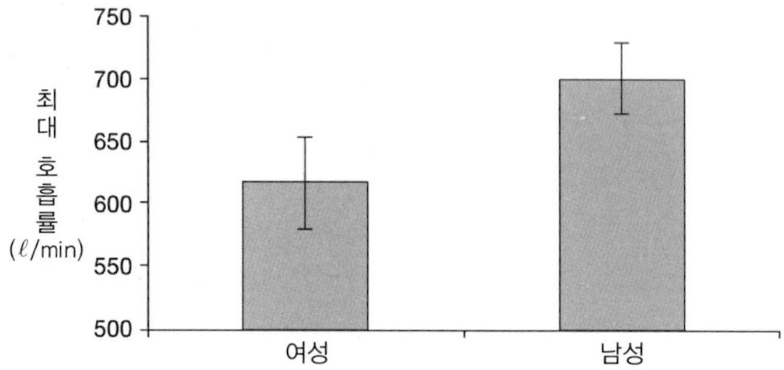

그림 7.7 20명의 남성과 여성 집단에 대한 최대 호흡률의 평균. 수평 막대는 ±1 표준편차(SD)를 나타낸다.

산점 그래프(산점도) Scatter graph(scatter plot)

산점 그래프는 두 변수 사이의 관련성이 있는가, 즉 한 변수의 값이 다른 변수의 값과 연관되어 있는가에 관심이 있을 때 사용된다. 예를 들어 키와 몸무게는 아주 밀접하게 연관되어 있다. 산점 그래프는 쌍(pair)으로 수집된 구간, 비율 또는 서열 자료에 사용할 수 있다(각 연구 참여자에 대하여 키와 몸무게 모두를 측정하여야 한다).

x축은 한 변수의 척도를 나타내고 y축은 다른 변수의 척도를 표시한다. 각 표본 단위에 대하여 그래프에 점을 찍는다. 특정 표본 단위에 대하여 x와 y의 값이 서로 만나는 위치에 점을 찍는다. 충분한 자료가 있다면 그래프의 표면에 점이 산포되는 것을 보여 줄 것이다. 운이 조금만 좋으면 경향을 볼 수 있을 것이다(그림 7.8). 이러한 형태의 자료에 대하여 경향선(trend line)을 적합하기 원할 수도 있다(제16장).

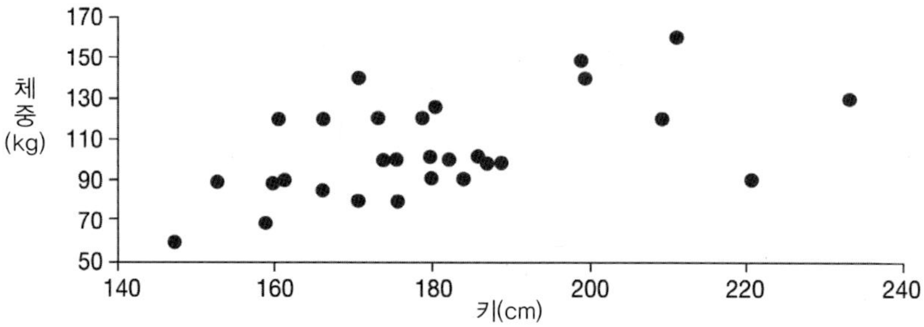

그림 7.8 30명의 백인 유럽인의 키와 몸무게와의 관계

선 그래프 Line graph

선 그래프는 점이 x축을 따라 값의 증가가 차례로 그려지고 각 점 사이를 선으로 그린 것을 제외하고는 산점 그래프와 거의 유사하다. 선 그래프는 연속적인 사건(sequence)을 보여주는 데 있어 이상적이다. 예를 들어 시간의 경과에 따른 환자의 관찰을 위한 그림(plot) 또는 시간의 흐름에 따른 아이의 성장에 대한 그림을 그릴 때 유용하다. 일반적으로 선 그래프는 점 사이에 그려진 선이 일어날 수 있는 모든 확률이라는 것을 나타낸다는 것을 가정할 만한 충분한 이유가 있을 때만 사용하여야 한다. 한 달 평균(monthly means)과 셈(counts)과 같이 집단화된 자료에 대해서는 사용될 수 없다. 실제로 가끔 이런 경우가 있다. 사실 선 그래프는 서로 다른 집단의 자료에 대한 경향을 비교하는 데 있어 아주 좋은 방법이다. 그림 7.9는 연령에 따른 소년과 소녀의 키를 비교하였다.

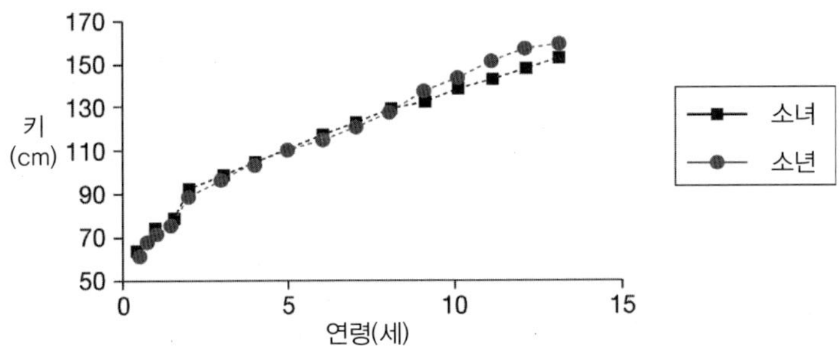

그림 7.9 표본으로 뽑힌 소년과 소녀의 연령에 따른 평균 키의 변화를 보여주는 선 그래프

자료를 표현하는 것은 예술의 일종이다. 몇몇 기본 규칙을 아래와 표 7.6에서 대략 설명하였다. 과거에는 그래프를 그리기 위하여 펜과 종이를 사용하는 것은 당연한 일이었다. 이제는 컴퓨터를 이용하는 것이 더 일상적이다. 이 책에서의 모든 그래프는 엑셀(Microsoft Excel)을 이용하여 그린 것이다. 그림을 그리기 위하여 사용된 많은 소프트웨어 패키지로부터 기본적으로 변하지 않는 결과물이 처음에는 아주 보잘 것 없었다는 것에 주목할 필요가 있다. 원하는 결과물을 산출하기 위하여 패키지를 이용할 필요가 있다.

완벽한 그래프를 그리기 위한 가이드라인 Guidelines for drawing perfect graph

- 그래프가 적은 변수를 갖는 간단한 형태를 유지하도록 한다. 복잡한 옵션은 선택하지 않는다.
- 축과 변수를 정확하게 적는다.
- 각 그래프는 범례(legend)를 가져야만 한다. 범례는 그래프에 대한 간략한 기술이고 요점(key point)과 표본 크기에 대한 언급이다.
- 점을 그릴 때 정확하게 하여야 한다. 큰 표시는 사용하지 않는다.
- 적절한 척도를 선택하여야 한다. 많은 컴퓨터 패키지가 이를 행하여 주지는 않는다. 따라서 이

를 실천할 필요가 있다.

• 척도의 단위를 확실하게 하여야 한다.

표 7.6 그래프의 형태

형태	언제 사용하는가?
히스토그램	구간 또는 비율 척도로 측정된 자료의 빈도 분포를 보기 위하여 사용한다.
막대 차트	명목 또는 서열 자료의 빈도를 보기 위하여 사용한다. 서열, 구간 또는 비율 척도로 측정된 자료에 대한 집단 사이의 중앙 집중성 척도를 비교하기 위하여 사용한다.
파이 차트	명목 자료의 빈도를 보기 위하여 많이 사용된다. 서로 다른 집단의 자료를 비교하기 위하여 파이 차트를 사용하는 것은 피해야 한다.
산점 그래프	두 변수가 어떻게 관련되어 있는가를 보고 싶을 때 구간, 비율 또는 서열 자료에 대하여 사용한다.
선 그래프	구간, 비율 또는 서열 자료에 대하여 사용한다. 특히, 시간에 따른 경향이나 변화를 보고자 할 때 사용한다. 한 번에 여러 집단의 자료에 대한 경향을 보여주고자 할 때 유용하다. 할 필요가 없다면 점을 합하는 것을 피해야 한다.

이번 장을 읽고 연습문제를 풀면 아래와 같은 생각들과 단어에 익숙해질 것이다:

• 자료를 표현하는 것의 중요성
• 적절한 표현을 어떻게 선택할 것인가?
• 표의 형태
• 표의 사용
• 그래프의 사용
• 적절한 그래프의 선택
• 막대 차트, 히스토그램, 파이 차트, 산점 그래프와 선 그래프

연 습 문 제

1. 설문지 자료(5장)로부터 각종 형태의 증후군을 갖는 환자의 수(빈도)를 표현하는 데 가장 적절한 방법을 선택하시오.
2. Symphadiol의 연구로부터 비교를 위하여 각 연구 집단에 대한 평균 체중 감소의 자료를 표현하시오. 표현할 때 표준편차(measure of standard deviation)를 포함하시오.
3. 휴식기의 맥박을 측정하고 가벼운 육체 운동을 하시오. 운동 후에 간격을 두고 맥박을 측정하시오(시간 간격을 기록하시오). 시간에 따른 맥박의 변화를 그래프로 그리시오.
4. 자료를 그래프를 이용하여 표현한 논문 3편을 살펴보시오. 각각에 대하여 (a) 표현이 적절한지 (b) 저자는 규칙을 따랐는지 (c) 표현을 어떻게 향상시킬 수 있는지 검토해 보시오.

CHAPTER 08

가설 검정

Hypothesis Testing

- □ 가설이란 무엇이며 통계학에서 어떻게 사용되는가?
- □ 가설은 어떻게 세우는가?
- □ 양적 연구에서 발생한 오차에는 어떤 종류가 있는가?
- □ 통계적 유의성과 임상적 유의성 간에는 어떤 차이가 있는가?

가설 Hypotheses

이제 가설의 개념에 대해 논의할 것이다. 가설은 양적 자료의 수집과 통계학을 포함하는 대부분의 연구의 중심이 된다. 가설이란 무엇인가? 그리고 더욱 중요한 것은 가설이 보건학 연구와 어떻게 연관되어 있는가? 이다. 가설이라는 것은 예측 - 9장에서 논의 - 을 하는 데 있어서 필수적이다. 가설은 실험 연구에서 중심적인 역할을 수행한다. 엄격하게 말해서 실험은 다른 변수들에 대하여 조작을 할 때 연구자가 일련의 변수들을 통제하는 조사이다. 가설에 대해 논할 때 가설은 주로 생각의 통합이나 설명을 의미한다. 이는 우리가 연구하는 생각이나 이론을 단순화하는 것 이상이다. 가설은 조사와 통계학(우리가 확인하거나 거절하게 될)의 사용, 그리고 가설의 타당도에 대한 검정을 통한 예측을 이끌어 내는 관찰에 대해 제안된 설명이다.

Hypotheses는 Hypothesis의 복수이다.

가설은 일반적으로 사전 관찰이나 경험을 통해 만들어진다. 일반적으로 가설은 두 개 이상의 변수들 사이의 관계나 연관성에 대한 예측을 이끌어 낼 것이다. 5장에서 기술된 성 건강에 대한 설문지에서는 성생활과 성 건강 간의 관련성에 관한 연구에 흥미를 느끼고 있다. Symphadiol 임상시험에서는 비만이 수술 후 회복시간에 어떠한 영향을 미치는지에 대하여 관심이 있다. 이러한 넓은 범위의 연구들 속에서 우리가 알고자 하는 특수한 관련성 들을 종종 발견한다.

실험 / 연구에서 가설의 형성 Forming the hypothesis for the experiment/study

첫 번째 연구의 가설 중 하나는 '*남자들은 여자들보다 병원 이용 빈도가 낮다*'이다. 두 번째 연구의 가설 중 하나는 '*Symphadiol을 처방받고 있는 비만 환자들은 약을 먹지 않고 있는 환자들보다 살이 빨리 빠질 것이다*'이다. 예측들은 이탤릭체로 강조되어 있다.

Box 8.1

가설 설정(Hypothesis Building)

관찰(Observation) 성 건강 클리닉의 매니저는 어떤 특정 지역의 환자들은 병원에 자주 오지 않는 것 같다고 보고했다.

가설(Hypothesis) 병원으로부터 멀리 떨어진 지역에 거주하는 사람들은 병원을 비교적 적게 방문한다.

연구(Study) 병원으로부터 멀리 떨어진 지역에 사는 사람들의 병원과의 거리와 병원 방문 빈도에 대하여 좀 더 자세한 분석을 한다.

실험적 접근 Experimental approaches

어떠한 조사는 정답을 찾아내는 방법과 같은 실험을 통하여 이러한 관련성 들을 찾아낼 수도 있다. 실험은 늘 우리가 관심이 없는 변수들을 가지고 있다. 이것을 예를 들어 설명하면, 두 번째 조사에서 환자들을 두 집단으로 나누고 피실험자 한쪽 집단에게만 Symphadiol을 처방하는 것과 비슷한 의미가 있다.

환자의 성별, 나이 그리고 사회 경제적 지위 등에 대한 두 집단의 구성을 비슷하게 함으로써 우리가 관심이 없는 변수들을 통제할 수 있다. 연구에 참여한 사람의 집단에 대하여 조작(manipulate)을 했기 때문에 이 조사는 실험이다. 과거에는 연구에 참여한 사람들이 연구대상자(subject)라고 알려져 있었음에 주목하라. 이제는 그들을 참여자(participants)라고 부르는 것이 보다 일반화 되어가고 있다. 이에 따라 많은 사례에서 연구를 시작하기 전에 사람들로부터 동의(consent)를 받아야만 한다. 그러므로 그들은 연구의 대상자(object)라기보다는 연구의 참여자가 되는 것이다.

조작을 한 집단을 **실험군(experimental group) 또는 처리집단(treatment group)**이라고 부른다. 조작을 하지 않은 집단을 **대조군(control group)**이라고 부른다. 의학 연구에서 대조군들은 종종 *위약(placebo)*을 받는다. 위약은 생김새와 느낌에 있어서 참여자들에게 실제 처방을 받는 것처럼 느껴지지만, 그것은 어떠한 생물학적 반응도 일으키지 않는다. 통계학적 용어로 실험군과 대조군 모두를 *처리집단(treatment group)*이라고 부른다. 실험의 결과는 결과가 우연히 나타났는가를 평가하기 위한 통계 분석에 의존할 것이다.

비 실험적 방법(때로는 유사 실험이라고도 불림)
Non-experimental methods (sometimes called quasi experiments)

> 이 절을 읽은 후에 다음을 알아야 한다 :
>
> - '가설'이라는 용어가 의미하는 바는 무엇인가?
> - 실험적 방법과 비 실험적 방법의 차이
> - 2장과 8장을 통해서 통계가 가설을 검정하는 데 어떻게 사용되는가?

병원 이용 빈도에 관한 연구로부터 나온 가설 - 남성들이 여성들보다 병원 방문 빈도가 낮다 - 은 아마도 조사의 기본으로 실험적 방법이 쓰인 것이 아니라, 남성과 여성의 방문 빈도와 관련된 자료의 통계분석에 기초를 둔 연구일 것이다. 이 연구는 병원에 방문한 남성과 여성의 관찰된 비율의 차이가 우연에 의해 생겼는지를 검정해야 할 것이다. 이러한 형태의 접근에서는 변수에 대한 통제(control)는 없다.

비 실험적 연구에서는 우리가 측정하고자 하는 통제 변수(control variable)보다는 우리가 생각하는 모든 변수가 관심 있는 현상에 영향을 줄 것이다. 통계를 이용할 때 이러한 점을 고려하여야 한다. 양적인 연구 설계에 대해 더 많은 지침을 얻으려면 Depoy와 Gitlin(1993)을 참조하기 바란다.

변수 Variables

가설은 2개 이상의 변수들과 관련된 예측이라고 결정했었기 때문에 통계 검정을 시행할 때 각각의 변수들의 역할에 대하여 알아보는 것은 매우 중요하다. 이 책에 기술된 통계 검정들에 따르면 하나의 **종속변수**(dependent variable)와 적어도 하나의 **독립변수**(independent variable)를 가져야 할 것이다.

종속변수 Dependent Variable

이름이 의미하는 바와 같이 종속변수는 값이 다른 변수의 값에 의해 결정되거나 의존하는 변수를 말한다. 예를 들어 '혈압과 나이는 관련이 있다'는 가설을 세워볼 수 있다. 이러한 관련성을 연구한다면 종속변수는 혈압일 것이다. 어떻든 나이가 혈압을 결정하는 데 중요하다는 것은 예측할 수 있지만 나이가 혈압에 의해 결정된다고 생각하지는 않을 것이다.

독립변수 Independent variable

반면에 독립변수는 연구자에 의해 종속변수의 값을 결정하는 하나의 판단 기준(one thought)이다. 만약 우리가 혈압과 나이 간의 상관성을 생각해본다면 나이는 어떠한 방식으로든 기록된 혈압의 수준을 설명할 수 있다고 생각한다. 그러므로 나이는 독립변수이다. 실험 설계에서 독립변수는 실험을 수행하는 사람에 의해 맞춰지고 조작되는 변수이다. 예를 들어 배양할 때 박테리아와 온도와의 관계를 살펴보면 실험자는 그가 원하는 용도에 맞게 온도의 범위를 통제한다. 실험 설계에서 종속변수는 항상 측정되는 변수이다.

이전에 언급된 Symphadiol 실험에는 독립변수는 처리집단(Symphadiol 처방 집단과 대조군)이다. 환자들은 처리집단에 설정되었다. 종속변수는 체중 감소이다. 체중 감소는 측정된 변수이다.

성 건강 클리닉의 방문과 거리에 관한 연구(Box 8.1)에서는 거리가 독립변수이며 병원의 방문자 수가 종속변수이다. 왜냐하면, 우리가 성 건강 클리닉의 방문자 수가 환자가 병원에 얼마나 가깝게 살고 있는가에 영향을 받는지에 대한 가설을 세웠기 때문이다.

다른 변수들 Other variables

또 다른 중요한 변수는 혼란변수(confounding variable)이다. 혼란변수는 종속변수에 영향을 주는 변수이다. 그러나 검증될 가설에는 그다지 중요한 요소가 아니다. 예를 들어 Symphadiol의 영향에 대한 검정에 있어서 환자의 나이가 Symphadiol의 효과에 영향을 미칠 수 있다. 이럴 때 두 처리 집단의 참여자가 비슷한 나이를 갖는다는 것을 보일 수 없다면 나이는 혼란변수가 될 것이다. 그리고 우리의 실험 결과는 해석하기 어렵게 될 것이다. 잠재적인 혼란변수들은 적절하고 주의 깊은 연구 설계를 통하여 신중히 고려되어야 한다. 특히 표본의 선택에 신중해야 한다.

Box 8.2

간단한 연습(Short exercise)

관심 있는 주제에 대한, 그리고 저자가 통계 방법을 사용한 2개의 연구 논문을 찾아보라. 각각의 연구들을 통해서 다음을 결정해 보시오:

- 가설은 무엇인가?
- 독립변수는 무엇인가?
- 얼마나 많은 처리 집단이 있는가?
- 얼마나 많은 변수들을 검정할 것인가?
- 종속변수는 무엇인가?

오차와 통계학 Errors and statistics

통계 용어에서 오차(error)는 우리에게 잘못된 결과를 제공하는 것이다. 여러 종류의 오차가 있다. 그것들은 4가지 범주로 나눌 수 있다 : 무작위 오차(random error), 표본추출 오차(sampling error), 측정 오차(measurement error), 실험 오차(experimental error). 이에 대해서는 3장에서 자세하게 다루었다. 많은 연구 설계와 통계학에서는 오차를 줄이고 오차를 계산하려고 한다. 통계학을 사용하는 가장 중요한 이유 중의 하나는 관찰된 결과가 표본추출 오차나 다른 비체계적 오차(non-systematic error)에 따라 발생한 우연에 의한 것인가를 결정하는데 도움을 준다는 것이다.

이제 두 번째 조사에 관하여 이야기해 보도록 하자. 자료를 모으고(제5장) 그림을 그리고 평균을 계산하는 것을 통하여 Symphadiol을 복용하는 환자 집단과 복용하지 않는 집단 간에 차이가 있음을 알게 될 것이다. 연구자가 자료를 분석할 때 직면하는 문제는 다음과 같다: 차이가 우연에 의한 것인가 아니면 처리에 의한 것인가? 이러한 질문들은 모든 통계 검정의 기초를 형성한다.

Box 8.3

우연(Chance)

우연이라는 것에 대해 우리가 의미하는 바는 무언가가 단지 행운이나 예기치 않은 상황 가운데 발생하는 것을 뜻한다 ; '무작위(random)'라는 것은 우연에 의해 결정된 사건의 또 다른 이름이다.

우리는 단지 자료를 기술하기를 원하지는 않는다. 대신 자료로부터 무언가를 추론하기 위해 통계학을 사용하고 싶고 환자의 처방과 치료의 결과를 더 좋게 만들고 싶다. 그러므로 연구자를 위한 중요한 질문은 다음과 같다: 그러한 관련성이 우연인가? 아니면, 관련성이 사실인가? 오차는 결과를 부정확하게 이끌 수 있다. 통계를 사용하는 것은 관찰된 결과가 타당한지 혹은 우연에 의해 발생한 것인지를 알아야 할 때 도움을 줄 것이다.

통계적 가설 The statistical hypothesis

연구자들은 실험이나 연구를 진행하기 전에 그것들을 검정하기 위한 실험 가설을 세운다. 비슷한 방식으로 우리는 결과가 우연히 일어난 것인지 보기 위한 연구를 검정할 때, 또한 통계적 가설을 세운다. 가장 일반적인 통계적 가설의 형태는 차이가 없는 가설, 즉 우리가 종종 말하는 **영가설(null hypothesis)**이며, 기호 H_0을 사용한다. **대립가설(alternative hypothesis)**은 기호 H_1을 사용한다.

> 통계학 입문자들은 이 부분에서 종종 혼란을 겪기도 한다. 차분히 생각하고 예제를 통해 연습해보기 바란다.

관찰 Observation

병원에 대한 연구에서 남성과 여성에 따라 방문 빈도에 관한 자료를 수집하였다. 적절한 방법에 따른 자료의 표현을 통하여 남성과 여성 간의 방문빈도에 차이가 있음을 알았다. 이것을 관찰(observation)이라고 한다.

영가설 Null hypothesis

이러한 관찰에 대한 영가설은 비록 남성과 여성 간에 차이가 있는 것처럼 보이지만 관찰이라는 것은 우연에 의한 것일 수도 있으므로 전체 모집단에 기초한 조사에서 차이가 있다고 말할 수 없다. 따라서 통계적으로 적절한 검정(수집된 자료의 형태에 따른 검정)을 시행하여야 한다. 이러한 검정의 결과는 우연하게 일어난 관찰 확률을 보여 줄 것이다. 이러한 검정을 통해서 영가설을 기각할 것인가 혹은 채택할 것인가에 관한 결정할 수 있을 것이다.

체중 감소에서 Symphadiol의 효과에 대한 연구에서 우리는 처방을 받은 환자와 처방을 받지 않은 환자 집단의 체중 감소에 관한 자료를 수집하였다. 연구를 끝내고 막대 도표(bar chart)를 이용하여 자료를 그리면 처리집단 간에 차이가 있다는 것을 볼 수 있다.

이러한 관찰에서 영가설은 비록 두 처리집단(약을 처방받은 집단이 그렇지 않은 집단보다 체중 감소의 폭이 크게 보임) 간에 차이가 있는 것처럼 보이지만, 관찰이라는 것은 우연에 의한 것일 수도 있으므로 전체 모집단에 기초한 조사에서는 두 변수 간에 차이가 없을 수도 있다. 이제 적절한 통계 검정을 시행할 것이다. 이러한 검정에 따른 결과는 우리에게 관찰이 우연적인 것이었는지 아니었는지에 대한 판단의 근거를 제공할 것이다. 이러한 검정을 통해서 우리는 영가설을 기각할지 혹은 채택할지에 대해 결정할 수 있을 것이다.

만약 영가설이 기각된다면 관찰된 결과는 통계적으로 유의성이 있다고 말할 수 있다. 이는 매우 중요한 개념이며 관찰된 결과가 사실이라는 구체적인 확신의 정도를 갖는다는 것을 의미한다.

연구 논문에서 통계적 가설들이 명백히 언급된 사실들보다 함축적이라는 것을 흔히 찾을 수 있다. 이것은 우리가 통계적으로 확신을 할 때까지는 좋은 생각이며 통계 검정이 시행되기 전에 영가설이 무엇인가에 관하여 서술하기 위한 좋은 생각일 것이다.

변수들 간의 상호작용의 형태 Types of interaction between variables

우리가 연구를 시행할 때 항상 변수 간의 같은 형태의 관련성을 찾는 것은 아니다: 일반적으로 세 가지 종류의 상호작용이 존재한다 : 차이성(difference), 관계성(relationship), 연관성(association).

우리가 다루는 변수 간의 상호작용의 형태를 결정하는 것은 통계학적인 측면에서 매우 중요하다. 왜냐하면, 변수 간 상호작용의 형태가 사용할 통계 검정 방법을 결정할 것이기 때문이다.

차이성(difference)이 의미하는 바는 명확하다. Symphadiol 실험에 있어서 우리는 처리집단 간에 체중 감소가 차이를 보이는지 알기를 원한다. 만약 관계성(relationship)을 보기를 원한다면, 두 개 혹은 그 이상의 변수들이 서로 간에 변화를 주고 있다는 것을 알게 될 것이다. 만약 하나의 변수의 값을 바꾼다면 나머지 하나의 변수의 값도 변할 것인가? 예를 들어 폐암의 발생률은 날마다 피우는 담배의 개수와 관계가 있는가? 이다.

병원 연구에서 성별과 방문 빈도 간에 연관성(association)이 있는지 보기를 원했다. 연관성이라는 것은 사실상 관계성의 특별한 형태이지만, 여기서 다음과 같은 질문을 해 본다: 하나의 변수는 보통 두 번째 변수들을 갖게 되나요? 예를 들면 다음과 같은 질문이다. '피부암은 남성과 여성, 둘 중에 어느 쪽에서 더 흔히 발생하는가?

임상적 유의성과 통계적 유의성의 문제 The problem with clinical and statistical significance

단지 결과가 우연한 것이 아니라고 해서(통계적으로 유의하다고 해서) '유레카!'를 외쳐야 하는 것은 아니다. (비유적 표현인 듯) 이제는 차분히 생각해 봐야 할 시간이다. 실험이나 연구가 정확히 행해졌는가? 연구 논문이 발행되거나 검토를 위해 발송될 때 저자는 항상 결과는 유의하다고 말한다. 하지만 비평가들은 항상 실험이 정확히 수행되었는지에 대해 의문을 제기한다. 통계학은 좋지 못한 실험 설계(poor experimental design)를 만회해 주지 못한다.

단지 결과가 통계적으로 유의하다는 것이 임상적인 유의성을 나타내 주지는 못한다. 그렇지만 통계적 유의성을 통하여 진료 형태를 변경할 수는 있다. 하루에 10파인트의 물을 마시는 것이 급성 골수성 백혈병(AML)의 발생률을 10% 정도 떨어뜨린다는 것을 발견했다고 상상해보라. 반면에 이전에 AML에 걸렸던 적이 있는 사람 중 1/10이 더는 하루에 10 파인트의 물조차 마실 수 없게 될 것을 발견했다고 생각해 보라. 그러나 만약 AML의 발생률이 32,500명당 1명이라면, 10파인트의 물을 마시는 것은 발생률을 35,750명당 1명으로 감소시킬 것이다. 이것은 추천해줄 만한 감소율이 아닌가? 건강 보건 분야에서 그것은 또한 제안된 치료의 어떤 부작용이 있는가를 설명하는 것은 필수적이다.

이번 장을 읽고 연습문제를 풀면 아래와 같은 생각들과 단어에 익숙해질 것이다:

- 실험적이고 통계적인 가설
- 실험적 처리 집단
- 통계학적 유의성
- 우연
- 대조군
- 처리 집단
- 독립변수, 종속변수 그리고 혼란변수
- 오차

연 습 문 제

1. 제5장에 설명된 Symphadiol의 연구에 대하여 (운동이 아니라) Symphadiol의 효과를 살펴보려고 한다면 (a) 실험 가설(존재한다면), (b) 통계적 가설(H_1), (c) 영가설(H_0), (d) 독립변수, (e) 종속변수를 기술하시오.
2. 제5장에 주어진 각 실험/연구에 대하여 오차의 근원을 기술하시오.

CHAPTER 09

분포와 확률

Distributions and Probabilities

- 확률이란 무엇인가?
- 확률이 통계학과 빈도 분포와 어떻게 연결되어 있는가?
- 빈도 분포를 어떻게 예측에 사용할 것인가?
- 분포의 종류에는 어떤 것들이 있는가?

통계학에 있어서 더욱 중요한 개념 중의 하나는 숫자들은 일정한 방식으로 분포되어 질 수 있다는 생각이다. '분포된(distributed)'이라는 것의 의미는 특정한 숫자들의 발생 빈도를 나타낸다. 예를 들어 개인이 평생 가지게 되는 성 파트너(sexual partners)의 수에 관한 자료 집합들은 4 또는 3 정도의 수를 나타내게 된다: 그것은 높은 수에서부터 낮은 수까지 서로 다른 수의 혼합일 것이다. 그러한 혼합(mixture)은 매우 중요하다. 왜냐하면, 그 수들이 혼합되거나 분포된 방식들은 앞으로 사용하게 될 통계 검정 방법의 형태를 결정하는 데 큰 영향을 미칠 것이다. 자료 조합들이 모여 있는 형태를 보기에 가장 쉬운 방법은 빈도 히스토그램(frequency histogram)으로 자료들을 그리는 것이다.

빈도 히스토그램 Frequency histogram

빈도 히스토그램은 y축에 특정한 사례의 발생 빈도를 나타낸 막대 도표(bar chart)의 한 종류이다. x축에는 사례의 최저의 값부터 최고의 값을 갖는 척도(scale)를 나타낸다.

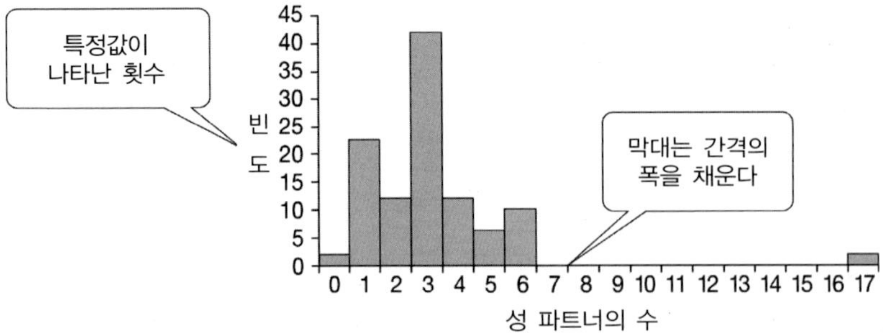

그림 9.1 런던 Southwalk 자치구에 거주하는, 설문지에 응답한 30세 여성 109명의 성 파트너 수에 대한 빈도 분포를 보여주는 히스토그램

적절한 간격을 두고 눈금의 값이 나타나 있다. 막대는 각각 측정된 간격 전체를 채워서 그린다: 막대들의 옆면은 나란하며 막대의 너비는 일정하다.

> 5장에서 제공된 병원 자료를 사용하여 3달 동안 성별에 따른 방문자 수를 히스토그램으로 만들어 보시오.

이러한 형태의 그림은 일반적으로 구간척도(interval scale)나 비율척도(ratio scale)로 기록된 변수들에 대하여 사용한다. 자료가 구간척도이거나 비율척도라면 이러한 방식으로 그려진 자료는 실제적인 첫 발걸음이 될 것이다. 왜냐하면, 자료와 수의 분포가 많은 통계 검정의 기초가 되기 때문이다. 숫자들이 다양한 방식으로 분포된다는 것을 발견할 수 있을 것이다. 어떤 분포들은 연구자들이 활용할 수 있는 특징들을 가지고 있다. 이러한 분포 중 살펴볼 하나의 분포는 **정규분포(normal distribution)**이다. 이 분포는 많은 통계 검정들의 기초가 되지만 처음으로 논의해야 할 필요가 있는 것은 **확률**(probability)이다.

확률과 통계학 Probability and statistics

8장에서 우리는 통계 검정의 개념은 소개했고 통계 검정은 우리가 얻은 결과가 실험적 처리를 통한 것인지 우연에 의한 것인지를 알아보고자 수행된다는 생각에 대해 논의했다. '가능성(chance)'이라는 것은 '확률(probability)'이라는 것과 같은 뜻을 지닌 단어이다.

우리가 '환자 x가 말라리아에 걸릴 가능성(chance)은 얼마인가?' 라고 하는 것은 '확률이 얼마인가?' 라고 바꿔 말하는 것이 가능하다. 또한, 우리가 '가능성(likelihood)은 얼마인가?'라고 말하는 것 역시 가능하다. 이러한 문장들은 모두 같은 의미를 가지고 있다: 우리는 어떤 일이 일어날지 아닐지에 대해 알고 싶다. 이러한 용어들 가운데 확률(probability)이라는 말이 통계학자들에게 많이 쓰인다. 확률을 기호 p로 표시한다. p는 통상적으로 0(가능하지 않음)과 1(확실함) 사이의 값을 가진다. 우리가 죽을 확률은 1이다; 우리가 나이팅게일을 만날 확률은 0이다.

종종 미디어 등에서 확률이 백분율(percentage)로 보도되는 것을 볼 수 있다. 이러한 경우에서는 우리가 죽을 확률은 100%이며, 나이팅게일을 만날 확률은 0%다.

Box 9.1

확률 표현하기(Expressing probabilities)

확률은 다음과 같이 표현할 수 있다:
- 0과 1 사이의 값
- 백분율(percentage)
- 분수(fraction)

확률에 대한 도움을 주기 위하여 눈을 감고 주말에 번잡한 길거리를 걸어 내려가는 것을 상상해 보라. 그리고 갑자기 눈을 떠 보라. 남성을 볼 확률은 0.5이거나 50%일 것이다. 마찬가지로 여성을 볼 확률 역시 0.5이거나 50%일 것이다.

확률이 의미하는 바는 무엇인가? 눈을 떴을 때 절반은 여성을 보게 될 것이며 나머지 절반은 남성을 보게 될 것이다. 우리가 0.5라는 값을 어떻게 의미 있는 분수로 나타낼 수 있을까? 0.5는 0.5/1로 쓸 수 있을 것이다(계산기를 사용하여 0.5를 1로 나눠보라). 0.5/1는 1/2과 같다(계산기를 사용하여 1을 2로 나눠보라). 통계학에서는 1/2의 확률을 $p=0.5$로 나타낸다. 통계 검정에서는 우리가 얻은 결과가 표본추출 오차에 기인하지 않는 사실(true)이라는 것에 적어도 95%의 확실성이 있어야 한다. 그러나 통계학에서는 통상적으로 이러한 확률을 불확실함(doubt)의 관점으로 표현한다. 그러므로 우리는 95%의 확실성으로 표현하기보다는 결과가 사실이라는 것에 대한 5%의 불확실성으로 말한다. 5%의 값은 보통 $p=0.05$로 표현된다. p는 확률을 나타낸다는 것을 명심하라.

확률과 분포는 어떻게 관련되어 있는가? How are probabilities and distributions linked?

세탁물 바구니 안에 같은 수의 파란색 수건과 분홍색 수건이 있다고 가정해보자. 물론 바구니 안은 볼 수 없다. 손을 뻗어 수건을 밖으로 꺼냈을 때 두 가지 가능한 결과물이 있다: 수건은 분홍색이거나 파란색일 것이다.

Box 9.2

수학 연습(Practising your maths)

확률은 다음과 같이 표현할 수 있다:
- 0.45를 분수로 나타내기
- 0.45를 백분율로 나타내기
- 남자가 55명, 여자가 45명 있는 방에 들어갔을 때 처음으로 여자를 마주치게 될 확률은 얼마인가?
- 2/3를 확률로 어떻게 표현할 수 있을까?
- 2/5를 백분율로 어떻게 표현할 수 있을까?

이제 두 개의 수건을 뽑을 때에는 나올 수 있는 가능한 결과물들이 늘어난다. 두 개의 파란색 수건이 나란히 나오거나(BB), 분홍색 수건이 나란히 나올 수 있다(PP). 또는 분홍색 다음에 파란색, 파란색 다음에 분홍색 수건이 나올 수 있다. 이 경우 4가지 가능한 결과물들을 볼 수 있다. 그래서 두 개의 사건들을 가지고서는 결과물들과 복잡성의 수가 늘어난다. 그러나 분홍색과 파랑색 수건이 어떠한 조합으로 나오게 될지 예측할 수가 있다.

만약 4개의 결과물이 나올 수 있다고 한다면(BB, PP, PB 그리고 BP) 발생할 수 있는 조합의 가능성은 0.25 또는 1/4이다. 나올 수 있는 결과물 중 2개는 같은 수건의 같은 조합이다(PB, BP). 그러므로 손에 있는 수건 중 2개의 분홍색 수건이 나올 확률은 1/4, 2개의 파란색 수건일 확률은 1/4, 그리고 하나의 파란색과 하나의 분홍색 수건이 나올 확률은 1/2, 즉 1/4 과 1/4를 더한 값이다.

이제 다음 단계로 가 보자. 바구니에서 3개의 수건을 뽑는다. 가능한 결과물들은 PPP, BBB, PBB, BBP, PPB, BPP, PBP, 그리고 BPB이다. 총 8가지의 경우가 있다. 각각의 결과물들이 발생할 가능성은 1/8이다. 이 경우에는 4가지 조합이 가능하다: 모두 파란색, 모두 분홍색, 하나의 분홍색과 두 개의 파란색, 또는 두 개의 파란색과 하나의 분홍색이다. 그래서 각각의 조합이 가질 수 있는 확률은 얼마인가? PPP와 BBB는 간단하게도 우리가 이미 말했던 결과물들의 가능성처럼 1/8이다. 하나의 분홍색과 두 개의 파란색 수건을 갖는 결과물은 3가지이다. 그러므로 이 조합의 확률은 1/8 + 1/8 + 1/8 = 3/8이다. 하나의 파란색과 두 개의 분홍색도 3개의 결과물을 가지므로 이 조합의 확률도 1/8 + 1/8 + 1/8 = 3/8이다.

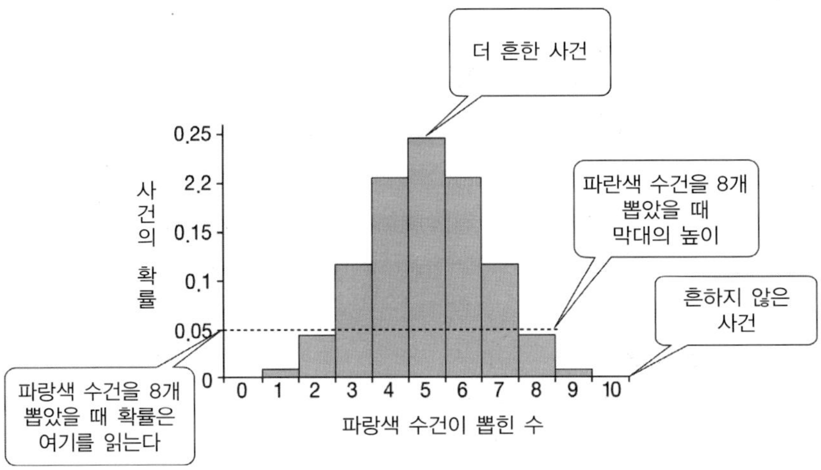

그림 9.2 같은 비율의 파란색과 분홍색 수건이 든 바구니에서 수건을 뽑았을 때 뽑힌 조합의 확률을 보여주는 히스토그램. 전체에서 10개의 수건을 뽑았기 때문에 파란색 수건이 8개 뽑혔다면 나머지 2개는 분홍색 수건일 것이다.

사건의 수가 증가함에 따라 각각의 결과물들의 확률이 바뀌는 것을 볼 수 있다. 사건의 수가 증가함에 따라 우리는 도표(graphic)를 사용해야 할 필요가 있다(그림 9.2). 만들어진 조합이나 사건의 수에 따른 확률을 보기 위하여 히스토그램을 그리는 것이 가능하다. 이제 10개의 수건을 뽑아낸다고 생각해 보자. 산술적으로 계산해 보면 11개의 조합이 나온다는 것을 알 수 있을 것이다. 그림 9.2에 나와 있는 빈도 히스토그램을 보면 10개 모두 분홍색 수건을 뽑아내는 것이 얼마나 어려운 일인지 알게 될 것이다. 그리고 사실상 8개의 파란색 수건을 뽑는 것만으로도 그렇게 느낄 것이다(x축의 8개의 파란색 수건에 가서 y축에 있는 값을 읽어 보면 0.05임을 알 수 있음).

Box 9.3

동전 던지기(Flipping a coin)

동전을 10번 던졌을 때 앞면이 3번 나올 확률은 얼마인가? - 그림 9.2를 보면 도움이 될 것이다.

이러한 종류의 분포를 **이항분포(binomial distribution)**라고 부른다. 이항분포가 드문 일이나 일상적으로 잘 일어나지 않는 사건에 대하여 예측을 하는데 어떻게 사용되었는지 볼 수 있다. 이것이 통계 검정의 기초이다. - 여기서 질문 하나, '결과를 우연히(by chance) 얻을 확률(가능성)은 얼마인가?' - 명백히 위의 예제에서는 10개 모두 파란색 수건이 나오는 것이 드문 사건(rare event)임을 알 수 있다. 또한, 우리는 수의 분포와 확률들이 연관되어 있음을 볼 수 있다.

어떤 분포에서 중요한 것은 분포가 예측을 할 수 있도록 해주고, 운 좋게도 자연적인 현상이 위에 나오는 것과 유사한 분포를 하는 자료를 산출한다는 것이다. 이러한 분포가 정규분포(normal distribution) 또는 가우시안 분포(gaussian distribution)로 알려져 있다. 이 분포는 통계학에서 일반적으로 쓰이는 많은 분포의 기초가 된다. 특정 방식의 분포를 하는 수에 의존한 형태의 통계량을 **모수 통계량(parametric statistics)**이라고 부른다. 이제 정규분포에 대하여 알아보자.

> 이 절을 읽은 후에 '확률'이라는 용어와 확률을 표현하는 방법이 무엇을 의미하는지 알아야 한다.
> 수가 어떻게 분포하고 있는가에 대한 지식을 이용하여 예측하는 것이 가능하다는 것을 알아야 한다.

정규분포 곡선 The normal distribution curve

x축의 간격이 아주 작다고 생각해보라. 계단을 갖는 막대 도표(bar chart) 대신에 막대에 음영을 넣지 않는다면 곡선을 그릴 수 있다. 정규분포의 모양은 그림 9.3과 같은 모양으로 이루어질 것이다. 정규분포는 히스토그램처럼 우리에게 예측할 수 있게끔 하는 수학적인 성질(property)을 가진다. 곡선을 그릴 때에는 그림 9.2에서 했던 것과 유사한 방법대로 하면 된다. 즉 막대의 정점을 선으로 연결한 뒤 막대를 지워버리면 곡선이 만들어진다.

수의 분포곡선을 정의한 것처럼 정규분포는 특정 성질을 가진다. 매우 중요한 첫 번째 성질은 곡선이 대칭적 - 확실히 아름답다고 말할 수 있을 만큼 - 이라는 것이다: 때때로 종형(bell-shaped)이라고 언급되기도 한다. 곡선의 정확한 모양은 자료의 표준편차(standard deviation)가 좌우한다. 사실상 정규분포는 수학적인 사고(mind)의 구조임을 기억해야 할 필요가 있다. 그러므로 정규분포 곡선과 정확하게 일치하는 빈도분포를 하는 자료는 거의 없다.

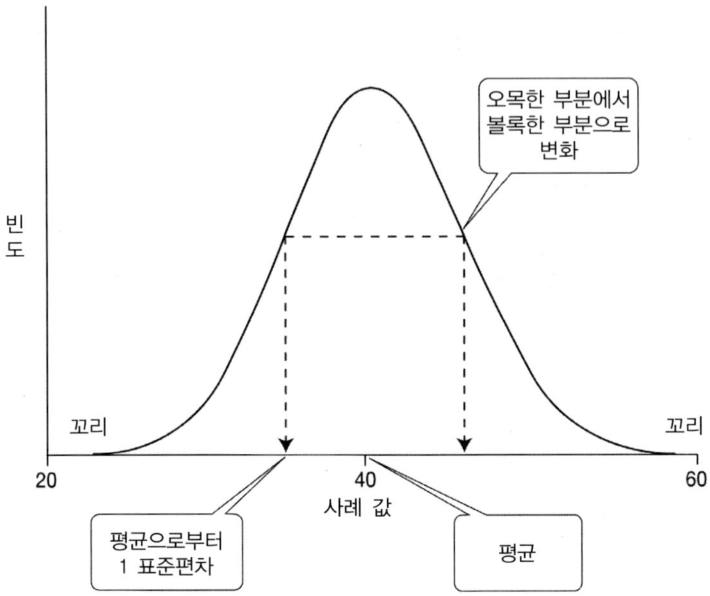

그림 9.3 평균이 40이고 표준편차가 8인 정규분포 곡선

정규분포 곡선의 꼬리 부분(나오기 드문 값들)은 짧은 경향을 보인다. 아마도 정규분포 곡선의 가장 중요한 특징은 오목한 부분으로부터 볼록한 부분으로 변화하는 점(변곡점)이 항상 평균으로부터 1 표준편차만큼 떨어져 있다는 것이다. 평균은 항상 x축의 중앙에 있다. 이것은 평균 -1 표준편차에서 평균 +1 표준편차의 경계로 둘러싸인 면적이 전체 면적에 대하여 항상 일정한 비율(68.27%)을 갖는다는 것을 의미한다.

Box 9.4

정규분포(Normal distribution)

- 종형이다.
- 대칭이다.
- 짧은 꼬리를 가진다.
- 평균에서 1 표준편차만큼 떨어진 부분에서 변곡점을 갖는다.

정규분포를 따르는 자료에서는 평균 ±1 표준편차 구간에 자료의 68.27%가 포함된다.

평균 ±2 표준편차 구간은 총면적의 95.44%라는 것을 알게 될 것이다. 환자의 팔 길이에 대한 많은 수의 표본을 가지고 있다면 평균 ±1 표준편차 사이에 놓일 확률은 얻을 수 있는 결과의 68.27%를 차지하고, 평균 ±2 표준편차 사이에 있을 확률은 얻을 수 있는 결과의 95.44%를 차지하게 된다는 것을 예상할 수 있을 것이다.

Box 9.5

예측하기(Making a prediction)

병동에서 평균적으로 사용되는 Opsite dressing의 수에 관해 관심이 있다. 102개의 병동으로부터 자료를 수집했다. 그리고 이 자료들은 정규분포를 따른다. 평균으로부터 ±1 표준편차 사이에는 얼마나 많은 병동들이 포함될까?

힌트: 정규분포에서는 평균으로부터 ±1 표준편차 내에 자료의 68.27%가 있다.

이제부터 우리는 자료에서 평균과 표준편차를 알고 있다는 가정하에서 방법(means)을 소개할 것이다. 그리고 이 자료가 정규분포를 따른다는 것을 알면 예측할 수 있다. 이러한 지식을 **모수 통계량(parametric statistics)**이라고 부르는 값의 기초로 사용할 것이다.

정규분포에서의 편차 Deviations from the normal distribution

때때로 우리는 수집한 자료가 정규분포에 딱 들어맞지 않음을 발견한다. 자료가 정규분포를 따르는지 따르지 않는지에 대한 대략적인 아이디어를 얻는 가장 좋은 방법은 빈도 히스토그램을 그리는 것이다. 어떤 편차는 특정한 모양을 가지며 특별한 이름을 부여받는다. 그림 9.4에서 보인 분포는 좌 왜향분포(negatively skewed distribution)라고 부른다. 왜냐하면, 평균이 중위수의 왼쪽에 있기 때문이다. 그림 9.5의 분포는 우 왜향분포(positively skewed distribution)라고 부른다. 이는 평균이 중위수의 오른쪽에 있기 때문이다.

왜향된 자료는 나머지 자료보다 매우 크거나 매우 작은 값이 있을 때 발생하는 경향이 있다. 그러므로 빈도 히스토그램은 비대칭적이며 치우쳐 있다. 이러한 분포에서는 중위수(median)와 평균의 차이가 크면 클수록 더 많이 치우친 분포를 가진다.

또한, 정규분포에 적합하진 않지만 대칭적인 분포를 하는 것도 가능하다. 가장 일반적인 분포는 무작위 분포(random distribution), 규칙적(regular) 분포, 그리고 흩어진(under-dispersed) 분포가 있다. 예제가 아래에 주어져 있다.

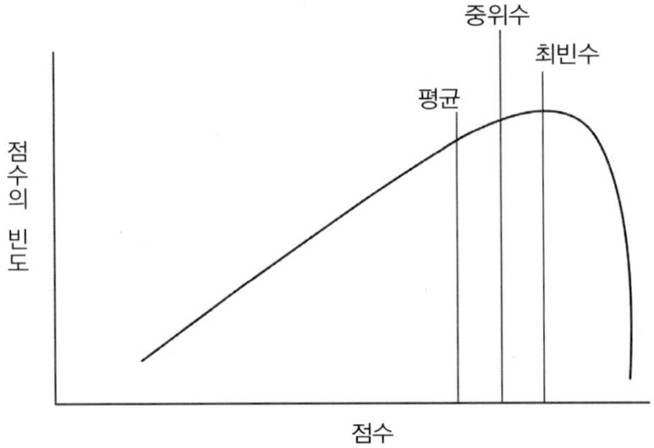

그림 9.4 좌 왜향 분포

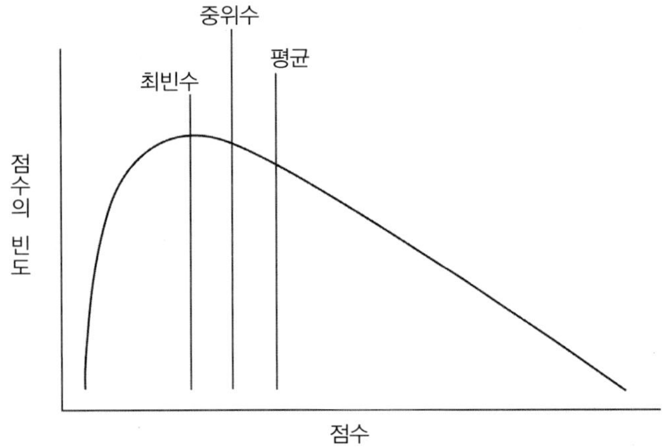

그림 9.5 우 왜향 분포

무작위와 응집 분포 Random and clumped distributions

분산이 평균과 대략 같은 자료를 무작위 분포를 따른다고 표현한다. 무작위 분포(random distribution)는 일반적이지 않는 경향을 보인다. 무작위 분포의 예는 정해진 지역 내에서 어떤 질병이 발생하는 수를 들 수 있다. 낭포성 섬유증(cystic fibrosis)에 대한 분포가 그림 9.6에 제시되어 있다.

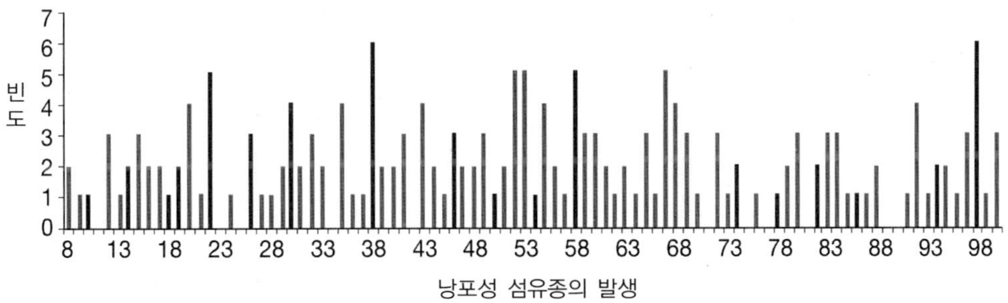

그림 9.6 영국에서 낭포성 섬유종의 발생

진정한 무작위(randomness)는 비교적 보기 드물어야 하며, 많은 질병 현상의 지리학적 분포는 응집(clumped)되거나 넓게 흩트려진 경향을 보인다. 특정 지역이 어떤 질병에 대하여 높은 발생률을 가지고 있다고 인식한 질병 발생에 관하여 이야기하려고 한다. 무작위 현상들에서는 각각의 사건(낭포성 섬유증의 발생)이 다른 발생과 관련되어 있지 않다. 예를 들어 전염병이나 어떤 환경적 요인에 의해 발생하는 병들과 같이 만약 분포가 응집되어 있다면 그 사건들은 관계가 있다고 할 수 있다. 응집된 분포는 강한 우 왜향분포를 보이는 경향이 있다(평균이 중위수의 오른쪽에 있음). 이러한 분포는 미국의 도심지 전역에서 발생하는 AIDS 발생에 대한 보고에서 보인다(그림 9.7).

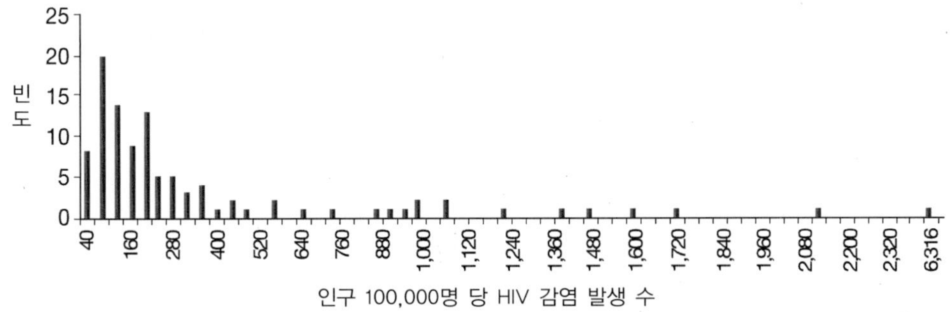

그림 9.7 도심 지역에서 1999년에 보고된 인구 100,000명당 AIDS 사례. 2,080 값 뒤의 점은 6,316의 값을 갖는다. 따라서 x축은 잘려져 있다. 이 분포는 매우 심하게 오른쪽으로 치우쳐 있고 자료는 응집되어 있다. 평균은 359, 중위수는 162, 최빈수는 47이다(근원 : http://www.cdc.gov/hiv/stats/hasrlink.htm).

마지막으로 살펴볼 분포가 **규칙적 분포**(regular distribution)이다. 규칙적 분포는 정규분포의 극단적인 형태이다. 규칙적 분포에서는 표준편차가 평균보다 상대적으로 작다. 이는 자료가 매우 좁게 퍼져 있다는 것을 뜻한다. 하나의 예가 모집단에서 손가락과 발가락의 숫자이다. 명확하게 8개 이하의 손가락과 발가락을 가진 사람들은 드물다. 그래서 분포는 규칙적일 것이다. 만약 정규분포의 모양이 그림 9.8과 같다면 **첨도(kursosis)**를 보인다고 말할 것이다. 또한, 곡선의 점이 평평하다면, 그것 역시 첨도를 보인다고 말할 수 있다.

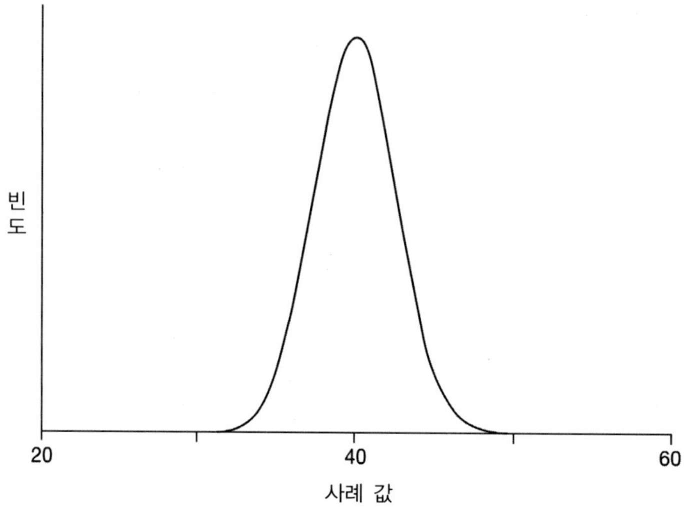

그림 9.8 평균이 40이고 표준편차가 2인 규칙적 분포

응집분포와 무작위 분포를 구분하는 것은 중요하다. 여기서 공부하고 보았던 기본적인 특성에 관한 것으로써 자료가 분포되어 있는 방식은 중요하며, 또한 분포와 질병의 확산에 관한 연구(역학, epidemiology)와 관련이 있다. 또한, 통계 검정을 하기 전에 자료가 어떻게 분포되어 있는지 알 필요가 있다. 우리는 뒤에 설명할 통계 검정에 사용된 다양한 형태의 분포를 구별해 낼 수 있다.

이번 장을 읽고 연습문제를 풀면 아래와 같은 생각들과 단어에 익숙해질 것이다 :

- 빈도 히스토그램
- 확률
- 정규분포
- 규칙적 분포
- 무작위, 응집 분포
- 왜도(Skewness)와 첨도(Kurtosis)
- 수의 분포에 대한 개념과 분포가 확률과 어떻게 연관되어 있는가?
- 정규분포의 속성
- 자료가 어떻게 분포되어 있는지 아는 것에 대한 중요성

연 습 문 제

1. 20명으로부터 집게손가락의 길이를 측정하시오. 이 자료를 이용하여 빈도 히스토그램을 그리고, 참여자의 성별을 기록하시오. 그리고 결과에 대하여 논의해보시오. 어떤 분포가 조사한 자료에 알맞은가?
2. 연습문제 1을 반복하시오. 그러나 이번에는 표본의 수를 늘리시오. 일련의 사람들과 같이 일한다면 결과를 합하기를 원할 수도 있다(다른 참여자로부터 측정한 경우에만). (a) 결과에 대해 논의하시오. 어떤 분포가 조사한 자료에 알맞은가? (b) 분포의 모양이 변하였는가? 그 점이 무엇을 말해 주는가? (c) 남성 참여자와 여성 참여자를 나누었다면 분포는 어떻게 될까?
3. 동전을 4번 던지면 (a) 가능한 결과물의 조합은 무엇인가? (b) 각 결과의 확률은 얼마인가? (c) 동전을 4번 던졌을 때 앞면이 3번, 뒷면이 1번 나올 확률은 얼마인가?
4. Symphadiol 실험으로부터 두 처리 집단의 체중 감소의 빈도 분포를 그리시오. 분포가 무엇을 말하고 있는가?

CHAPTER 10

예측

Making Predictions

- ☐ 표본 평균이 모평균과 얼마나 가까이 있는지를 어떻게 추정할 수 있을까?
- ☐ 표준오차(standard error)란 무엇인가?
- ☐ 신뢰한계(confidence limits)를 어떻게 계산할 수 있는가?
- ☐ z 점수는 무엇이며, z 점수를 예측에 어떻게 사용할 수 있는가?

이 장은 다음을 상기하는 것으로 시작해보자. *대부분의 보건의료 전문가들은 연습을 통해 많은 기술을 배운다. 통계학에서도 연습 없이 통계 전문가가 될 생각은 버리는 것이 좋다.*

자료를 기술하는데 통계학을 어떻게 사용할 수 있는지, 자료를 어떻게 수의 분포로 표현할 수 있는지, 그리고 이론적으로 분포가 예측하는데 어떻게 사용될 수 있는지를 살펴보았다. 이제는 예측을 어떻게 하는지 살펴볼 것이다. 이 경우에 우리가 알고자 하는 것은 일반적이지 않은 특정한 사건들이 일어날 가능성이 얼마나 되겠는가 하는 것이다.

처음으로 기술할 통계량(statistic)은 예측이라고는 전혀 생각되지 않는 통계량이지만, 잘 정의되어 있다. 이는 가장 많이 인용되는 통계량의 하나로 표본평균의 **표준오차(standard error, SE)**라고 부른다. 그렇다면 표준오차는 무엇인가? 그리고 왜 자주 인용되는가?

평균의 표준오차는 **표본**평균(**sample** mean)이 **모**평균(**population** mean)에 얼마나 가까운가에 대한 예측을 할 수 있게 한다. 다시 말하면 표본이 얼마나 좋은가? 이다. 엄밀한 의미에서 표준오차는 필수적인 통계량(vital statistics)이다. 기억하라, 전체 모집단으로부터 자료를 모을 수 없어서 일반적으로 모집단으로부터 표본을 추출한다. 표준오차는 표본으로부터 구한 측정치(measure)가 실제 모집단(true population)의 측정치와 얼마나 가까이 있는가를 제안해주는 예측치(prediction)이다.

중심극한정리와 표준오차 Central limit theorem and standard error

표준오차라는 것은 처음에는 이상하다 싶은 느낌이 있지만, 실제로는 **중심극한정리**(central limit theorem)라고 불리는 '통계학적 법칙'을 형성한다. 이러한 법칙은 기본적으로 일련의 표본을 수집하고, 이 표본들의 평균에 대한 빈도 히스토그램을 그리면 분포는 정규 분포를 따르게 될 것이라는 것이다. 만약 매우 많은 무작위 표본(random samples)을 수집했다면 이러한 분포의 평균은 모평균과 같아질 것이다. 스스로 시도해 보고 증명해 보기를 원한다(Box 10.1).

Box 10.1

> Symphadiol 실험(제5장)에서 대조군을 대상으로 뽑은 표본의 키를 살펴보자. 표본평균은 179cm이지만, 무작위로 대조군에서 10명을 부 표본(sub-sample)으로 뽑아 평균을 측정한다면 179cm와 다를 것이다. 이는 표본추출 오차(sampling error) 때문이다.
>
> 대조군에서 30개의 부 표본을 뽑아 키를 측정한 후 이 표본들의 평균을 빈도 히스토그램으로 그려보아라. 히스토그램은 어떤 모양인가?

중심극한정리는 우리를 어떻게 도와줄 것인가? 표본평균의 분포는 정규분포 모양을 따른다. 이 분포는 다른 정규분포들과 비슷하게 같은 변곡점을 가질 것이다. 기억해야 할 것은, 우리가 수직선을 x축과 만날 때까지 아래로 그었을 때 차단(interception)이 일어나는 점이 통상적으로 표준편차로 알려져 있다.

표본평균의 분포에서는 '표본평균의 표준편차'라고 알려졌지만, 간단하게 '**표준오차**(standard error)'라고 부른다. 표준편차와 마찬가지로 모평균으로부터 1 표준 오차(1 SE)만큼 적은 값과 큰 값사이에 해당하는 범위의 값은 모든 표본평균의 68.27%를 차지한다. 또한, 모평균이 표본평균±1 표준오차 사이에 있다는 것을 68.27%의 신뢰도(confidence)를 가지고 예측할 수 있다. 표준오차는 계산하기 쉽다. 표준오차는 표준편차를 표본크기(sample size)의 제곱근으로 나눈 값이다.

$$SE = \frac{s}{\sqrt{n}}$$

위의 수식에서 s는 표준편차이고 n은 표본 크기이다. 수작업으로 표준오차를 계산할 때는 표본크기의 제곱근(square root)을 먼저 구해야 한다.

표본평균의 표준오차는 표본평균이 모평균에 대한 얼마나 정확한 측정치인가에 대한 예측치이다. 표준편차가 커지면 커질수록, 표준오차도 점점 커진다.

Box 10.1의 예제를 보면, 대조군으로부터의 표본평균은 179이고 표준오차는 38.7이라는 것을 알 수 있다. 이것이 알려주는 바는 평균이 179-38.7과 179+38.7, 또는 140.3과 217.7 사이에 있을 것이라는 것을 68.27% 신뢰할 수 있다는 것이다. 물론 68.27%의 신뢰도가 의미하는 바는 100번 중에서

약 68번 정도 예측이 맞는다는 것이다. 통계학적 용어로 $p=0.68$이라고 말하거나, 모평균이 그 범위 안에 속할 확률이 0.68이라고 할 수 있다. 그러므로 모평균이 그 범위 안에 속하지 않을 확률이 0.32이라는 것이다. 즉 100번 중에 약 32번 정도는 예측이 틀릴 수 있으며, 이때 모평균은 예측된 한계 바깥쪽에 있을 것이다.

자료가 정규분포를 따를 때에만 표준오차가 의미가 있다는 것에 주의하라. 표준오차는 **모수 통계량**(parametric statistic)이고, 이 값은 자료의 분포에 의존한다.

Box 10.2

Symphadiol 실험으로부터 키에 대한 자료를 다시 한번 살펴보자. 5개의 사례를 수집하여 표준오차를 계산해보자. 10개의 사례를 가지고 표준오차를 계산해보자. 그리고 마지막으로 15개의 사례를 가지고 또 다른 표준오차를 계산해보자.

- 표본 크기와 표준오차 간의 관계는 무엇인가?
- 변동(variability)이 적을 때 표준오차는 어떻게 되는가?
  (변동의 측정치로 표준편차를 이용한다는 것을 기억하라.)
- 변동과 표준오차 간에는 어떠한 관계가 있는가?

어떻게 신뢰도를 높일 수 있을까 How to increase your confidence

이제 100번의 경주에서 68번 정도 승리할 가능성을 갖는 말에게 5£의 돈을 걸 수는 있지만, 이러한 가능성에 기초하여 보건의료 절차를 바꾸는 것은 어리석은 짓이라고 할 수 있다.

정말로 보건의료에 대한 예측이 더 높은 신뢰도를 가지기를 원할 것이다. 실제로 연구자들은 결과가 우연에 의해 발생한 것이 아니라는데 95% 또는 95% 이상의 신뢰도를 갖기를 원한다. 몇몇 의학 연구에는 신뢰도 수준이 99%이다. 통계적 검정의 결과를 보고할 때 통상적으로 우연히 일어난 결과에 대한 확률로 보고한다. 그러므로 알려진 바와 같이 **통계적으로 유의한** 결과(**statistically significant** result)를 얻는다는 것은 p(확률, probability)가 0.05이거나 0.05 미만이어야 한다. 특히 의학 연구에는 p가 0.01 또는 0.01 미만이어야 한다.

신뢰한계 계산하기 Calculating confidence limits

이 방법은 n이 30 이상인 대규모 표본인 경우에만 사용할 수 있다. 만약 모평균의 값을 예측함에 있어서 95% 이상의 신뢰도를 얻기 원한다면 우리에게 필요한 것은 다음과 같이 추정치에 대한 한계를 정하는 것이다:

평균± 1.96 × 표준오차

만약 99%의 신뢰도를 원한다면 평균± 2.58 × 표준오차를 사용할 수 있다. 물론 이 값들을 저절로 얻을 수는 없다. 그리고 이 값들이 어디서 왔는지 알기를 원한다면 다음을 잘 읽어야 할 것이다.

z 점수 *z* scores

95%와 99%의 신뢰한계를 계산하기 위해 사용된 값은 정규분포로부터 구한 *z* 점수이다. 통계학과 조금 더 친밀해지고 나면 신뢰한계를 구하기 위해 *z* 점수가 사용되었다는 것을 잊게 될 것이다. 그러나 통계량을 잊게 되더라도 *z* 점수는 적절하게 예측하고 계획을 짜는데 도움을 줄 것이다.

z 점수란 무엇인가? So what is a *z* score?

z 점수는 빈도 분포에서 수평 축(x axis)에 대한 거리(distance)의 측정치이고, 표준편차 단위로 측정한 값이다. 복잡해 보이지만 실제로 그렇지는 않다. 이렇게 한번 생각해보자. 여러 나라 사람들의 폐 용량(lung volume)의 차이를 비교해보고 싶다고 할 때, 유일한 문제는 각 나라의 폐 용량 측정에 있어서 서로 다른 기구들을 사용한다는 것이다: 어떤 곳은 리터(liters), 어떤 곳은 파인트(pints), 또 다른 어떤 곳은 입방 피트(cubic feet)를 사용한다. 우리가 해야 할 첫 번째 일은 모든 측정치를 한 가지 형태로 표준화시키는 것이다.

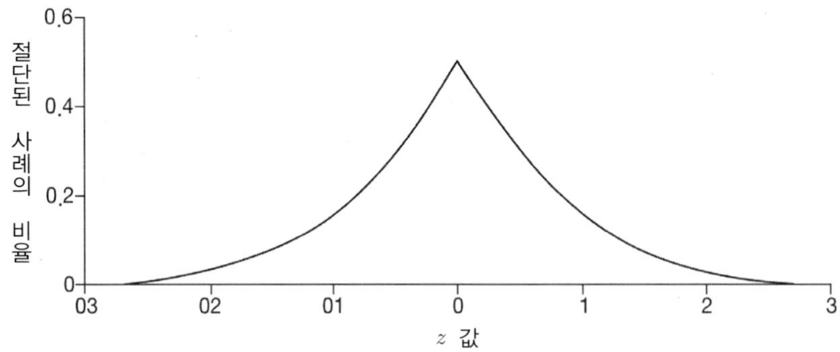

그림 10.1 주어진 z 값에 대하여 절단된 사례의 비율

통계학에서도 마찬가지이다. 특정 사례가 얼마나 일반적이지 않은가를 측정하고자 한다면 표준(standard)을 사용하면 된다. 우리는 이미 표준 측정의 한 가지 형태인 표준편차에 대하여 논의하였다. 정규분포에서 평균−1 표준편차로부터 평균+1 표준편차 사이에 있는 사례는 전체 자료의

68.27%를 차지한다. 그렇다면 z 점수란 무엇인가? z 점수는 평균 관심이 있는 다른 측정값 사이의 거리를 표준편차의 단위로 기술한 것이다. z 점수 1은 1 표준편차와 같다. 평균으로부터 양 방향으로 $+1$, -1 표준편차씩 이동하면 분포에 포함된 모든 사례의 68.27%를 차지하게 될 것이다(78쪽). 만약 평균으로부터 ± 2 표준편차($z=2$)만큼 이동하면 모든 사례의 95.44%를 차지하는 것을 보게 될 것이다. 그리고 ± 1.96 표준편차($z=\pm 1.96$)에는 모든 사례의 95%가 포함되며, ± 2.58 표준편차($z=\pm 2.58$)에는 99%가 포함된다. 그러므로 z 점수는 단순히 표준편차의 배수(multiple)이다.

주어진 사례에서 다음과 같이 z 점수를 계산할 수 있다 :

$$z = \frac{\text{사례} - \text{평균}}{\text{표준편차}}$$

또는

$$z = \frac{x - \bar{x}}{s}$$

z 점수로 무엇을 할 수 있나? 예측 Ok, so what can we do with this z score? Making predictions

z 점수는 평균과 점수 사이에 포함된 사례의 비율(proportion)이다. 비율을 찾기 위해서 일반적으로 z 점수표를 사용한다. z 점수표는 표 10.1과 같다. 첫 번째 열은 z 점수를 10분위 단위로 내려가며 보여준다. 또한, 첫 번째 행은 z 점수를 100분위 단위로 내려가며 보여준다. 1.12라는 점수를 찾기 위해서는 첫 번째 열의 1.1로 가서 교차하는 행을 기준으로 첫 번째 행의 0.02수준까지 내려가면 된다. z 점수를 계산하기 위한 연습이 필요하다. 아래에 나오는 예제가 실용적이려면 10개 정도의 자료를 가지고 사용을 해보아야 하지만, 기억해야 할 것은 신뢰도가 있는 z 점수를 사용하기 위해서는 자료가 적어도 30개 이상일 때에 가능하다.

간호사 멘토(nurse mentor)는 간호 학생들이 A&E 병동에 있는 동안 몇 번의 주사를 놓는지 비교해 보기로 했다. 그 값은 표 10.2에 나와 있다. 간호사 멘토가 알고 싶은 것은 간호사가 4번 혹은 그 이하로 주사를 놓는 학생들의 비율이 어느 정도인가 하는 것이다. 사실 4번은 간호사 멘토가 학생들이 달성하기를 원하는 최소한의 횟수이다. 여기서 우리는 무엇을 알아야 하는가? 위의 식을 살펴보라. 특수한 사례(혹은 값)에 대한 z 점수를 계산하기 위해서는 식에 세 가지의 값(모수)을 넣을 필요가 있다. z 점수를 계산하기 위하여 다음의 식을 이용한다:

$$z = \frac{x - \bar{x}}{s}$$

> z 점수를 계산할 때 음수는 사례가 더 크거나 더 작다는 것을 의미한다. 음수는 평균보다 작다는 것을, 양수는 평균보다 크다는 것을 의미한다.

직접 계산을 하면 다음과 같다:

$$z = \frac{4 - 9}{6.72}$$

◀ 우선 식의 위쪽을 계산한 후 아래쪽 값으로 나눈다.

값 4에 대한 z 점수(-0.75)를 계산한 후 표 10.1에 있는 값을 살펴볼 필요가 있다. 이 값은 z 점수까지의 정규분포 곡선(normal curve)의 비율을 말해주는 것이다. 부호는 무시하라. 어떻게 이 값을 구할 수 있나? 0.7이 될 때까지 첫 열의 아래쪽으로 내려가서 그 행에서 0.05와 교차하는 값을 찾는다(0.7과 0.05를 더하게 되면 0.75가 된다). 그리고 표에서 값을 읽어라.

이러한 평균과 표준편차를 갖는 경우 모집단의 비율은 0.2266, 또는 23% 정도일 것이다. 이 값을 가지고 우리는 4번 혹은 그 이하로 주사를 놓는 데 성공한 학생의 비율이 23% 정도임을 예측할 수 있다. 명백하게 4번 이하로 주사할 기회가 너무 높다. 그러므로 간호사 멘토는 A&E 병동에서 이러한 측면을 어떻게 관리할 것인가를 다시 생각할 필요가 있다.

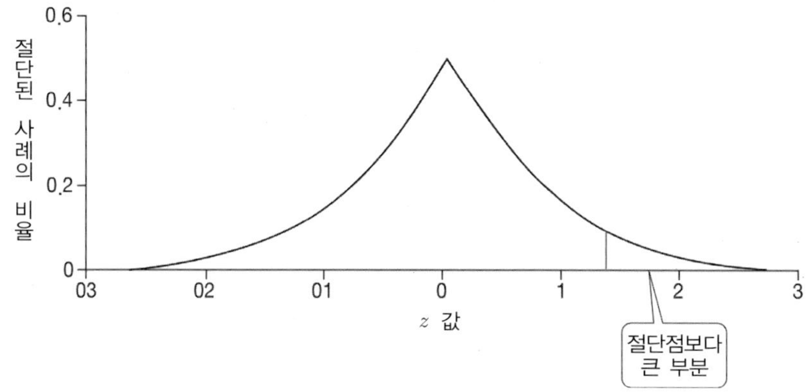

그림 10.2 z 점수 1.3에서 절단된 사례의 비율

명백하게 10개의 표본을 갖는 경우 z 점수를 계산할 필요 없이 자료가 무엇을 의미하는지를 보는 것은 상대적으로 쉽다. 그러나 만약 우리가 50명 또는 750명의 학생을 관리해야 한다면 어떻게 하여야 하나? z 점수를 사용하는 것과 관련한 두 가지 내용을 설명하려고 한다.

- 분포에 있어서 사례에 대해 예측을 하기 위해서는 평균과 표준편차를 알아야 한다.
- 위의 예제에서 23%라는 예측은 우리가 추측했던 값(아마도 20% 정도)과 얼마나 가까운지 볼 수 있다. 10개의 표본은 정규분포를 따르지 않는다(단지 예제로 사용했을 뿐이다). 그럼에도 불구하고 예측은 현실과 거의 맞아떨어진다. 이는 정규분포에 기초한 검정의 중요한 특성을 보여주고 있다: 그것들을 통계학자들은 **로버스트(robust)**라고 부른다. 즉 우리가 몇 개의 가정을 깰 수 있으며 그것들은 여전히 작용할 것이다.

z 점수의 또 다른 유용한 측면은 그들은 역으로 사용될 수 있다는 것이다. 즉 우리가 자료를 가지고 있고 어떤 확률이나 위험 수준에서 일어날 수 있는 사례의 값을 예측하기 원한다. 이를 설명하기 위하여 예제를 이용할 것이다.

표 10.1 z 점수에 따라 결정된 정규분포 곡선의 면적

z	0	0.01	0.02	0.03	0.04	0.05	0.06	0.07	0.08	0.09
0	0.5000	0.4960	0.4920	0.4880	0.4840	0.4801	0.4761	0.4721	0.4681	0.4641
0.1	0.4602	0.4562	0.4522	0.4483	0.4443	0.4404	0.4364	0.4325	0.4286	0.4247
0.2	0.4207	0.4168	0.4129	0.4090	0.4052	0.4013	0.3974	0.3936	0.3897	0.3859
0.3	0.3821	0.3783	0.3745	0.3707	0.3669	0.3632	0.3594	0.3557	0.3520	0.3483
0.4	0.3446	0.3409	0.3372	0.3336	0.3300	0.3264	0.3228	0.3192	0.3156	0.3121
0.5	0.3085	0.3050	0.3015	0.2981	0.2946	0.2912	0.2877	0.2843	0.2810	0.2776
0.6	0.2743	0.2709	0.2676	0.2643	0.2611	0.2578	0.2546	0.2514	0.2483	0.2451
0.7	0.2420	0.2389	0.2358	0.2327	0.2296	0.2266	0.2236	0.2206	0.2177	0.2148
0.8	0.2119	0.2090	0.2061	0.2033	0.2005	0.1977	0.1949	0.1922	0.1894	0.1867
0.9	0.1841	0.1814	0.1788	0.1762	0.1736	0.1711	0.1685	0.1660	0.1635	0.1611
1.0	0.1587	0.1562	0.1539	0.1515	0.1492	0.1469	0.1446	0.1423	0.1401	0.1379
1.1	0.1357	0.1335	0.1314	0.1292	0.1271	0.1251	0.1230	0.1210	0.1190	0.1170
1.2	0.1151	0.1131	0.1112	0.1093	0.1075	0.1056	0.1038	0.1020	0.1003	0.0985
1.3	0.0968	0.0951	0.0934	0.0918	0.0901	0.0885	0.0869	0.0853	0.0838	0.0823
1.4	0.0808	0.0793	0.0778	0.0764	0.0749	0.0735	0.0721	0.0708	0.0694	0.0681
1.5	0.0668	0.0655	0.0643	0.0630	0.0618	0.0606	0.0594	0.0582	0.0571	0.0559
1.6	0.0548	0.0537	0.0526	0.0516	0.0505	0.0495	0.0485	0.0475	0.0465	0.0455
1.7	0.0446	0.0436	0.0427	0.0418	0.0409	0.0401	0.0932	0.0384	0.0375	0.0367
1.8	0.0359	0.0351	0.0344	0.0336	0.0329	0.0322	0.0314	0.0307	0.0301	0.0294
1.9	0.0287	0.0281	0.0274	0.0268	0.0262	0.0256	0.0250	0.0244	0.0239	0.0233
2.0	0.0228	0.0222	0.0217	0.0212	0.0207	0.0202	0.0197	0.0192	0.0188	0.0183
2.1	0.0179	0.0174	0.0170	0.0166	0.0162	0.0158	0.0154	0.0150	0.0146	0.0143
2.2	0.0139	0.0136	0.0132	0.0129	0.0125	0.0122	0.0119	0.0116	0.0113	0.0110
2.3	0.0107	0.0104	0.0102	0.0099	0.0096	0.0094	0.0091	0.0089	0.0087	0.0084
2.4	0.0082	0.0080	0.0078	0.0075	0.0073	0.0071	0.0069	0.0068	0.0066	0.0064
2.5	0.0062	0.0060	0.0059	0.0057	0.0055	0.0054	0.0052	0.0051	0.0049	0.0048
2.6	0.0047	0.0045	0.0044	0.0043	0.0041	0.0040	0.0039	0.0038	0.0037	0.0036
2.7	0.0035	0.0034	0.0033	0.0032	0.0031	0.0030	0.0029	0.0028	0.0027	0.0026
2.8	0.0026	0.0025	0.0024	0.0023	0.0023	0.0022	0.0021	0.0021	0.0020	0.0019
2.9	0.0019	0.0018	0.0018	0.0017	0.0016	0.0016	0.0015	0.0015	0.0014	0.0014
3.0	0.0013	0.0013	0.0013	0.0012	0.0012	0.0011	0.0011	0.0110	0.0010	0.0010
3.1	0.0010	0.0009	0.0009	0.0009	0.0008	0.0008	0.0008	0.0008	0.0007	0.0007
3.2	0.0007	0.0007	0.0006	0.0006	0.0006	0.0006	0.0006	0.0005	0.0005	0.0005
3.3	0.0005	0.0005	0.0005	0.0004	0.0004	0.0004	0.0004	0.0004	0.0004	0.0003
3.4	0.0003	0.0003	0.0003	0.0003	0.0003	0.0003	0.0003	0.0003	0.0003	0.0002

표 10.2 A&E 병동에서 학생 간호사 집단에 의해 시행된 주사 수

학생 간호사	1	2	3	4	5	6	7	8	9	10
주사한 수	9	3	19	5	7	8	23	5	3	8

정규 간호사(Staff nurse)인 Andrew Peters는 A&E 부서에서 공급물자를 청결히 유지하는 책임을 맡고 있다. 그는 제품들을 새 건물로 옮겨야 함을 통보받았다. 불가피하게도 대부분의 새 건물에서는 공간이 부족하여 Andrew는 그가 저장하여야 할 무균 드레싱(sterile dressings)의 수에 관심이 있다. A&E 부서에서의 수요가 일정하지 않아 특정한 시기에 얼마나 많은 무균 드레싱을 보유하고 사용되어야 하는지에 대해 예측하는 것을 어렵게 만들었다. 명확하게 Andrew는 매우 많은 양의 드레싱을 가지고 있어야 하지만 공간이 늘 부족했다. 분명히 그는 위험 평가(risk assessment)가 필요하다. 과잉 저장에 대한 비용은 낭비이고 부족한 저장에 대한 비용은 부서가 환자들에게 적절한 진료를 제공해야 하는 능력에 영향을 미칠 것이다.

다행스럽게도 Andrew는 지난해 매주 사용된 드레싱의 수에 대한 정보를 모았다. 표본 크기는 52이고 매주 사용된 드레싱 수에 대한 평균은 58이었으며 표준편차는 9였다. 이러한 평균과 표준편차를 갖는 이론적인 정규분포는 그림 10.3에 보여진다. 이제 Andrew는 대다수의 극단적인 환경을 제외하고는 정량을 준비하고 싶었다. 그는 모든 수요 수준을 99%까지 준비하기로 했다. 이를 위하여 1% 또는 0.01의 값을 z 표에서 찾아야 한다. z 표는 남아있는 수를 말한다는 것을 기억하여야 한다.

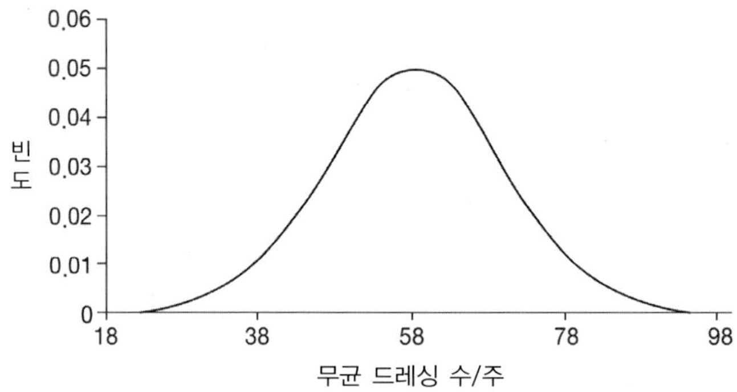

그림 10.3 평균이 58이고 표준편차가 9인 이론적인 정규분포

측면 아래의 z 점수가 따라가는 것이 아니라, 표 안의 값을 읽어야 한다. z 점수는 약 2.29이다. 이제 수학적인 계산이 필요하다. z 점수를 통하여 몇 개의 드레싱이 필요한지를 알기 원한다.

이를 위한 z를 계산하기 위해 사용한 평균과 표준편차를 넣어야 한다. s는 표준편차의 기호임을 기억하라.

$$z = \frac{x - \bar{x}}{s}$$

Andrew의 예제에서는

$$2.29 = \frac{x - 58}{9}$$

Andrew는 사례 값 x를 구하기 위하여 식을 풀어야 한다. 이를 위해 식의 양변에 9를 곱한다. 그러면 식 우변의 9가 사라지면서 $20.61 = x - 58$이라는 식이 얻어진다. 식의 우변에 있는 -58을 좌변으로 옮겨서 계산하면 $+58$이 된다. 그러므로 다음과 같은 값을 가진다.

$x = 78.61$

만약 Andrew가 99%의 확률로 재고가 바닥나지 않게 무균 드레싱을 관리하려면 약 79개를 저장할 필요가 있다.

이번 장을 읽고 연습문제를 풀면 아래와 같은 생각들과 단어에 익숙해질 것이다 :

- 통계학은 예측을 하기 위해 만들어졌다.
- 표준오차와 신뢰구간(confidence interval)은 예측이다.
- 표본평균에 대한 표준오차와 신뢰구간은 어떻게 계산하는가?
- '로버스트(robust)'라는 용어는 무엇을 의미하는가?
- z 점수를 어떻게 계산하는가?
- 예측을 위해 z 점수를 어떻게 사용하는가?
- 표준오차와 신뢰구간은 표본평균이 모평균에 얼마나 가까이 있는지를 예측한다.
- 중심극한정리에 대한 이해

연 습 문 제

1. Symphadiol 실험에서 대조군의 키 평균은 179cm이다. 평균에 대한 표준편차, 표준오차와 95% 신뢰한계를 계산하시오.
2. 문제 1에서 각 계산에 대하여 각 통계량이 무엇을 말하는지 설명하시오.
3. Bernard Smith는 주삿 바늘 교환 프로그램에서 일하는 지역사회 간호사이다. 이동 설비 차에서 새 주삿 바늘이 떨어지는 일이 종종 발생하는 데 관심이 있다. Bernard는 매일 밤 얼마나 많은 새 주삿 바늘이 사용되는지 기록하였다. 평균은 76이고 표준편차는 20이었다.
   (a) 주삿 바늘이 떨어지는 것에 대한 어떤 보건의료 프로그램을 만들어야 한다고 생각하는가?
   (b) 프로그램이 어떻게 주삿 바늘이 떨어지는 것을 약화시킬 수 있는가?
   (c) Bernard가 (i) 95%와 (ii) 65% 확실성을 가지고 주삿 바늘이 다 떨어지지 않게 하기 위해서는 얼마나 많은 주사 바늘을 저장할 필요가 있는지 계산하여라.

CHAPTER 11

평균 간 차이에 대한 검정

Testing for Differences between Means

- ☐ 평균 간에 차이가 있는가를 알아보기 위하여 어떻게 검정할 것인가?
- ☐ F 검정, z 검정, t 검정이란 무엇인가?
- ☐ F 검정, z 검정, t 검정은 언제 사용되는가?
- ☐ 단측 검정과 양측 검정의 차이는 무엇인가?

예측을 하는 데 있어 통계를 어떻게 사용하는지를 살펴보았다. 두 집단 간 결과의 차이가 우연히 발생한 것인가를 예측하기 위하여 통계를 어떻게 사용하는가 살펴볼 것이다.

Box 11.1

좋은 설계(Good design)

대조군이 대표성이 있는가를 보장하기 위해서 어떤 조치를 취할 수 있을 것인가?

우리가 연구한다고 가정해 보자. 우선 실험군(experimental group)과 대조군(control group)을 만들 것이다: 실험군은 개입(intervention)을 받을 연구대상자(subject)이다. 이 연구에서는 외과 병동에서 새로운 치료법과 관련된 환자의 수술 후 회복률을 측정해 왔다. 이 치료법은 환자가 수술을 받는 동안 그들이 좋아하는 음악을 틀어놓는 것이다. 이 연구에서 측정된 변수는 회복에 든 시간이다. 그러므로 종속변수는 시간이다. 독립변수는 처리 집단(treatment group)이다. 환자들은 자신이 연구 집단(study group) 또는 대조군(control group) 중 하나에 속했다고 생각할 것이다.

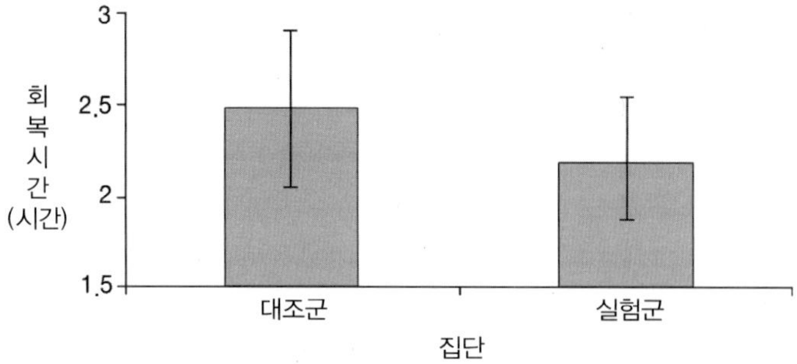

그림 11.1 두 환자 집단의 수술 후 회복시간의 평균. 실험군은 환자들이 좋아하는 음악을 들려준 집단

자료를 수집한 후 첫 번째로 해야 할 것은 자료를 가지고 그림을 그리는 것이다. 이를 통하여 자료를 원하는 대로 처리하는 것이 가능할 것이다. 자료에 대한 변동을 막대 형태로 보이는 빈도 히스토그램(frequency histogram)이나 막대 도표(bar chart)로 그리기 원할 것이다. 막대는 일반적으로 범위(range), 표준오차(standard error) 또는 표준편차(standard deviation)를 보여 준다. 때때로 한 개 이상의 통계량이 보인다(제7장). 이제 자료에 대한 그림을 그렸다. 실험군이 더 빠른 회복 시간을 가짐을 알았다. 또한, 일반적이지 않은 결과(이상점, outlier)가 있는지를 히스토그램을 그려봄으로써 알 수 있다.

Box 11.2

언제 검정이 필요한가? (When do you need a test?)

기술통계량에 근거하여 언제 통계 검정이 필요하다고 결정하는가?

결과적으로 두 집단 간 평균 회복시간에는 차이가 있다. 여기에서 묻고 싶은 질문은 그 차이가 우연히 발생한 것인가 하는 것이다. 즉 그 차이는 단순히 표본추출 오차(sampling error) 때문인가(제8장)? 하는 것이다. Box 10.1에 있는 자료를 사용했다는 것을 기억하라. 이 자료는 모두 같은 모집단에서 추출되었다. 그러나 평균 간의 차이는 모두 다르다. 이러한 차이는 표본추출 오차 때문이다. 우리가 검정할 때 묻고자 하는 질문은 관찰된 결과가 우연에 의한 것인가 하는 것이다: 이 평균들은 모두 같은 모집단에서 추출되었는가(사례들에는 모평균 간에 차이는 존재하지 않는다)? 또는 두 개의 분리된 모집단에서 추출되었다면 모집단 사이의 차이는 처리의 영향인가?

F 검정 The F test

이 문제와 관련된 전체 집단에 대한 검정이 있다. 이 장에서는 F, 스튜던트 t, 그리고 z라 불리는 통계량에 대하여 살펴볼 것이다. 대부분의 통계 검정들과 마찬가지로 이 통계량들은 사용하여야 할 때와 사용하지 말아야 할 때에 대한 규칙을 가지고 있다. 사실 통계량을 적용하는 기법은 특정 검정을 언제 사용해야 하는가를 아는 것이다. 즉 어떤 규칙이 적절하게 적용되는지 하는 것들을 말한다. 이는 몇 가지 치료법과 비유할 수 있을 것이다. 예를 들어 개원의가 특정 약이 어떻게 작용하는 지 완전하게 알지는 못하지만, 나타나는 증상들에 근거하여 언제 투약을 할 것이고, 언제 투약을 하지 말아야 하는지는 알 것이다. 통계량에서도 마찬가지이다. 어떤 통계를 언제 적용해야 하는 지 알 필요가 있다. 또한, 심지어 수학적인 부분을 따라가지 못한다 할지라도 컴퓨터 프로그램으로부터 올바른 검정을 선택할 수 있어야 한다.

Box 11.3

검정에 대한 탐색(Exploring the tests)

몇 개의 양적 연구논문(quantitative research paper)을 읽어 보라.
가장 많이 사용된 통계량은 무엇인가?

F, z 그리고 t 검정에 대한 규칙들은 다음과 같다:

- 종속변수는 구간척도나 비율척도로 측정되어야 한다.
- 표본들은 정규분포를 따르는 모집단으로부터 추출되어야 한다.
- z과 t에 대해서 표본들의 **분산**(variance)은 같아야 한다.

(우리가 보다 다양한 지식을 갖는다면 이러한 문제들에 대한 방법들을 찾아낼 수 있을 것이다)

분산의 기호는 s^2이다.

이러한 검정을 위하여 먼저 분산을 살펴볼 것이다. 이는 F 검정에 기초한다. 분산은 변동의 또 다른 측정치이다: 사실 분산은 표준편차의 제곱(s^2)이다. 이 값은 많은 통계 검정에서 사용된다. F 검정 또는 풀어써서 **등분산성에 대한 F 검정**(**F** test for equality of variance)은 두 표본 간의 분산이 같은지를 보기 위한 검정이다. 또는 '통계적으로 다른 차이가 없는'이라고 말하기도 한다. 이것이 왜 중요한가? 만약 분산이 다르다면 모집단에서 추출된 정규분포의 모양이 현저하게 다르다는 것을 말해준다. 만약 모양이 매우 다르다면, 한 표본의 평균이 다른 표본의 평균과 같은 표본으로부터 추출되었다고 말하기 어려울 것이다. 분포의 모양은 평균처럼 중요하다.

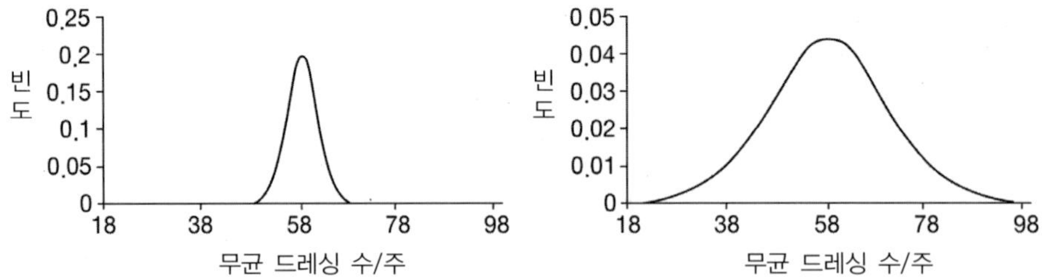

그림 11.2 두 표본은 분포에 있어 매우 큰 차이가 있다.

그림 11.2에서 보는 것과 마찬가지로 두 분포의 모양은 서로 다르게 보인다. 만약 모양이 통계적으로 정말 다르다면 평균이 같은 모집단에 왔는지 아닌지 알아보기 위한 검증을 하면서 공통점이 별로 없다. 왜냐하면, 그렇지 않다는 것이 아주 분명하기 때문이다. 그러므로 평균 사이에 통계적인 차이가 있는지 알아보기 위한 검정을 하기 전에 F 검정을 먼저 적용하는 것이 좋다.

F 검정 통계량은 다음과 같이 계산한다 :

$$F = \frac{\text{큰 분산}}{\text{작은 분산}}$$

두 표본분포의 모양이 같다면 F 값은 1일 것이다. 두 표본분포의 모양의 차이가 크면 클수록 F 값은 커질 것이다. F 값이 얼마나 큰 값을 가져야 두 표본분포의 차이가 유의적(significant)이라고 말할 수 있는가? 이를 위하여 확률(probability)에 대한 생각으로 되돌아가 보자. 먼저 우리는 판단하고자 하는 확률의 수준을 결정하는 것이 필요하다. 우리가 이전에 언급했던(제9장) 일반적으로 $p = 0.05$라는 것을 생각해보자. 다시 말해서 F가 어떤 값을 가지게 될 가능성(chance)이 최대 5% (1/20)라면 우리는 그 결과가 유의하다고 말한다. 이 F 검정(등분산성에 대한 F 검정)에서는 0.01수준의 연구를 할 것이다(1% 또는 1/100).

만약 F가 특정한 값을 가질 가능성이 0.01보다 크다면 두 분포는 통계학적으로 유의한 차이를 갖지 않으며, z 검정이나 스튜던트 t 검정(Student's t test)을 시행할 것이다. 만약 그 가능성이 0.01보다 작다면 우리는 유의한 차이를 보인다고 말한다. F가 특정한 값을 가질 가능성은 표본의 수에 의존할 것이다.

Box 11.4

남성과 여성의 팔뚝의 길이를 측정해 보시오.

- 각 집단에 대하여 평균, 표준편차와 분산을 계산하시오.
- 등분산성에 대한 F 통계량을 계산해보시오.
- 영가설과 대립가설을 설정하시오.

예를 들어, 정신과 의사인 Ungamba Maliba는 가벼운 알츠하이머병을 앓고 있는 환자들을 대상으로 기억력 회복시간(recall speed)에 관한 Mindrenew(가칭)라는 약의 영향에 대한 연구를 수행하고 있다. 대조군의 반응시간에 대한 평균은 180초였고 표준편차는 32초였다. 처리집단의 평균은 180초였고 표준편차는 63초였다. 각 집단에 32명의 환자가 참여하였다. 치료의 효과가 있는가? 표본들은 차이가 있는가 아니면 같은 모집단에서 추출된 것들인가?

우선, F 검정을 시행해 보자 :

$$F = \frac{\text{큰 분산}}{\text{작은 분산}} = \frac{3{,}969}{1{,}024},\ F = 3.87$$

> 만약 통계 컴퓨터 패키지를 이용한다면 대부분의 검정들에 대하여 컴퓨터는 값을 찾아주고 검정통계량과 그 값을 비교해 줄 것이다.

F 값을 구한 후에 0.01 확률 수준에서 F 표 안에 있는 값과 비교해야 한다(부록 2). 이 표를 보면 첫 번째 행은 v_1으로 표기되어 있고 첫 번째 열은 v_2로 표기되어 있다. 이 값은 두 표본 집단의 각 표본의 크기에서 1을 뺀 값으로 다음과 같다 :

$v_1 = 32 - 1 = 31$

$v_2 = 32 - 1 = 31$

> Ungamba Maliba는 알츠하이머병에 대한 Mindrenew의 효능에 대하여 어떤 결론을 내릴 수 있나?

이제 언급된 표에서 31과 가까운 값이 있는 열을 찾아라. 그리고 마찬가지로 31과 가까운 값이 있는 행을 찾아라. 그리고는 행과 열이 교차하는 지점을 찾아보아라. 그러면 2.36이라는 값을 찾을 수 있을 것이다. 우리가 계산한 값이 2.36보다 크기 때문에 두 분포의 모양에는 **통계학적으로 유의한 차이(statistical significant difference)**가 있다고 말할 수 있다. 그러므로 서로 다른 두 모집단에서 표본을 추출한 것이라는 결론을 내릴 수 있다.

여기에는 좋은 규칙이 있다. 통계 검정으로 주어진 값과 표에 있는 값을 비교할 때 일반적으로 계산된 값이 표에 있는 값보다 크면 그 결과는 통계학적으로 유의한 것이다.

만약 그 결과가 통계적으로 차이가 없다는 것을 발견했다면 *유의한 차이를 보이지 않는다(no significant difference)*고 말한다. 이것이 의미하는 바는 실제로 기록된 값이 차이가 있다는 것과는 달리 우연에 의해 그 결과들이 발생할 확률이 높다는 것을 의미한다.

평균 간 차이에 대한 검정[*z* 검정과 *t* 검정] Testing for difference between the means[*z* and *t* test]

z 검정 *z* test

연구에서 F 검정이 두 표본 사이에 통계적으로 유의한 차이가 없다는 답을 이끌어냈다고 하자. 그러면 평균 간에 차이가 있는지에 대한 검정을 할 필요가 있다. 많은 연구자가 t 검정에 대하여 잘못 선택하는 것처럼 z 검정은 자주 인용되는 검정은 아니다. 이 검정은 대부분 컴퓨터가 z 검정을 하기 위한 기능을 행하지 않고 어떤 오류가 검정의 결과에 영향을 주는지도 알지 못하기 때문에 부분적이다. z 검정은 표본크기가 클 때, 그리고 두 표본의 평균을 비교할 때 사용해야 한다.

이전에 말했던 것과 마찬가지로 영가설(차이가 없음)이 옳다면 평균 간의 차이는 표본추출 오차(sampling error)에 기인한다. 그러나 평균 간에 유의한 차이가 있는지 말하기 전에 그 차이가 얼마나 큰가를 알 필요가 있다. 이 질문에 대답하기 위해서 z 점수(z score)로 다시 돌아가 보자. 차이가 z 점수 1.96보다 크다면 5% 수준에서 유의한 차이가 있는 것이다(1% 수준에서는 2.58).

그러나 z는 무엇인가? 두 분포는 서로 다른 표준편차를 가질 것이다. 여기에서 z는 두 평균 간 차이의 표준오차(standard error of the difference)를 말한다.

통계량을 사용하기 위해서 검정이 어떻게 행해지는가를 알 필요는 없다. 단지 언제 그것을 써야하는 지만 알면 된다: 그러나 절차에 대한 이해는 실무전문가로 발전하는데 도움을 줄 것이다. 다음 절(next section)에서 검정이 어떻게 행해지는가를 보여줄 것이다.

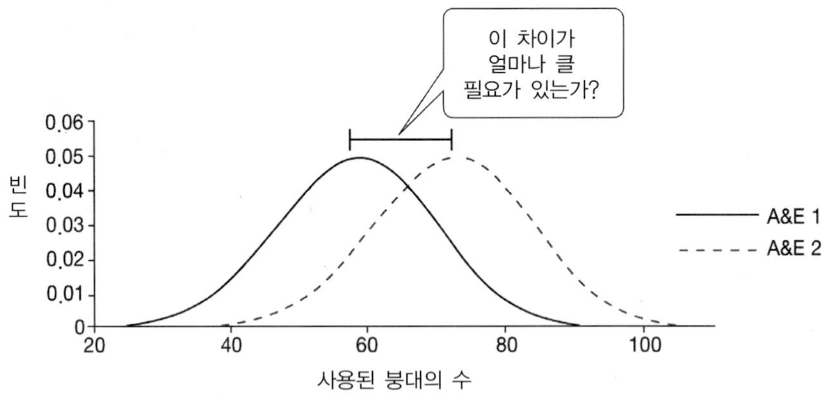

그림 11.3 두 A&E 부서에서 사용된 붕대의 수를 기록한 자료의 분포. 사용된 붕대의 수는 현저하게 다르다. 그 차이가 통계적으로 유의한가?

그림 11.1에서 언급했던 자료로 돌아가 보자. 표본은 같은 모집단으로부터 추출했다고 말할 수 있을 것이다. 즉 처리는 효과가 없다고 말할 수 있다. 이것은 이상적으로 평균 간에 차이가 없었던 것이지만 우리는 생각하지 못한 오차 때문임을 안다.

모집단에서 두 개의 표본을 더 추출했다고 상상해보라. 또 다른 차이가 있을 것이다. 이 차이를 기록하고 계속해서 반복해 보아라. 표본 사이의 차이에 대한 표본을 생성할 것이다. 차이의 표본을 이용하여 빈도 히스토그램을 그린다면, 놀랍게도 모평균(population mean)이 0인 정규분포를 따른다는 것을 발견할 수 있을 것이다. 물론 다른 정규분포와 마찬가지로 차이의 분포는 표준편차를 갖는다. 표준편차를 차이의 표준오차(standard error of the difference)라고 부른다.

z 검정통계량은 두 표본 평균 사이의 차이가 차이에 대한 표준오차보다 더 큰가를 묻는다. 만약 그렇다면 얼마나 큰가? 통계량 z는 표본 평균－모평균 사이의 차이로 계산된다(만약 두 표본이 실제로 같은 모집단으로부터 추출되었다면 차이에 대한 이 표본의 모평균은 항상 0일 것이다).

Box 11.5

- Box 11.4에 있는 연습문제에 대하여 수집한 자료를 이용하여 z 검정을 시행하라.
- 영가설은 무엇인가? 대립가설은 무엇인가?
- 어떤 결론이 도출되는가?

평균 간의 차이를 차이에 대한 표준오차로 나눈다. 이 경우에 수학 공식이 말로 풀어쓰는 것보다 훨씬 더 간단해 보인다.

$$z = \frac{(\bar{x}_1 - \bar{x}_2) - 0}{\text{차이의 표준오차}}$$

여기서 $\bar{x}_1$은 첫 번째 표본의 평균이고, $\bar{x}_2$는 두 번째 표본의 평균이다. 어떤 표본을 첫 번째 표본과 두 번째 표본으로 정하는 것은 중요하지 않다.

아직 언급하지 않은 것은 차이의 표준오차를 어떻게 찾는가이다. 단지 두 개의 표본을 가지고 있지만, 빈도 분포(frequency distribution)를 구하는 것은 쉽지 않다. 그래서 두 표본의 분산에 기초하여 값을 추정하여야만 한다. 차이의 표준오차를 계산하기 위한 식은 다음과 같다:

$$\text{차이의 표준오차} = \sqrt{\frac{s_1^2}{n_1} + \frac{s_2^2}{n_2}}$$

여기서 s는 표준편차이다.

이제 차이의 표준오차를 계산할 수 있고 z를 계산하기 위한 첫 번째 식을 사용할 수 있다. 계산한 값이 1.96보다 크면 $p < 0.05(5\%)$ 수준에서 평균이 유의하게 차이가 있음을 말할 수 있다. 또한, 계산한 값이 2.58보다 크면 $p < 0.01(1\%)$ 수준에서 평균이 유의하게 차이가 있음을 말할 수 있다. 여기서 서로 다른 유의수준의 개념을 소개한다. 통상적으로 유의수준은 $p < 0.05$, $p < 0.01$, $p < 0.001$ 그리고 $p < 0.0001$이다. p의 수준이 작으면 작을수록 신뢰도가 올라가며 결과가 우연에 의한 것이 아니게 된다. 이 수준들은 마음대로 정해진다. 컴퓨터가 출현함에 따라 컴퓨터 패키지에 의해 정확한 p값이 정해지는 것이 일반적이다.

유의한 차이가 있다고 말할 때 영가설을 기각한다. 이것은 결과가 우연히 얻어질 가능성이 매우 낮아지기 때문이다.

Box 11.6

상기(Reminder)

기억하라, 첫 번째 해야 할 것은 원자료(row data)에 대하여 그림을 그리는 것이고 자료가 정규분포를 따르는지 점검하는 것이다. 평균을 막대 도표로 그리고 오차 막대(error bar)를 사용하여 변동의 정도를 보여준다. 그리고 F 검정을 시행한다. F 검정이 표본크기가 유의한 차이를 보이지 않는다고 하면 평균을 살펴보는 검정을 진행하면 된다. 여기서 표본크기가 크다면 z 검정을 선택한다.

예제 *An example*

직업병 보건 전문가인 Smith와 Meadson은 새로운 이동근무 형태(new shift pattern)가 허리 부상(back injury)의 발병률을 높였는지 낮췄는지 조사하기 위하여 자신의 부서에 자료를 요청하였다. Smith와 Meadson은 대조군을 갖는 연구(controlled study)를 시행하기로 하고 인력의 절반을 과거 이동근무 형태(대조군)에, 나머지 반은 새로운 이동근무 형태(실험군 또는 처리 집단)에 포함해 연구를 진행하였다. 그들은 매주 두 집단에서 요통(back pain)을 측정하였다. 그러므로 종속변수는 매주 측정한 요통의 변화이다. 독립변수는 실험 집단(대조군과 처리집단)이다. 그 결과가 표 11.1에 나와 있다.

표 11.1 허리 부상이 이동근무 형태의 영향에 대한 연구의 평균과 기술 통계량

변수	허리 부상이 보고된 사람의 평균($\bar{x}$)	표준편차(s)	표본크기(n)
대조군	21	6	182
실험군	18	5	196

단계 1. 차이의 표준오차를 계산한다.

$$\text{차이의 표준오차} = \sqrt{\frac{s_1^2}{n_1}+\frac{s_2^2}{n_2}} = \sqrt{\frac{6^2}{182}+\frac{5^2}{196}} = \sqrt{\frac{36}{182}+\frac{25}{196}} = \sqrt{\frac{829}{2,548}}$$
$$= \sqrt{0.33} = 0.57$$

단계 2. 평균 간 차이를 계산한다.

$$\text{평균 간 차이} = (\bar{x}_1 - \bar{x}_2) - 0 = (21-18) - 0 = 3$$

단계 3. z를 계산한다. 단계 2에서 구한 값을 단계 1에서 구한 값으로 나눈다.

$$z = \frac{3}{0.57} = 5.3$$

z가 1.96이나 2.58보다 크기 때문에 우리는 영가설(차이가 없다)을 기각할 수 있다. 평균 간에는 유의한 차이가 있으며 새로운 패턴의 도입은 보고된 요통의 발생률을 감소시킨다는 결론을 내릴 수 있다.

차이가 유의한지 않은지에 대한 통계적 결론을 내린 후에 치료가 효과적인가에 관한 연구의 결론을 내릴 수 있다. 스스로 결정해라.

스튜던트 t 검정 The student's t test

이 검정은 통계학에서 모든 검정 중 가장 앞에 나오는 검정이고, 아마도 가장 많이 사용되는 검정 중 하나일 것이다. 특히 물어야 할 질문이 간단하고 표본크기가 작은 소규모 연구에 대하여 사용한다.

작은 수의 표본을 가지고는 믿을만한 판단을 하기 어렵고, 그 표본이 정규분포를 따르는가에 대한 검정을 하여야 한다. t 검정은 표본이 추출된 모집단이 정규분포를 따른다는 가정을 한다. 또한, 두 표본에서 분산이 비슷하고 자료는 구간척도나 비율척도로 측정되었다는 것을 가정한다.

> 종종 검정을 발명한 사람의 이름을 따서 검정의 이름을 짓는다. 스튜던트 t 검정을 만든 사람은 그의 고용주로부터 그의 이름을 붙이는 것을 방해받았다. 그래서 student's 라고 불리게 되었다.

t 검정은 표본들이 정규분포를 따르는 것이 아니라 t 분포(t distribution)를 따른다고 가정한다. 이 분포는 긴 고리를 갖는 평평한 정규분포와 같이 생겼다. 여기서는 합동 분산(pooled variance)이라 불리는 새로운 통계량을 사용한다. 합동 분산은 z 검정에서의 사용과 마찬가지로 차이의 표준오차를 계산하기 위해 사용되었다. 이론을 설명하지는 않겠지만 t 검정이 어떻게 실행되는지를 보여줄 것이다.

합동 분산은 다음과 같이 계산한다 :

$$s_c^2 = \frac{(n_1-1)s_1^2 + (n_2-1)s_2^2}{n_1+n_2-2}$$

여기서 s_c^2 은 합동 분산이며, n_1은 첫 번째 표본의 표본크기, n_2는 두 번째 표본의 표본크기이다. 그리고 s_1^2 은 첫 번째 표본의 분산이고, s_2^2은 두 번째 표본의 분산이다. t 는 아래의 식으로 주어진다.

$$t = \frac{(\bar{x}_1 - \bar{x}_2) - 0}{s_c \times \sqrt{\frac{1}{n_1} + \frac{1}{n_2}}}$$

여기서 s_c는 s_c^2의 제곱근이다. 다른 기호들은 이전에 봤던 것들이다.

Box 11.7

- Box 11.4에 있는 연습문제에 대하여 수집한 자료를 이용하여 t 검정을 시행하시오.
- 영가설은 무엇인가? 대립가설은 무엇인가?
- 결론은 무엇인가?
- z 검정과 t 검정 중 어느 것이 더 적절한가?

예제 *An example*

Mary Smith는 골관절염을 치료하는 전문 건강관리팀의 일원으로써 일하는 물리치료사이다. 그녀는 인공 무릎관절 시술을 받은 적이 있는 환자의 회복에 새로운 수기 치료법(manipulation therapy) 처방이 효과가 있는지 평가하는 데 관심이 있다.

그녀는 연구를 시행하기 위해서 윤리위원회로부터 동의서를 획득하고 60명의 자원 환자(volunteer)를 모았다. 불행하게도 단지 28명의 환자만이 관리팀이 정한 정확한 대상 그룹(target group)에 속했다(예를 들어 정확한 나이와 성별 등). 14명의 환자를 처리집단에 배분하고 나머지 14명을 대조군으로 할당했다.

회복의 측정에서 Mary Smith는 환자가 움직일 때 고통 없이 앉았다가 일어나는 수축 각도를 사용하였다. 그러므로 종속변수는 각도이다. 독립변수는 실험 집단으로 대조군 또는 처리집단이다.

표 11.2 무릎 수술로부터 회복에 새로운 수기의 영향에 대한 연구의 평균과 기술 통계량

표본	수축 각도의 평균($\bar{x}$)	표준편차(s)	표본크기(n)
대조군	11.2	3.12	14
실험군	10.3	2.54	14

s^2(분산)은 표준편차의 제곱이다.

자료를 수집한 후 z 검정을 이용하기 위하여 첫 번째로 자료에 대한 그림을 그리고 F 검정을 시행하였다. F 검정을 통해 분산이 비슷하다는(유의한 차이를 보이지 않는다는) 것을 알게 되면 t 검정을 시행할 수 있다. 표본의 크기가 작고 모집단이 정규분포를 따른다고 생각하기 때문에 t 검정을 시행한다.

단계 1. 합동 분산을 계산한다.

$$s_c^2 = \frac{(n_1-1)s_1^2+(n_2-1)s_2^2}{n_1+n_2-2}$$

$$= \frac{13\times3.12^2+13\times2.54^2}{14+14-2} = \frac{13\times9.73+13\times6.45}{26} = \frac{9.73+6.45}{2} = \frac{9.73+6.45}{2}$$

$$= \frac{16.18}{2} = 8.09$$

단계 2. t를 계산한다(s_c^2을 s_c로 변환하는 것을 기억하라).

$$t = \frac{(\bar{x}_1-\bar{x}_2)-0}{s_c\times\sqrt{\frac{1}{n_1}+\frac{1}{n_2}}}$$

$$= \frac{11.2-10.3}{2.84\times\sqrt{\frac{1}{14}+\frac{1}{14}}} = \frac{0.9}{2.84\times\sqrt{0.071+0.071}} = \frac{0.9}{2.84\times\sqrt{0.142}} = \frac{0.9}{1.07} = 0.84$$

그러므로 $t=0.84$이다. 이제 표본크기 28을 갖는 t 분포표(t distribution table)에서 이 값을 찾아볼 필요가 있다. 그러나 t 검정이나 많은 다른 검정들을 이용할 때 실제의 표본크기를 사용하는 것보다는 **자유도(degrees of freedom)**라고 부르는 것을 사용하는 것이 좋다. 스튜던트 t 검정의 자유도는 전체 표본크기−2이다(왜냐하면, 두 개의 집단이 있기 때문이다). 여기서는 자유도 28-2=26을 가진다. 부록 2에 있는 표 3에 가게 되면 첫 번째 열 아래로 자유도(d.f.)를 볼 수 있고 맨 위에 유의수준이 있다.

Mary Smith는 임상 연구를 시행했고 0.01(1%) 수준에서 작업하는 것이 적절하다고 생각했다. 0.01인 열에서 자유도가 26인 행을 만날 때까지 내려가서 값을 보면 된다. 그 값은 2.78이다. 여기서 계산한 값은 2.78보다 훨씬 작다. 계산된 값이 표의 값보다 작아서 통계적으로 유의한 차이가 없다고 말한다. 그러므로 Mary Smith는 새로운 치료법이 검정을 위해 측정된 변수들을 토대로 환자의 회복을 유의적으로 향상시키지 못한다는 결론을 내렸다.

Box 11.8

결과의 표현(Expressing the results)

통계 검정에 대해 기술할 때 사용된 검정의 형태, 검정 통계량의 값, 표본크기와 결과가 어떤 확률 수준에서 유의한지에 대하여 독자에게 언급해야 한다. Mary Smith의 연구에서 우리는 대조군과 처리집단 사이에 통계학적으로 유의한 차이가 없다고 말할 수 있다(스튜던트 $t=0.84$, $n=28$, $p>0.01$).

t 검정을 살펴본다면 수학적인 부분이 복잡한 수의 계산이 포함되어 있지 않다는 것을 알 수 있다. 그러나 수작업으로 이 모든 계산을 실행하는 것은 수고스러운 일이고, 오차가 생기기 쉽다는 것을 깨닫게 될 것이다. 따라서 통계 컴퓨터 패키지가 발전되어 왔다. 사용이 가능하다면 컴퓨터 패키지를 사용할 것을 권장한다.

검정력 Power

> 검정력(power)이란 용어와 로버스트(robust)라는 용어를 비교해 보라.

t 검정이 작은 수의 표본에 대하여 설계되었다고 말했다. 그렇다면 얼마나 작은 수의 표본을 의미하는 것인가? 매우 작은 수의 표본으로부터도 계산할 수 있지만, 표본크기가 작으면 작을수록 실제로 처리의 효과가 있음에도 '유의한 차이가 없다'는 결과를 더 자주 제공하는 경향이 있다. 이는 표본크기가 작으면 작을수록 통계적으로 검정력이 더 떨어지기 때문이다. 통계학적 용어로 **검정력(power)**은 실제로 차이가 있을 때 *통계학적으로 유의한 결과를 보여줄 수 있는 능력*을 의미한다.

짝지은 t 검정 Paired t test

t 검정의 또 다른 형태는 짝지은 t 검정(paired t test)이라고 불리는 것이다. 이 검정은 **반복측정 설계(repeated measures design)**로 알려진 검정의 한 형태이다. 우리가 설명했던 검정은 두 집단(대조군이나 처리 집단)에 할당된 참가자의 상황까지도 포함한다. 우리가 개입 전후 처리의 영향에 대하여 알기 원한다면 어떻게 할 것인가? 이것은 동일한 참가자를 대상으로 반복적인 측정을 시행하기 때문에 반복측정 설계의 한 예이다.

이러한 형태의 연구를 할 때 같은 참가자를 이용하는 것이 서로 다른 두 집단의 사람을 이용할 때 발생하는 오류를 줄이기 때문이다. 왜냐하면, 우리가 직면하는 오류는 훨씬 더 적을 것이기 때문이다. 즉 참가자 사이에서 일어나는 반응에서 자연적인 변동을 더는 고려할 필요가 없고 전과 후의 차이에 초점을 둘 수 있다. 이 검정의 수식은 약간 다르지만, 원리는 같다. 다시 말하지만 변수는 반드시 구간 또는 비율척도로 측정되어야 한다.

예제 An example

심장 외래환자 병실에서 상담 간호사로 일하는 Mohammed Dhauba는 대부분 환자의 이완기 혈압이 첫 번째 측정했을 때 두 번째 측정했을 때에 비해 더 높다는데 관심이 있다. 그 차이에는 몇 가지 이유가 있다. 그는 그 차이가 사실인지 아닌지를 조사하고 환자들에게 발견이 유의성이 있는지 결정하기로 했다.

외래 부서에 내원한 20명의 환자를 대상으로 10분 내에 혈압을 측정하였고 2시간 후에 반복하여 측정하였다. Mohammed는 같은 환자를 대상으로 반복적으로 측정했기 때문에 그는 반복측정 설계 검정을 사용할 필요가 있다는 것을 안다. 두 실험군(10분 후 측정과 2시간 후 측정)을 가지고 있었고 표본이 상대적으로 작았기 때문에 짝지은 t 검정을 선택하였다. 여기서 **종속변수**(dependent variable)는 혈압이며 **독립변수**(independent variable)는 시간이다. 요약 통계량(summary statistics)이 표 11.3에 나와 있다.

표 11.3 이완기 혈압에 대한 처음과 그 다음 측정치 사이의 차이에 대한 연구의 평균과 기술 통계량

표본	이완기 혈압(mmHg)($\bar{x}$)	표준편차(s)	표본크기(n)
10분	94.23	10.17	20
2시간	85.58	8.19	20

짝지은 t 검정의 기법은 z 검정과 마찬가지로 차이의 표준오차를 사용하여 다시 처리하는 것이다. 동일한 사람을 측정하고 시간 간격에 따른 효과가 없다면, 측정치 간의 차이는 0이 될 것이다. 그러므로 효과가 없다면 모든 환자의 차이에 대한 평균은 0이 될 것이다. 그러나 우리가 알고 있는 오류 때문에 처리 효과가 없더라도 평균은 0이 될 수도 있다. 편차(deviation)가 얼마나 클 필요가 있는가? 이것은 z 검정에서 직면한 것과 같은 문제이고 그 답도 같다. 유일한 차이가 있다면 차이에 대한 평균과 표준오차를 계산한다는 것이다.

짝지은 t 검정의 식은 다음과 같다:

$$t = \frac{\Sigma d}{\sqrt{\dfrac{n\Sigma d^2 - (\Sigma d)^2}{n-1}}}$$

식이 어려워 보이지만 차근차근 풀어 가면 그리 어렵지 않다. 여기서 d는 각 개인에 대한 첫 번째 측정치와 두 번째 측정치 사이의 차이를 말한다.

기호 Σ(대문자 시그마(sigma))는 '합'을 의미한다: 기술통계량을 설명했던 6장에서 이미 본 적이 있다. Σd는 개인의 두 측정치 간의 차이를 모두 다 더한 값이다. 수작업으로 이 검정을 하기 위해서는 원 자료(raw data)가 필요하다.

짝지은 자료에 대한 검정을 할 때 분산이 같은지에 대한 검정을 할 필요는 없다.

단계 1. 결과표를 준비하고 Σd와 Σd^2을 계산한다.

단계 2. $(\Sigma d)^2$을 계산한다. 이 경우에는 175^2이므로 30,625이다.

단계 3. 식에 위의 값을 대입한다.

표 11.4 10분 후와 2시간 후의 이완기 혈압의 차이

개인 참여자	10분 후의 혈압(mmHg)	2시간 후의 혈압(mmHg)	d	d^2
1	109	88	+21	441
2	104	84	+20	400
3	84	86	-2	4
4	80	84	-4	16
5	90	75	+15	225
6	107	81	+26	676
7	106	92	+14	196
8	98	86	+12	144
9	78	90	-12	144
10	89	82	+7	49
11	91	77	+14	196
12	85	95	-10	100
13	87	88	-1	1
14	101	84	+17	289
15	94	88	+6	36
16	87	75	+12	144
17	85	94	-9	81
18	111	73	+38	1444
19	103	82	+21	441
20	97	107	-10	100
			Σd=175	Σd^2=5,127

$$t=\frac{\Sigma d}{\sqrt{\frac{n\Sigma d^2-(\Sigma d)^2}{n-1}}}=\frac{175}{\sqrt{\frac{(20\times 5,127)-30,625}{20-1}}}=\frac{175}{\sqrt{\frac{102,540-30,625}{19}}}$$

$$=\frac{175}{\sqrt{3,595.75}}=\frac{175}{59.96}=2.91$$

적절한 수의 자유도를 이용하여 부록 2의 표 3에서 t 값을 본다. 이 경우에 자유도는 19이다.

이 검정에서 사용된 자유도는 $n-1$과 같다. 모든 통계 검정에서와 마찬가지로 짝지은 t 검정에서 n은 표본크기(sample size)이다. '40개의 측정치를 가지고 있다'고 생각할 수 있다. 그러나 검정은 같은 대상자에서 구한 두 측정치의 차이를 이용하기 때문에 사실상 차이에 대한 20개의 표본을 갖는 것이므로 $n=20$이고 자유도는 19이다.

자유도 19에 대하여 유의수준 0.05에서의 값은 2.093이다. t=2.91은 2.093보다 크다. 또한 유의수준 0.01에서의 값 2.861보다도 크다. 그러므로 시간의 차이를 두고 측정한 이완기 혈압은 통계적인 차이가 있다고 말할 수 있다.

그러므로 병원 외래에 도착 한 후 10분과 2시간 후에 측정한 이완기 혈압에는 차이가 없다는 영가설을 기각할 수 있다. 병원에 도착 한 후 처음 혈압을 측정한 시점과 두 번째 측정한 시점 간 1시간 50분의 시간 간격은 유의하게 차이가 있다는 결과를 이끌어낸다.

크거나 작거나: 단측 검정과 양측 검정? Bigger or smaller: one or two tails?

언제나 혼란을 가져오게 되는 통계 검정의 한 측면이 꼬리(tail)의 문제이다. '우리는 양측 t 검정(two tailed t test)을 사용한다'고 쓴 것을 본 적이 있을 것이다. 그러나 이것이 의미하는 것은 무엇인가? 10장에서 언급된 연구에서의 정규분포를 기억해보자. 정규분포와 같은 분포에서는 두 개의 꼬리를 가진다(그림 11.4). 이로부터 '양측 검정(two-tailed test)'이란 용어가 나왔다. 그러나 이것은 무엇을 의미하는가?

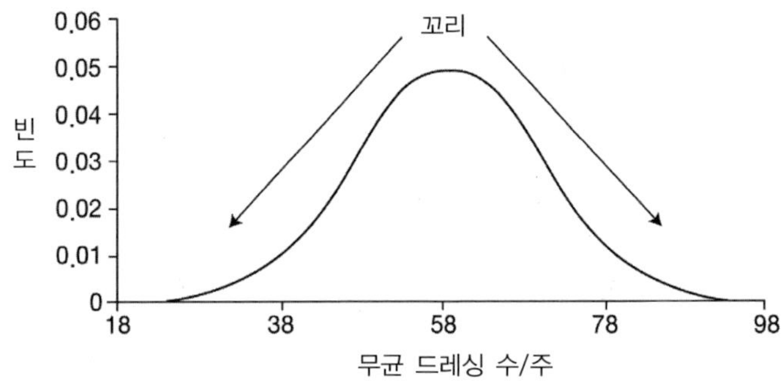

그림 11.4 양쪽 꼬리를 갖는 분포

Box 11.9

개괄(Recap, recapitulation)

- 두 표본의 평균 간에 유의한 차이가 있는가를 알아보고자 할 때 z 검정과 t 검정을 사용한다.
- 표본이 정규분포(z)를 따르거나 모집단(parent population)이 정규분포를 따른다고 가정되는 경우에만 사용한다.
- 변수가 구간척도로 측정된 경우에만 사용한다.
- 등분산성에 대한 F 검정을 이용하여 분산이 같은지 점검한다.
- 단측 검정과 양측 검정 중 어느 것이 적합한지 결정한다.

검정 할 때 우리는 결과가 극단적인지 아닌지를 판단하려고 노력하며, 검정통계량이나 결과가 분포의 꼬리에 놓여 있는지에 대해 생각한다: 그 값은 적절한가? 그 값은 모집단의 분포에 속하는가? 아니면 모든 확률이 다른 분포에 속할 정도로 극단적인가?

꼬리(tail)는 양쪽 끝에 있기 때문에 우리는 평균보다 매우 작거나 큰 값을 찾는다는 것을 의미한다. 이럴 때 가설은 단순히 차이를 찾는 것이다. 즉 영가설은 차이가 없다가 된다. 그러므로 대립가설 H_1은 차이가 있다가 된다.

그러나 우리가 처리(treatment) 또는 개입(intervention)이 특정 방향, 예를 들어 유병률의 감소, 회복률의 증가에 대해서 큰 효과를 본다는 것이 의심된다면 어떻게 해야 하는가? 많은 보건의료 분야의 연구에서 정말로 특정 방향에서의 차이를 찾으려 노력한다. 위의 예제에서 우리는 단지 한쪽 꼬리에서 극단적인 값(extreme value)을 찾았다. 양측 검정으로부터 단측 검정으로 바꾸는 것은 쉽다. 단순히 확률 수준(p)을 2로 나누면 된다.

- 만약 차이를 찾는다면 양측 검정을 사용한다.
- 만약 개입이 측정된 변수들을 증가시킨다고 생각하면 단측 검정을 사용한다.
- 만약 개입이 측정된 변수들을 감소시킨다고 생각하면 단측 검정을 사용한다.

짝지은 t 검정을 설명하기 위해 사용된 예제에서 명백하게 사전에 믿고 있었던 것은 도착 2시간 후에 측정된 혈압은 도착한 직후에 측정한 혈압보다 낮으리라는 것이다. 이는 단측 검정이 사용된 분명한 예제이다. 예제를 적용했을 때 그 결과는 낮은 수준의 확률(즉 0.01을 2로 나눈 값 0.005)에서 유의하다. 그러므로 결과는 높은 수준의 유의성을 가진다. 몇몇 경우에서 단측 혹은 양측 검정의 사용에 관한 결정은 영가설을 채택하는가 기각하는가에 영향을 미친다. 그러므로 *무엇을 쓸지 의심이 된다면 양측 검정을 사용하라.*

이번 장을 읽고 연습문제를 풀면 아래와 같은 생각들과 단어에 익숙해질 것이다:

- 등분산성에 대한 F 검정을 언제 어떻게 시행해야 하는가?
- z 검정과 스튜던트 t 검정을 언제 어떻게 시행해야 하는가?
- 짝지은 t 검정은 어떻게 시행하여야 하는가?
- t 검정의 사용에서 제한이 되는 규칙들
- 단측 검정과 양측 검정의 차이점
- 단측 검정을 언제 사용해야 하는가?
- 양측 검정을 언제 사용해야 하는가?

연 습 문 제

1. 두 번째 가상적인 연구(Symphadiol)의 자료를 사용하여 집단 1(대조군)과 집단 2에 대한 체중 감소에 대한 기술통계량을 사용하여 히스토그램을 그리시오.
2. 가설과 영가설을 설정하시오.

3. 처리 집단의 체중 감소가 대조군보다 더 큰지 알아보시오. 이 표본에 대하여 적절한 통계 검정을 시행하라.
4. 검정 방법 선택에 대한 이유를 설명하시오.
5. 검정에 대한 결론을 명확하게 기술하시오.
6. 아래 자료를 이용하여 생물학 강의가 간호학과 1학년 학생의 생물학 시험 성적에 유의적인 영향을 주었는가에 대하여 설명하라.
   (a) 이 결과를 어떻게 설명할 것인가?
   (b) 강의가 유익하다고 생각하는가? 학생들이 참석했는가?
   (c) 단측 검정을 시행하였는가, 양측 검정을 시행하였는가? 왜?

개인	시험 성적	
	강의 전	강의 후
1	34.5	37.5
2	37.2	40.2
3	43.0	42.0
4	48.8	51.8
5	49.6	52.6
6	50.8	50.8
7	51.2	54.2
8	51.5	54.5
9	52.5	55.5
10	63.4	62.4
11	64.6	67.6

CHAPTER 12

오류와 분산분석

Errors and ANOVAs

- ☐ 제1종 오류와 제2종 오류는 무엇인가?
- ☐ 제1종 오류를 줄이기 위해 할 수 있는 것은 무엇인가?
- ☐ 분산분석은 어떻게 시행되는가?
- ☐ 반복측정 설계는 언제 사용하는가?

이전 장에서 두 처리 집단 간의 차이가 있는지를 알아보기 위해 정규분포에 기초한 검정들을 살펴보았다. 그러나 두 집단보다 많을 때에는 어떻게 해야 하는가? 대조군과 서로 다른 두 처리 집단을 가졌다고 생각해보자. 이런 경우에는 t 검정을 사용할 수 없고 **분산분석(ANOVA)** - analysis of variance의 줄임말 - 이라고 불리는 검정을 사용하여야 한다. 여러 종류의 분산분석이 특정 형태의 통계적 오류를 다루기 위해 발달해왔다.

통계학적 오류 Statistical errors

> 개별적인 것을 기억하려고 너무 많은 힘을 쏟지 마라. 그것이 의미하는 바를 이해하는 데 힘을 쏟아라. 그러면 필요할 때에 적절히 그것들을 찾을 수 있을 것이다.

만약 잘못된 형태의 통계적 검정을 선택하게 되면 제1종이나 제2종의 오류를 범하게 된다. **제1종 오류(type I error)**는 영가설을 채택해야 할 때 영가설을 기각하는 경우에 발생한다. **제2종 오류(type II error)**는 잘못된 영가설이 채택되었을 때에 발생한다. 제1종 오류와 제2종 오류는 반대되는 개념이다. 제1종 오류가 발생할 가능성을 줄이면 제2종 오류의 발생 가능성이 높아진다. 일반적으로 제1종 오류의 가능성을 줄이는 검정을 선택하는 경향이 있다. 그래서 조심스러운 접근방법이 채택된다. 예를 들어 이전에 언급한 것과 같이 많은 의학 연구에서 유의수준(significance level)을 $p = 0.01$ 에서 설정한다.

Box 12.1

Errors(오류)

만약 0.01(1%) 수준에서 값을 채택한다면 틀린 것을 선택할 확률은 1/100이 된다. 그러므로 명백하고 간단한 해결책은 유의수준을 높이는 것이다. 불행하게도 제1종 오류와 제2종 오류는 반대여서 제1종 오류의 발생 가능성을 줄이면 제2종 오류는 발생 가능성이 높아진다.

t 검정, 오류와 분산분석 *t* test, errors and ANOVAs

집단이 셋 이상일 경우 분산분석이 필요하다. 왜 그런지 살펴보자. 대조군(C)과 두 개의 처리집단(T1과 T2)을 가지고 연구를 한다고 생각해 보자. 우리는 세 집단의 평균들이 유의하게 다른지를 알아보기 원한다. t 검정을 사용하게 된다면 여러 번의 검정을 시행해야 한다. 검정해야 할 것은 다음과 같다 :

- C와 T1
- T1과 T2
- T2와 C

아마도 컴퓨터를 사용하거나 계산기를 사용한다면 많은 수고를 들이지는 않을 것이다. 그러나 만약 5개의 처리집단을 가지고 있게 된다면 10번의 검정이 필요하게 될 것이다. 지루함을 견디고 준비를 하고 있다고 하더라도, 그리고 계산적인 오류가 발생하지 않도록 주의하고 있다고 하더라도 통계적인 오류를 범하게 될 것이다.

그 이유는 다음과 같다: 유의수준을 p=0.05(5%)로 정했다고 하더라도 평균적으로 20번 정도 검정을 하고 나면 틀린 부분이 발생하게 되고 제1종 오류를 범하게 된다. 그러나 만약 위와 같은 경우에 있어서 5개의 처리집단을 가지게 된다면 10번의 t 검정을 시행하게 되며 그 중에 한 번 정도 틀리게 될 확률이 1/2(즉, 0.05×10)이 될 것이다. 그래서 우리는 이러한 문제에 대한 전반적인 해결책이 필요하다. 바로 그 해결책이 분산분석(ANOVA)을 사용하는 것이다.

분산분석은 p값을 수정하거나 제2종 오류의 가능성이 높아지는 것에 대한 걱정 없이 동시에 여러 집단의 평균을 비교할 수 있도록 해준다. 이것이 가능한 이유는 한 검정 안에서 모든 처리집단을 비교하기 때문이다. 그러나 컴퓨터의 출현으로 분산분석의 사용은 더욱 보편적이 되었고, 더 많은 분산분석의 유형들이 개발되었다. 이 장에서는 두 가지 유형의 분산분석을 살펴볼 것이다.

Box 12.2

로버스트와 검정력(Robust and Powerful)

분산분석은 로버스트(robust)하고 검정력 있는(powerful) 기법으로 설명된다. 두 용어가 의미하는 것은 무엇인가?

분산분석 The ANOVA

우선 분산분석에 대한 이론을 기술하고 어떻게 적용되는지를 보기 위한 하나의 예제를 제시할 것이다. 수학적인 계산을 포함할 것이고 이를 통하여 분산분석이 어떻게 실행되는지에 대한 아이디어를 얻을 수 있을 것이다. 일반적으로 컴퓨터를 이용하는 편이 낫다. 왜냐하면, 사람이 계산하는 것보다 적은 오류를 범하기 때문이다. 우리는 검정의 구조와 결과물의 해석에 초점을 맞추기를 제안한다. 여기서 기술할 분산분석의 형태는 1 요인 분산분석(one way analysis of variance)이라고 불린다.

Box 12.3

컴퓨터 통계 패키지(Computer statistics packages)

SPSS, 미니탭(Minitab)과 엑셀(Excel) 프로그램은 모두 여기에서 언급된 1 요인 분산분석을 사용하여 자료를 분석하는 데 도움을 줄 것이다.

분산분석을 실행하기 전에 마주치는 기준 Criteria to met before doing and ANOVA test

- 각 처리집단의 자료는 정규분포로부터 추출되었다.
- 자료는 구간척도 또는 비율척도로 측정되었다.
- 각 집단 간의 분산은 유의한 차이를 보이지 않는다(이 문제에 대한 방안은 있다).
- 표본 집단들은 서로 **독립적으로** 측정되었다(122쪽).

Box 12.4

다음이 의미하는 것은 무엇인가?

· 정규분포란?

· 구간척도란?

· 분산이란?

어떻게 실행되는가? How does it work?

우선 여기에 자료를 제시하였다. 일반적으로 분산분석을 시행하기에는 자료의 수가 작지만, 분산분석을 검토하는데 도움을 주기 위해 사용할 것이다. 표 12.1에 있는 자료는 초산부에게 있어 출산 전 운동이 분만시간에 어떠한 영향을 미치는가를 조사하는 연구로부터 추출하였다. 초산(Primip)이라는 용어는 첫 번째 임신을 한 여성을 말한다. 우리는 세 집단 간의 평균을 비교하기 원한다. 그러나 우리는 t 검정을 사용할 수 없다. 따라서 분산분석을 선택해야 한다.

표 12.1 세 가지 다른 운동 수준에 대한 28세부터 32세 사이의 초산부의 분만시간

운동 수준 1	운동 수준 2	운동 수준 3
20	34	16
32	12	15
14	23	22
15	10	10

수준 1, 낮음 ; 수준 2, 보통 ; 수준 3, 높음

> 분산분석은 자료에서 변동이 오류에 얼마나 많은 영향을 주는지, 그리고 연구를 할 때 요인(factor)과 처리(treatment)에 얼마나 많은 영향을 주는지 결정하기 위해 사용된다.

분산분석은 전체 자료에서 변동의 근원(sources of variation)을 살펴보고 변동을 자료의 서로 다른 측면으로 분배하려고 한다. 변동을 할당하고 나면 표본 집단 간의 차이가 유의한지 아닌지를 보는 것이 가능하다. 자료에서 변동의 근원은 표본 집단 내에서 발생하는 변동성(variability)과 집단 사이에서 발생하는 변동성이다(표 12.2).

표 12.2 집단 간과 집단 내의 변동

	휘트니스 수준 1		휘트니스 수준 2		휘트니스 수준 3
집단 내 변동 ↕	20		34		16
	32		12		15
	14		23		22
	15	← 집단 간 변동 →	10	← 집단 간 변동 →	10

우리는 다음과 같이 말할 수 있다:

전체 변동 (total variability)	=	집단 간 변동 (variability between the groups)	+	집단 내 변동 (variability within the groups)

우리는 집단 간 변동에 관심이 있다. 그 변동은 운동 수준에 따라 나타난다. 변동의 나머지, 즉 집단 내 변동은 오류로 간주한다. 집단 간 변동은 집단 내에서 발생할 오류와 처리때문에 발생하는 추가 변동에도 영향을 줄 것이다.

만약 집단 간에 차이가 없다면 영가설이 옳다는 것이고, 집단 간 변동이 집단 내 변동과 비슷하게 존재한다는 것을 기대할 수 있다. 만약 집단 간 변동이 집단 내 변동보다 크다면 처리는 효과가 있다는 것을 알 수 있다. 이것이 분산분석이 가지고 있는 간단한 논리이다.

Box 12.5

- 집단 내 변동의 이유는 무엇인가? 즉 표본이 왜 변동을 보이는가?
- 집단 간 변동의 이유는 무엇인가?
- F는 무엇을 측정하는가?

분산분석으로 산출된 검정 통계량(test statistics) F는 이전에 본 적이 있는 통계량이고, 우리가 사용하는 변동의 측정치, 즉 *분산(variance)*이다. 그러므로 검정의 이름이 분산분석(analysis of variance)이다.

만약 집단 내 분산을 계산하고 이 값을 집단 간 분산과 비교했을 때 **영가설**이 옳다면 F 값은 1일 것이다. 만약 F 값이 1과 유의하게 다르다면 평균 간에 유의한 차이가 있음을 알게 될 것이며, 운동 수준(처리 집단)은 영향을 미친다는 결론을 내릴 수 있을 것이다.

수작업으로 직접 분산분석을 계산하는 절차는 오래 걸린다. 절차가 어떤지 그리고 분산분석이 어떻게 표현되는지를 이해하는데 도움을 주기 때문에 한두 번쯤 수작업으로 직접 계산해 보는 것은 의의가 있다.

Box 12.6

언제 1요인 분산분석(one-way ANOVA)을 사용하는가?

- 셋 이상의 집단 간 차이를 비교할 때
- 자료가 구간척도로 측정되었을 때
- 각 집단의 자료가 정규분포를 따를 때
- 각각의 사례들이 독립적으로 측정되었을 때

예제 *Example*

물리치료사인 Martha Jones의 예제에서는 둔부 이동성 결함(impaired hip mobility)을 가진 환자들에 대한 새로운 걷기 운동(new walking frame)의 효과에 관심이 있다. 그녀는 새로운 걷기 운동의 두 수준에 대해 검정과 동시에 대조군으로써 이전 걷기 운동의 일반적인 수준을 두기로 했다. Martha는 처리의 효과에 대한 측정 기준으로써 도움 없이 환자가 걸을 수 있는 거리를 이용했다(표 12.3). 다시 말하지만, 자료는 정규분포를 따른다고 가정할 것이다. 그리고 이상한 결과와 결과에 대한 '감(feel)'을 얻기 위하여 일반적으로 자료에 대한 그림을 그려야 한다는 것을 기억하라.

표 12.3 다양한 운동 방법에 따른 둔부 이동성 결함을 가진 환자가 걸은 거리

	과거 운동 방법	새 운동 방법	
	운동 수준 1	운동 수준 1	운동 수준 2
	12.1	22.3	13.2
	15.7	20.5	20.8
	18.6	21.3	22.2
	9.4	26.7	16.3
	18.3	16.3	13.7
	12.9	29.0	11.9
	9.5	24.4	14.1
	12.7	23.7	10.6
	13.3	23.5	15.8
	15.4	19.5	15.9
평균	13.79	22.72	15.46
표준편차	3.21	3.63	3.67

표의 자료를 공학 계산기를 사용하여 평균, 표준편차, 분산, 각 사례의 합과 사례의 제곱에 대한 합을 계산하라(표 12.4). 이제 세 번째 기준에 따라 표본 집단의 분산이 유의한 차이를 보이지 않는다는 것을 확실하게 하는 것이 필요하다. 이를 위해서 가장 큰 분산과 가장 작은 분산을 선택하여 10장에서 본 F 검정을 시행하라. 분산 간에 유의한 차이가 없다면 우리는 검정을 진행할 수 있다. 분산분석은 변동의 측정치로 6장에서 처음 보았던 제곱합(sum of square)을 사용한다.

표 12.4 표 12.3으로부터의 자료에 대한 통계학적 요약

과거 운동 방법	새 운동 방법		
집단 1(GP1) 운동 수준 1	집단 2(GP2) 운동 수준 1	집단 3(GP3) 운동 수준 2	전체
12.1	22.3	13.2	
15.7	20.5	20.8	
18.6	21.3	22.2	
9.4	26.7	16.3	
18.3	16.3	13.7	
12.9	29.0	11.9	
9.5	24.4	14.1	
12.7	23.7	10.6	
13.3	23.5	15.8	
15.4	19.5	15.9	
$n=10$	$n=10$	$n=10$	$n_{tot}=30$
$\bar{x}=13.79$	$\bar{x}=22.72$	$\bar{x}=15.46$	
$s=3.21$	$s=3.63$	$s=3.67$	
$s^2=10.27$	$s^2=13.15$	$s^2=13.45$	
$\Sigma x=137.9$	$\Sigma x=227.2$	$\Sigma x=154.6$	$\Sigma x_{tot}=519.70$
$(\Sigma x)^2=19{,}016.4$	$(\Sigma x)^2=51{,}619.8$	$(\Sigma x)^2=23{,}890.8$	
$\Sigma x^2=1{,}994.11$	$\Sigma x^2=5{,}280.36$	$\Sigma x^2=2{,}762.4$	$\Sigma x_{tot}^2=10{,}036.9$

단계 1. 보정계수(correction factor, CF)를 계산한다. 이 값은 아주 빨리 계산할 수 있다.

$$CF=\frac{(\Sigma x_{tot})^2}{n_{tot}}=\frac{(519.70)^2}{30}=\frac{270,088.09}{30}=9,002.93$$

단계 2. 전체 표본에 대한 제곱 합(sum of square, SS)을 계산한다.

$$SS_{전체}=\Sigma x_{tot}^2-CF=10,036.9-9,002.9=1,034$$

단계 3. 집단 간 제곱 합을 계산한다.

$$SS_{집단\ 간}=\frac{(\Sigma x_{GP1})^2}{n_{GP1}}+\frac{(\Sigma x_{GP2})^2}{n_{GP2}}+\frac{(\Sigma x_{GP3})^2}{n_{GP3}}-CF$$

$$=\frac{19,016.4}{10}+\frac{51,619.8}{10}+\frac{23,890.8}{10}-CF$$

$$=1,901.6+5,161.9+2,389.1-9,002.93$$

$$=449.67$$

단계 4. 집단 내 제곱 합을 계산한다. 집단 간 제곱 합과 전체 제곱 합을 알고 있고, 집단 간 제곱 합과 집단 내 제곱 합을 더하면 전체 제곱 합이라는 것을 알고 있기 때문에 간단한 수식을 사용할 수 있다.

$$SS_{전체}=SS_{집단\ 간}+SS_{집단\ 내}$$

그러므로

$$SS_{집단\ 내}=SS_{전체}-SS_{집단\ 간}$$

$$584.33=1,034-449.67$$

수작업으로 분산분석(ANOVA)을 실시한다면 집단 내 제곱 합과 집단 간 제곱 합을 천천히 모두 계산하는 것이 좋다. 이를 통하여 계산한 것을 점검할 수 있다.

단계 5. 다음과 같은 규칙에 의하여 집단 내와 집단 간의 자유도(degree of freedom, d.f)를 결정해야 한다.

$SS_{집단\ 간}$에 대한 자유도=집단의 수 -1 (이 예제에서는 $3-1=2$)

$SS_{집단\ 내}$에 대한 자유도=전체 사례의 수 − 집단의 수 (이 예제에서는 $30-3=27$)

$SS_{전체}$에 대한 자유도= $SS_{집단\ 간}$에 대한 자유도+ $SS_{집단\ 내}$에 대한 자유도

단계 6. 집단 간과 집단 내 제곱 합에 대한 분산을 계산한다.

$$집단\ 간\ 분산=\frac{SS_{집단\ 간}}{d.f._{집단\ 간}}=\frac{449.67}{2}=224.83$$

$$집단\ 내\ 분산=\frac{SS_{집단\ 내}}{d.f._{집단\ 내}}=\frac{584.33}{27}=21.64$$

단계 7. F를 계산한다.

$$F=\frac{집단\ 간\ 분산}{집단\ 내\ 분산}=\frac{224.83}{21.64}=10.38$$

단계 8. 표 12.5에 나와 있는 표준화된 형식과 같이 분산분석의 결과가 일반적으로 도출된다. 통계 프로그램을 사용하여 수행된 분산분석의 결과도 종종 그렇게 나온다. 대체할 수 있는 형식이 표 12.6에 나와 있다.

표 12.5

변동	제곱합	자유도	분산	F
집단 간	449.67	2	224.83	10.38
집단 내	584.33	27	21.64	
전체	1,034	29		

표 12.6

변동	제곱합	자유도	평균 제곱	F
집단 간	449.67	2	224.83	10.38
오차	584.33	27	21.64	
전체	1,034	29		

단계 9. 적절한 통계표(부록 2, 표 1)에서 F값을 찾아보아라. 집단 간 분산은 언제나 상단에 위치하고 있고 집단 내 분산보다 더 크다. 집단 간 분산이 집단 내 분산보다 작다면 영가설이 자동으로 채택된다.

$F=10.38$은 $p<0.01$ 수준에서 유의하므로 영가설을 기각할 수 있고 집단 간에 유의한 차이가 있다고 말할 수 있다. 이런 때 '세 처리집단 사이에 유의한 차이가 있다(ANOVA, $F_{2,27}=10.38$, $n=30$, $p<0.01$)'라는 말로 표현할 수 있다. t 검정과는 달리 집단 간, 집단 내 모두에 대한 자유도를 가진다. 이 값들은 F 통계량에서 아래 첨자(subscript)로 주어진다.

Box 12.7

분산분석 실행하기

- 5장에서 언급된 Symphadiol 연구로부터의 자료를 사용하여 네 처리집단에 대한 분산분석을 시행해 보라.
- 평균들은 유의한 차이가 있는가?
- 자료에 대한 그림을 그려 보았는가?
- 결론은 무엇인가?

평균에 대한 차이 Contrasting the means

분산분석에서 표본 간에 유의한 차이가 있다고 말할 때 어떤 집단 간에 차이가 있는지를 말할 수 없다는 문제가 있다는 것에 주의해야 한다. 그러므로 첫 번째 예제에서 두 운동 요법이 모두 대조군과 차이가 있는지, 또는 두 운동 요법이 서로 차이가 있는지 알지 못한다. 다행히도 어떤 표본 집단 간에 서로 유의한 차이가 있는지를 결정할 수 있는 추후 검정을 할 수 있다.

컴퓨터 패키지의 프로그램을 사용하면 이름의 모음(assortment of name)을 갖는 추후 검정에 대한 옵션이 있다. 유일하게 피해야 할 한 가지는 다중 t 검정을 할 때 범했던 것과 같은 오류를 범할 수도 있는 최소의 유의한 차이 검정이다. 가장 보수적인 검정(제2종 오류를 향하는 경향)은 쉐페검정(Sheffe test)이며, 가장 보수적이지 않은 검정(제1종 오류를 향하는 경향)은 덩컨(Duncan)의 다중범위 검정(multiple range test)이다(Kerr, Hall and Kozub 2002). 이러한 검정 중 하나인 투키 검정(Tukey test)이 어떻게 계산되는지 살펴볼 것이다. 분산분석에서 결과가 유의한 경우에만 이 검정을 시행할 필요가 있다.

투키 검정 Tukey test

단계 1. 첫 번째로 T라고 불리는 검정통계량을 계산한다:

$$T = (q) \times \sqrt{\frac{\text{집단 내 평균 제곱}}{n}}$$

집단 내 평균 제곱(mean square)을 알고 있으며 이 값은 이전 계산에서 찾을 수 있다. q의 확률 분포를 보여주는 표를 유심히 관찰함으로써 q를 찾을 수 있다. q를 찾기 위해서는 집단 내 분산에 대한 자유도(대부분의 통계표에서 v로 불림)와 표본 집단의 수에 대한 자유도(대부분의 통계표에서 k로 불림)를 알 필요가 있다. 이 예제에서는 다음과 같다:

$$T = (2.90) \times \sqrt{\frac{21.64}{10}} = 2.90 \times 1.47 = 4.26$$

단계 2. 각 집단의 평균에 대하여 다른 집단의 평균과의 차이를 계산한다. 표 12.7과 같은 표를 이용할 수 있다.

표 12.7 분산분석 검정 후 평균의 비교

집단의 평균	집단 1 : 13.79	집단 2 : 22.72	집단 3 : 15.46
집단 1 : 13.79		8.93	1.67
집단 2 : 22.72			7.26
집단 3 : 15.46			

단계 3. 평균에 대한 각 쌍의 차이를 T값과 비교한다. 차이가 T값보다 크면 두 평균 간의 차이는 통계학적으로 유의하다.

Box 12.8

이 연구를 통해 어떠한 결론을 낼 수 있는지 생각해보자:

- 어떤 평균이 서로 유의한 차이가 있는가?
- 결론은 무엇인가? 결론이 평균을 비교한 것과 차이가 있는가?
- 이 연구의 결과에 근거하여 어떤 권고를 할 수 있는가?

독립성 Independence

이 장을 시작할 때 분산분석에서 각 사례는 독립적이어야 한다고 언급했다. 이것이 의미하는 것은 무엇인가? 독립성(independence)이라는 것은 한 개인의 측정치가 다른 측정치로부터 어떠한 방해나 영향력 없이 측정이 이루어져야 함을 의미한다. 예를 들어 만약 두 집단의 사람들에게 설문조사를 하고 두 집단이 질문에 대하여 서로 토의할 수 있다면 명백히 그 표본들은 독립적인 것이 아니게 된다. 물론 어떠한 경우에는 표본 집단이 같은 사람을 포함할 수 있다. 특히 처리에 대한 응답자의 반응을 추적 조사할 때 그렇다. 이러면 반복측정 설계가 적절하다.

Box 12.9

- Box 12.7에 있는 예제로부터의 결과를 이용하여 투키 검정(Tukey test)을 시행해 보라.
- 어떤 평균이 서로 유의한 차이가 있는가?
- 결론은 무엇인가? 결론이 평균을 비교한 것과 차이가 있는가?
- 이 연구의 결과에 근거하여 어떤 권고를 할 수 있는가?

분산분석의 반복측정 설계 Repeat measure design of ANOVA

반복측정 설계는 같은 사람이 두 번 이상 검정 되는 연구에서 사용된다. 이 방법은 짝지은 t 검정과 유사하다. 이러한 검정들은 집단 내 검정(within-group test)으로 알려졌다. 우리는 집단 내 1요인 분산분석을 살펴볼 것이다. 이러한 검정에 대하여 단순히 이론과 분산분석표를 살펴볼 것이다. 사용된 예제들은 Kerr 등(2002)의 책에서 찾아볼 수 있다.

많은 수의 개인을 추적하는 실험을 설계한다면 집단 간 표본추출 오차에 의해 발생하는 변동이 적을 것이라는 이유에 기초한다. 각 표본 집단에서 같은 사람을 이용하기 때문에 그들 간의 오차는 표본 집단이 어떻든 간에 같다. 물론 개인 내 변동(intra-individual variation)과 무작위 요인(random factor)에 따른 오차는 존재한다(표본추출 오차가 전혀 없다면 통계를 이용할 필요는 거의 없을 것이다).

표 12.8 처방된 운동의 시작점과 운동 기간 동안 56세부터 58세 사이의 남성 4명의 이완기 혈압

개인	시작점	3주 후	6주 후
1	92	89	85
2	94	87	84
3	90	92	90
4	97	96	92

집단 내 변동 (시작점 열의 92~97) / 감소된 집단 간 변동 (시작점 ↔ 3주 후) / 감소된 집단 간 변동 (3주 후 ↔ 6주 후)

표본추출 오차를 줄이기 위해서는 더욱 작은 표본을 이용할 수 있다. 이것이 반복측정 실험 설계가 갖는 중요한 장점이다. 만약 '일반적인' 분산분석을 사용했다면 집단 간 오차를 과대추정(overestimating)하였을 것이고 더 많은 제2종 오류(Type 2 error)가 발생했을 수 있다.

> 표본추출 단위(sampling unit)가 반드시 사람일 필요는 없다. 그러나 측정은 동일한 대상에 대하여 반드시 두 번 이상 이루어져야 한다.

반복측정 설계에 대한 예는 표 12.8에 나와 있다. 이는 비교적 가벼운 고혈압에 대한 치료의 일환으로 운동 처방을 받은 네 명의 이완기 혈압을 추적한 자료이다. 연구 참여자들은 운동 프로그램을 시작할 때와 운동 시작 후 3주와 6주에 이완기 혈압을 측정하였다.

이처럼 줄어든 집단 간 오차를 고려해서 F값의 계산은 조금 바뀌게 되며, 그래서 우리가 집단을 비교할 때 개인에서의 차이에 기인한 오차는 고려하지 않았다. 이를 처리하기 위해서 집단 내 오차는 두 개의 요인으로 나누어진다. 개인에 의한 요인은 연구대상자 제곱 합(sums of squares of the subject)으로 불리고, 잔차 변동량(residual variation)은 잔차 제곱 합으로 불린다. 즉 :

$$SS_{\text{집단내}} = SS_{\text{연구대상자}} + SS_{\text{잔차}}$$

만약 우리가 $SS_{\text{연구대상자}}$를 결정할 수 있다면 이 값을 제거할 수 있고, 앞에서 언급한 분산분석에서 사용된 $SS_{\text{집단내}}$는 $SS_{\text{잔차}}$로 대체할 수 있다.

다행히도 $SS_{\text{연구대상자}}$를 계산할 수 있으므로 반복측정의 분산분석을 수행할 수 있다. 그러나 여기서는 그 계산을 자세히 설명하지 않을 것이다.

반복측정 설계가 계산될 때 분산분석표는 표 12.9에 보이는 것과 같이 나타난다. 이 분산분석은 표 12.8에 제시된 자료를 가지고 수행되었다. 이때 F값이 유의한지 아닌지를 반드시 살펴보아야 한다: 이 경우에 p는 0.043(이 값은 SPSS를 사용하여 계산한 값)이다. $p < 0.05$이므로 차이는 유의하다.

만약 컴퓨터 패키지를 사용하게 된다면 **구형성**(sphericity)이라고 불리는 현상에 대한 참고문헌을 살펴보아야 한다. 통계학적인 의미에서 구형성은 실험집단 간 차이의 분산이 다르지 않다는 가정이다. 대부분의 반복측정 설계 분산분석에 대하여 반드시 구형성을 가정해야 한다. 그리고 컴퓨터 패키지가 이러한 가정에 대한 검정을 시행해 줄 것이다.

표 12.9

변동	제곱합	자유도	평균제곱	F
집단 간	61.17	2	30.58	5.58
잔차	32.83	6	5.47	

이번 장을 읽고 연습문제를 풀면 아래와 같은 생각들과 단어에 익숙해질 것이다:

- 언제 1 요인 분산분석을 시행 하는가?
- 언제 반복측정 설계 1요인 분산분석을 시행하는가?
- 1 요인 분산분석을 어떻게 시행하는가?
- 분산분석의 사용에서 제한된 규칙들
- 1 요인 분산분석 후에 어떻게 평균들을 비교해야 하는가?

연 습 문 제

1. 5장에 있는 Symphadiol 연구의 자료를 이용하여 집단 1(대조군), 집단 2, 집단 3과 집단 4에 대한 기술통계량을 이용한 히스토그램을 그리시오.
2. 이들 자료를 비교하기 위한 그래프를 그리고 표준오차를 보여주시오.
3. 실험 가설을 설정하시오.
4. 영가설을 설정하시오.
5. (a) 수작업으로 (b) 컴퓨터 패키지를 이용하여 적절한 통계 검정을 시행하시오.
6. 결과를 비교하시오. 어떤 접근 방법이 적절한가? 왜?
7. Symphadiol의 영향에 대한 결론은 무엇인가?
8. 스스로 분산분석을 시행하기 위한 적절한 자료를 모으시오. 이 기법에 대한 제한점을 기억하시오.

CHAPTER 13

비 정규분포

Not normal

- ☐ 자료가 정규분포를 따르는지 어떻게 알 수 있는가?
- ☐ 자료가 정규분포를 따르지 않을 때 할 수 있는 것은 무엇인가?
- ☐ 언제, 어떻게 자료를 변환시킬 수 있는가?
- ☐ 포아송 분포(Poisson distribution)란 무엇이며, 왜 중요한가?

이 책의 각 장에서 차이(differences)를 비교할 때 지금까지 본 대부분의 검정은 자료가 정규분포를 따르거나 적어도 정규분포에서 크게 벗어나지 않는다는 가정하에 이루어져 왔다(제10장). 이번 장에서는 두 가지 문제를 다룰 것이다: 첫째, 자료의 분포가 정규분포와 유의하게 차이가 있는가를 어떻게 알 수 있는가? 그리고 정규분포를 따르지 않는다면 무엇을 할 수 있는가?

11장에서 언급되었던 t 검정을 살펴보면 때때로 자료의 크기가 작거나 측정 형태(type of measurement) 때문에 자료가 정규분포를 따를 것이라는 가정에 의존해야만 한다. 예를 들어 인간의 성장과 발전에 대한 측정(measurements)은 정규분포를 따르는 경향이 있다. 마찬가지로 백분율이나 어떤 것들의 셈(count)과 관련된 자료는 정규분포를 따른다고 말할 수 없을 것이다. 그렇다면 '정규분포를 따르는가에 대해 확신이 없을 때는 무엇을 할 수 있는가?

물론 처음 해야 할 것은 자료를 이용하여 빈도 히스토그램으로 그리는 것이다. 만약 자료가 30개 이상이고 자료에 대한 그림이 정규분포를 따르는 것 같지 않게 보인다면 안전하게 자료가 정규분포를 따르지 않는다고 가정할 수 있을 것이다. 그러나 만약 자료를 그림으로 나타낸 후에도 여전히 확신이 생기지 않는다면 무엇을 할 수 있는가? 이럴 때 통계적인 검정이 필요할 것이며 그 검정을 통해 자료가 정규분포를 따르는지 아닌지를 확인해야 할 것이다.

만약 자료가 정규분포를 따르지 않음을 알게 된다면 두 가지 방법을 선택할 수 있다 : 자료를 변환하여 모수 검정(parametric test)에 적합할 수 있도록 하든지, 아니면 대안으로 **비모수 검정(non-parametric test)**을 시행해 볼 수 있을 것이다(제14장). 할 수 있다면 모수 검정을 사용하기를 원할 것이다. 왜냐하면, 모수 검정이 비모수 검정보다 검정력이 뛰어나기(robust and powerful) 때문이다. 모수 검정은 확률 분포에 근거하지만 비모수 검정은 그렇지 않다.

Box 13.1

왜도(skewness)와 첨도(kurtosis)란 무엇인가?

만약 컴퓨터를 사용한다면 쉽게 접근할 수 있고 사용 가능한 검정들이 여러 개 있다. 우리는 사용 가능한 여러 개의 옵션에 대해 논의할 것이다. 만약 사용 가능한 통계 프로그램이 있지 않다면 아마도 적합도(goodness of fit)를 검정하기 위해 카이제곱 검정(χ^2, chi square test)이라 불리는 검정을 사용하기를 원할 것이다. 반면에 왜도나 첨도를 검정하기 위해 콜모그로프-시미노프 검정(Kolmogrov-Smirnov, KS test)검정이나 코크란 검정(Cochran test)과 같은 통계 프로그램에 접근하게 된다면 더욱 간단하게 결과에 도달할 수 있을 것이다. 특히 자료가 다른 분포 형태에 적합한지 알아보고자 할 때 적합도 검정을 무시하거나 소홀히 해서는 안 된다.

정규성 검정 Test for normality

KS 검정이나 코크란 검정은 표준에 대해 검정된 분포를 비교한다. 이러한 검정들은 검정통계량을 산출하고 다른 검정과 마찬가지로 검정통계량이 임계점(critical value)을 초과한다면 자료가 유의하게 정규분포를 따르지 않는다는 것이다. 대부분의 컴퓨터 프로그램들은 검정통계량을 제시하고 p값을 계산해 준다. 이때 해야 할 일은 p값이 0.05보다 작은 가를 점검하는 것이다. 만약 $p < 0.05$라면 자료는 정규분포를 따르지 않는 것이다.

Box 13.2

첨도와 왜도를 알아보기 위한 검정 절차(Test procedure for kurtosis and skewness)

분포가 유의하게 치우쳤는지, 혹은 유의하게 뾰족한가를 결정하기 위한 검정은 z검정과 비슷하게 행해진다. 주어진 빈도 분포를 통해 첨도와 왜도를 위한 z점수(표기는 z_{skew} 또는 $z_{kurtosis}$)가 계산될 수 있다. 만약 이 값들이 1.96을 초과하게 되면 분포는 정규분포와 유의하게 다르다고 말할 수 있다. 그때 두 가지 옵션을 행할 수 있다. 자료를 변환하여 자료가 정규분포를 따를 수 있도록 하든지 아니면 비모수 검정(제14장)을 하여야 한다.

반면에 왜도(skewness)와 첨도(kurtosis)에 대한 검정은 분포가 유의하게 더 치우쳐 있는지 또는 뾰족한지를 알아보기 위하여 분포를 살펴보는 것이다.

적합도 Goodness of fit

이제부터 기술할 적합도 검정은 카이제곱 분포(χ^2 distribution)에 기초한다. 많은 통계학책들은 카이제곱 검정보다 더 신뢰할 만한 G 검정(G test)을 사용하기를 추천한다. 그러나 카이제곱 검정을 사용하는 이유는 G 검정을 지원하는 컴퓨터 프로그램이 많지 않기 때문이다. 그러므로 이 책에서는 카이제곱 검정에 대하여 설명할 것이다. G 검정에 대해 더 자세한 설명을 원하면 Sokal and Rohlf(1996)를 참고하라.

> **경고**
>
> 만약 통계량을 수작업으로 구한다면 정규분포가 적합한지 알아보기 위한 적합도 검정을 사용할 때 두 번 생각해 보라. 실행하는 과정은 시간이 걸리고 지루할 것이다. 대신에 자료에 대한 그림을 그리고 자료가 정규분포처럼 보이는지 살펴볼 수 있다. 덧붙여 사례의 70%가 평균±1 표준편차 범위 안에 놓여 있는지를 추정할 수 있다. 그러나 발표를 위한 논문이라면 정규분포성에 대한 몇 가지 유형에 대한 검정이 요구된다. 대안은 자료의 분포에 대한 가정을 하지 않는 비모수 검정(non-parametric test)을 사용하는 것이 좋다.

적합도 검정은 모형 분포(model distribution)에 대한 표본에서의 수의 분포를 비교한다. 만약 표본의 분포가 정규성을 갖는가를 보기 위해 검정을 한다면 아마도 모형 분포는 정규분포일 것이다. 적합도 검정은 자료가 특정한 분포에 적합한지 알아보기 위해 사용될 수 있다. 그러므로 적합도 검정은 포아송 분포나 이항 분포와 같은 이론적인 모집단에 자료가 적합한지 아닌지를 알아보기 위하여 사용할 수 있다.

적합도 검정에서는 표본 자료를 '관찰된 자료'로 간주하고, 모형 분포를 '기대된 자료' 로 간주한다. 관찰된 빈도가 모형 분포로 예측된 것과 맞는지를 알아보기 위한 검정을 한다. 각각 관찰된 사례들을 통해 얼마나 자주 이론적으로 그것들이 발생하는지 예측할 수 있고, 얼마나 자주 그것들이 실질적으로 작용하는지를 비교해 볼 수 있다. 기호 f는 빈도를 의미한다. 기대된 결과에 대한 관찰된 결과의 비교는 카이제곱 검정의 필수 요소이다. 정규분포에서 주어진 사례(x)의 빈도를 예측하기 위해 사용되는 모형 방정식(model equation)은 아래와 같다.

$$y = \frac{1}{\sigma\sqrt{2\pi}} e^{-[(x-\mu)^2/2\sigma^2]}$$

이 방정식에는 두 개의 상수(constants)가 있다(이 값은 변하지 않는 값들이다): e와 π ; e의 값은 2.71이고, π의 값은 3.1417이다. x는 특정한 사례의 값을 나타내고, μ는 모평균(population mean)을 나타내며, σ는 모집단의 표준편차를 나타낸다. 물론 우리는 모집단에서 추출된 표본을 다루기 때문에 μ와 σ의 추정치(estimates)인 $\bar{x}$와 s를 사용해야 한다. 그것은 우리가 모형 정규분포를 만들려고 노력하는 부분에서 약간의 문제를 일으킨다. 이를 위해서는 $\bar{x}$와 s가 μ와 σ의 합리적인 추정치라는 확실히 할 필요가 있다. 그리고 이것이 사실이려면 *표본의 크기가 30 이상*일 필요가 있다.

카이 제곱 공식 The chi-square bit

우리는 모형 분포로부터 '기대된 값'을 예측할 수 있다. 그리고 관찰된 자료를 가지기 때문에 카이제곱 검정(chi-square test)을 사용할 수 있다(제15장). 카이제곱에 대한 공식은 다음과 같다:

$$\chi^2 = \Sigma\frac{(O-E)^2}{E}$$

검정 통계량 χ^2 에서 O는 관찰된 값이고, E는 기대되는 값이다. 물론 Σ은 '합(sum of)'을 나타낸다. 합이란 것은 무엇인가? 각각 관찰된 값과 기대되는 값에 대한 비교할 수 있는 사건(occurrence)을 더한 것이다.

예제 *An example*

Janet Thomson은 다른 지역에서부터 예약 없이 병원(walk-in)을 찾아오는 방문자의 수에 대한 작은 규모의 연구 프로젝트를 하고 있다. 한 주를 표본 단위(sampling unit)로 사용했다. 그리고 백인, 아프리카계 카리브 해인, 그리고 방글라데시 여성 간의 방문 빈도를 비교하기를 원했다. 자료인 표본들이 정규분포를 따르지 않을 것으로 생각했다. 그러나 비모수 통계보다 검정력이 뛰어난 모수 통계량(parametric statistics)을 사용하기를 원했다.

각각의 사례들을 그렸다. 이번에는 아프리카계 카리브 해인 여성들에게 집중할 것이다. 자료는 정규분포를 따르는가? 그림 13.1을 살펴보면 그래프가 약간 왜향되어 있다고 느낄 것이다. 평균보다 작은 값이 평균보다 큰 값보다 더 많다. 자료의 평균은 28.4이며 표준편차는 13.90이다. 그러므로 분산(표준편차의 제곱)은 평균보다 훨씬 클 것이고 이 자료는 우왜향(positively skewed)되었다고 볼 수 있다.

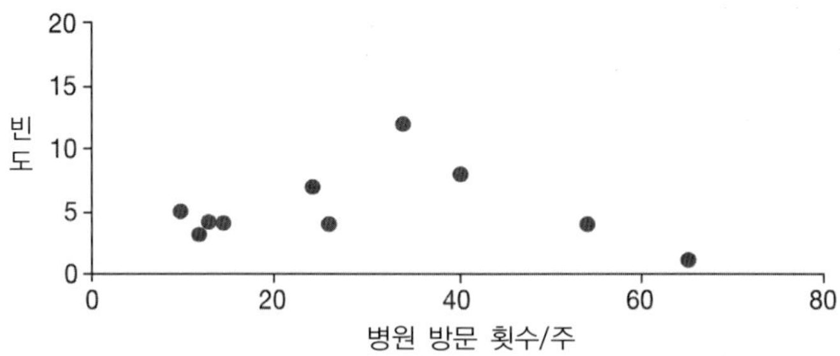

그림 13.1 아프리카계 카리브해인이 병원을 방문한 빈도의 분포

표 13.1 빈도 표로부터 평균과 표준편차(s) 계산하기

방문자 수(x)	방문한 빈도(f)	총 방문횟수(fx)	$(x-\bar{x})^2$	$f(x-\bar{x})^2$
34	12	408	31.7	381.0
12	3	36	267.8	803.5
65	1	65	1,342.1	1,342.1
13	4	52	236.1	944.4
10	5	50	337.3	1,686.4
54	4	216	657.1	2,628.4
24	7	168	19.1	133.4
40	8	320	135.3	1,082.9
26	4	104	5.6	22.4
14	4	56	206.4	825.5
	$n=52$	$\Sigma fx = 1,475$	$\bar{x} = \Sigma fx/n = 28.4$	$\Sigma f(x-\bar{x})^2 = 9,850.1$ $s = 13.90$

Box 13.3

6장으로 돌아가서 빈도 히스토그램을 어떻게 그리는지 알아보자.

자료로부터 빈도 표(frequency table)를 만들었을 때 평균을 계산하는 빠른 방법은 표 13.1에서 볼 수 있다. 표준편차는 아래와 같이 계산할 수 있다:

$$s = \sqrt{\frac{\Sigma f(x-\bar{x})^2}{n-1}}$$

표 13.2 아프리카계 카리브해인 여성이 병원에 방문한 관찰 빈도와 기대 빈도(정규분포로부터 예측된 빈도)

방문자 수	10	12	13	14	24	26	34	40	54	65
실제 방문자 빈도	5	3	4	4	7	4	12	8	4	1
기대 빈도	1	1	1	1	1.5	1.5	1.5	1	0.5	0.5

표본 평균은 28.4이고 표준편차는 13.9임

Box 13.4

왜 기대 값이 낮은가?

실제 값을 백분율로 바꾸지 말아야 한다. 기대 빈도(expected frequency)를 구하기 위해서 x의 각 값에 대해 예측된 빈도에 n을 곱해야 한다. 예측값이 기대한 값에 비해 얼마나 작은지 확인해 보라.

이제 이 상황에서 실제적인 적합도 검정을 해야 한다. x의 각 값에 대해 다음의 방정식을 실행한다:

$$\frac{(O-E)^2}{E}$$

첫 번째 값을 대입해 보면 16이란 값을 얻을 수 있다.

$$\frac{(5-1)^2}{1}$$

x의 각 값에 대해 반복한 후 모든 결과를 더하면 다음과 같다:

$$16+4+9+9+20.2+4.2+73.5+49+24.5+0.5=209.9$$

즉 $\chi^2=209.9$이다. 대부분의 검정들과 마찬가지로 적절한 자유도(degrees of freedom)를 사용하여 표 안의 값들을 살펴보아야 한다. 이 표가 카이제곱 분포표(χ^2 distribution table)이다(부록 2). 사용되는 자유도는 해당 값에서 2를 빼면 된다(이 경우에는 10-2). 따라서 자유도 8을 가진다. 표 4에서 유의수준(significance level) 0.05 수준에 해당하는 값은 15.51이다. 그러므로 우리가 구한 값이 표에 있는 값보다 크므로 관찰 빈도와 기대 빈도사이에는 유의한 차이가 있다는 것을 나타내며 조사된 자료의 분포는 정규분포와 유의하게 다르다는 결론을 낼 수 있다.

Box 13.5

약 30명의 신발 크기에 대한 표본을 수집하라. 위와 같은 방법으로 표본의 분포가 정규분포와 유의한 차이를 보이는지 결정하라.

포아송 분포에 대한 적합도 검정 Using goodness of fit tests with the Poisson distribution

적합도는 빈도 분포가 어떤 이론적이고 수학적인 분포에 적합한지 알아보는데 사용될 수 있다. 보건 분야에서 주로 사용되는 중요한 분포 중 하나가 포아송 분포(Poisson distribution)이다. 포아송 분포는 공간이나 시간에서 무작위로 일어나는 아주 드문 현상을 기술하는 분포이다. 예를 들어 한 시간 동안 얼마나 많은 벼락(lightning strike)이 칠 것인가? 병원의 A&E 병동에서의 폭력 사건의 발생이 지역 내의 모든 병원으로 무작위로 퍼지는지 아니면 사건이 병원과 관계된 어떤 이유 때문인지를 알기 원한다. 골수성 백혈병과 같은 질병들이 특정한 지역에서 무작위로 발생하는지 아니면 지역과 같은 다른 현상과 연관되어 일어나는 것인가에 대해 의문을 가진다. 포아송 분포는 무작위 분포(random distribution)를 기술하기 때문에 자료가 무작위로 분포되어 있는지 아닌지를 검정하기 위해

사용할 수 있다. 포아송 분포에 대한 검정은 다음과 같은 경우에 시행할 수 있다:

- 자료가 아주 드문 현상을 나타낸다.
- 자료는 어떤 것의 셈(count)으로 구성되어 있다.
- 분산이 평균과 아주 비슷하다.

주어진 표본에서 아주 드문 현상의 발생 수인 x를 찾을 확률을 예측하기 위한 식은 다음과 같다 :

$$P_{(x)} = e^{-\bar{x}} \cdot \frac{\overline{X}^{x}}{x!}$$

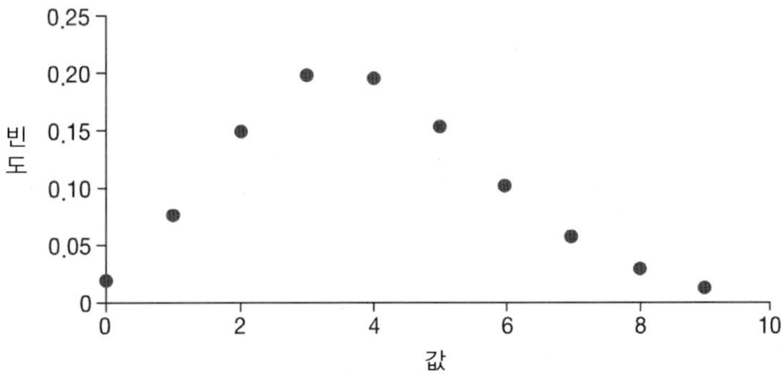

그림 13.2 포아송 분포

컴퓨터를 사용함으로써 이러한 값들을 추출해 내기가 더 쉬워졌다. x!를 제외하면 식에 있는 대부분의 수학 함수는 이전에 본 적이 있는 것들이다. 기호 !는 '팩토리얼(factorial)'을 의미한다. 3!은 $1 \times 2 \times 3 = 6$이다. 5!은 $1 \times 2 \times 3 \times 4 \times 5 = 120$이다. • 은 곱셈의 간편한 표현이며, e는 2.71(자연로그의 밑)이다. 따라서 $x = 3$이고 표본 평균이 6이면 확률은 다음과 같다.

$$P_{(3)} = e^{-6} \cdot \frac{6^{3}}{3!} = 0.091$$

다른 말로 현상이 무작위로 분포한다면 3이라는 값을 가질 가능성은 9.1%이다.

예를 들어보자. 동부 보건 당국(Eastern Health Authority)은 최근에 각 변동에서 MRSA (methicillin-resistant staphylococcus aureus)의 발생에 대해 관심이 있다. 이는 다른 병원의 병동 안에서도 발생 사이와 어떤 연관이 있을 것이라고 믿어져 왔다. 감염 통제관은 이 지역의 40병동을 표본으로 추출했고 병원 내에서 명백하게 MRSA에 감염된 환자의 수를 기록했다. 그들이 찾아낸 감염의 빈도는 표 13.3에 나와 있다. 각 병동당 평균 감염자 수는 3.75명이다. 정규분포를 이용한 앞의 예제들과 같이 평균에 대한 기대 빈도를 예측하기 위하여 수학적인 모형인 포아송 분포를 사용한다. 앞에서와 마찬가지로 기대빈도를 구한 후에 적합도에 대한 χ^2 검정을 실행할 수 있다.

표 13.3 병동 별 MRSA에 감염된 환자 수에 대한 관찰 빈도와 기대 빈도(포아송 분포로부터 예측된 빈도)

감염 환자수	0	1	2	3	4	5	6	7	8	9
빈도	3	3	5	6	6	5	3	2	2	1
기대 빈도	0.7	3.0	6.0	7.9	7.8	6.2	4.1	2.3	1.1	0.5

이 경우에 $\chi^2 = 9.22$이다. 자유도는 값의 수$-$2이므로 $10-2=8$이다. 유의수준 0.05하에서 자유도 8인 χ^2 분포표의 임계점은 15.51이다. 계산된 χ^2 값이 15.51보다 작아서 관찰된 값이 포아송 분포로부터 예측된 값과 유의적인 차이가 있다고 말할 수 없다. 그러므로 동부 보건 당국에서 조사한 MSRA의 발생은 무작위로 발생한다는 결론을 내릴 수 있다.

변환 Transforming

이 장의 나머지 부분에서는 자료가 정규분포를 따르지 않는 경우 무엇을 해야 하는지에 대하여 기술하려고 한다.

변환이란 무엇인가? What is a transformation?

간단하게 말하면 변환이라는 것은 각각의 사례에 대해서 수학적인 함수를 사용하여 자료의 분포를 바꾸는 것이다. 예를 들어 각각의 사례에 대해 제곱근(square root)을 취한다. 이러한 것은 자료를 살짝 건드리는 것 같지만 실제로는 그렇지 않다: 변환은 오랫동안 사용됐고, 변환에 대한 정당성(soundness)은 오랜 시간에 걸쳐 검정되어 왔다. 정규분포로부터 일상적인 편차 대부분에 대하여 표준화된 변환(standard transformations)이 존재한다. 여기서는 3가지 종류의 변환에 대해 설명하려고 한다: 로그 변환, arcsine 변환, 그리고 제곱근 변환이다. 이 세 가지가 가장 보편적으로 사용되는 것들이다.

로그 변환 The logarithmic transformation

자료가 응집(하나 또는 두 개의 값에 대한 사례의 빈도가 높은 경우)되어 있거나 빈도 분포가 오른 쪽으로 치우친 경우와 같이 표본에 대한 분산이 평균에 따라 증가할 때 로그 변환을 사용한다.

Box 13.6

언제 표준 오차(standard error)를 인용하는가?

로그 변환을 수행하기 위해서는 단순히 모든 사례에 로그를 씌우면 된다. 그리고 로그 변환한 자료를 가지고 적절하게 통계적 검정을 실행하면 된다. 물론 로그 변환한 자료의 분포가 정규분포와 유의하게 다르지 않은가에 대하여 검정해야 한다. 잊지 말아야 할 것은 표준오차(standard error)와 신뢰 한계(confidence limits)는 자료가 정규분포를 따른다는 가정 하에 도출된다는 것이다. 이러한 값들을 인용하고 싶다면 우선 변환된 자료를 이용하여 그 값들을 계산해야 한다. 그리고 그 값들을 인용할만한 의미 있는 수치를 얻기 위해 역 로그(anti-log)를 취해야 한다. 모든 변환에서 평균과 표준오차, 그리고 신뢰 한계를 기록하기 위해 역변환을 하여야 한다.

만약 자료가 어떤 것을 셈(count)으로 이루어져 있고 자료들 가운데 0이 많다면 각각의 사례에 1을 더한 후 로그를 취한 $\log(x+1)$을 사용하여 결과를 도출할 수 있다.

arcsine 변환 The arcsine transformation

이 변환은 백분율(percentage)이나 비율(proportion)로 기록된 자료에 유용하다. 때때로 이것은 각 변환(angular transformation)이라고 부른다. arcsine 변환에 대한 식은 다음과 같다:

$$TV = \arcsin\sqrt{p}$$

여기서 TV는 변환된 값을 나타내며 p는 비율(proportion)을 나타낸다.

만약 자료가 비율(백분율은 비율의 특별한 형태로 100으로 나눈 후 진행하면 됨)로 측정되었으면 모든 사례는 p로 나타내어진다. 만약 표본 내의 사례들이 0.30~0.70(30%~70%)의 범위 안에 있으면 일반적으로 자료를 변환할 필요가 없다.

arcsine 변환을 시행하기 위해서 우선 모든 표본에 제곱근을 취한 후 결과의 sine값의 각을 구해야 한다. 계산기에서는 역 사인(inverse sine, $\sin^{1}$키)을 사용한다. 그 결과는 도(degree)로 표현된다.

원래의 값으로 되돌아가기 위해서는 변환된 값에 대하여 사인(sine)을 취한 후 이 값을 제곱하여야 한다(Fowler and Cohen 1990).

제곱근 변환 The square root transformation

만약 표본이 포아송 분포(분산이 평균과 비슷함)를 따른다면 제곱근 변환을 사용할 필요가 있다. 변환의 이름에서 알 수 있듯이 각각의 사례들에 제곱근을 취한 후 통계적인 검정이 적용되어야 한다. 값들은 평균과 표준오차, 그리고 신뢰 한계를 기록하기 위해서 제곱할 수 있다. 만약 자료가 0을 포함하고 있다면 바로 제곱근을 취하는 것보다는 각각의 사례에 0.5를 더한 $(x+0.5)$에 제곱근을 취하는 것이 좋다.

변환에 대해 보다 자세한 설명을 원한다면 Sokal and Rohlf(1996)을 참고하라.

이번 장을 읽고 연습문제를 풀면 아래와 같은 생각들과 단어에 익숙해질 것이다 :

- 왜 변환을 사용해야 하는가?
- 적합도 검정을 위해 카이제곱 검정을 사용하는 방법
- 포아송 분포
- 로그, arcsine, 제곱근 변환

연 습 문 제

1. 설문지(제5장)로부터 연령에 대한 자료를 이용하여 이 자료가 정규분포를 따르는지 알아보기 위한 적절한 검정을 실행하라(노트: 이는 통계 패키지의 도움 없이는 어렵다).
2. 변수 '성 접촉자'는 어떤 분포를 따르는가? 이 자료가 정규분포를 따르게 하려면 어떤 변환을 하여야 하는가?

CHAPTER 14

비모수 검정

Non-parametric Tests

- 비모수 검정이란 무엇인가?
- 비모수 검정은 언제 사용하나?
- 기본적인 비모수 검정 방법은 무엇인가?

지금까지 모수 검정(parametric test)으로 알려진 검정 방법을 기술하였다. 이러한 검정은 특정 분포(정규분포 등)로부터 추출된 자료를 이용한다. 매우 세밀한 통계적 질문과 자료의 검정을 할 수 있기 때문에 모수 검정은 가장 효과적인 검정으로 생각된다. 불행하게도 보건의료서비스 분야의 연구와 관련하여 수집한 많은 자료는 정규분포를 따르지 않으며, 이러한 자료를 정규분포로 변환하는 것은 쉽지 않다(제13장).

이 장에서는 자료가 특정 분포를 따르지 않을 때에 사용할 수 있는 검정을 소개할 것이다. 이러한 검정은 자료가 정규분포를 따르지 않을 때에 사용할 수 있다. 이러한 검정이 비모수 검정(non-parametric test)으로 알려졌다. 이미 하나의 비모수 검정을 알고 있다. 이 검정은 χ^2 통계량을 이용한다. 이 장에서는 이 책에서 설명한 모수 검정과 유사한 비모수 검정에 대하여 설명할 것이다.

보건의료서비스 분야의 연구에서는 사회 과학자가 함께 참여하는 때도 있다. 많은 양의 양적 자료(quantitative data)를 수집할 때 참여한다. 가끔은 감지된 고통 수준이나 불안 상태와 같은 서열척도(ordinal scale)나 직업, 교육 수준, 주거 형태나 민족 집단과 같은 명목척도(nominal scale)로 측정된 변수에 관심이 있다. 이러한 변수들은 정규분포를 따르지 않으므로 비모수 검정에 대하여 잘 알 필요가 있다.

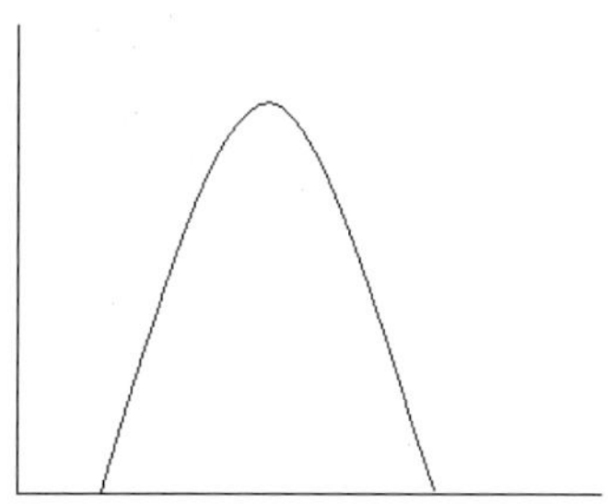

그림 14.1 정규분포

비모수 검정은 언제 사용하는가? When to use non-parametric tests?

비모수 검정은 자료가 모수 검정이 요구하는 조건을 따르지 않을 때 사용한다. 정상적으로 모집단의 분포(population distribution)를 고려할 때 모수(parameter)로 평균(mean) 또는 표준편차(standard deviation)를 사용한다. 이는 자료가 정규분포를 따른다면 괜찮은 결정이다. 그러나 정규분포(그림 14.1)를 따르지 않고 왜향된(그림 14.2) 분포이고(제13장), 평균이 사용하는 데 적절한 기술 통계량이 아닐 경우(제6장)에 비모수 검정이 더 적절할 것이다.

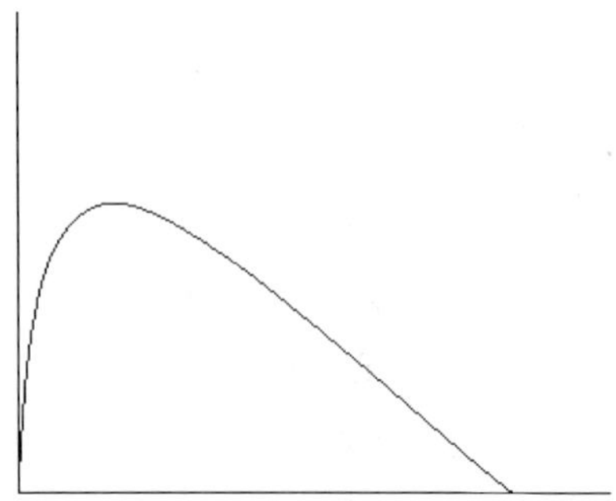

그림 14.2 왜향 분포(skewed distribution)

또한, 비모수 검정은 표본 수가 작을 때 사용할 수 있다. 작은 수의 표본에 대해 적절한 모수 검정, 스튜던트 t 검정(student's t-test)을 설명하였다. 그러나 수집된 자료가 정규분포를 따르는 것이 확실하지 않고 표본 수가 작다면 비모수 검정을 선택하는 것이 더 안전하다.

비모수 검정은 보통 측정이 서열척도나 명목척도를 이용하여 수집된 자료에 대하여 사용한다. 그러나 비모수 검정은 정규분포를 따르지 않는 구간척도나 비율척도로 측정된 자료에 대해서도 사용할 수 있다.

비모수 검정은 분포에 기반을 두지 않고, 정확한 확률에 기반을 둔다. 비모수 검정은 평균을 이용하지 않고, 어떤 자료가 중위수(median)로부터 벗어난 정도를 비교하는데 기반을 두고 있다. 이와 같이 비모수 검정을 이용할 때에는 중위수를 인용하는 것이 더 적절하다.

Box 14.1

통계량의 선택

통계적 접근을 이용한 3~4편의 논문을 검토해 보자.

- 사용된 통계량의 형태(모수 검정 또는 비모수 검정)를 알 수 있는지 보자.
- 특정 통계량이 선택되어 사용된 것에 대한 타당성을 논의해 보자.

마지막으로 비모수 검정은 모집단으로부터 무작위로 선택되지 않은 연구대상자로부터 얻은 자료에 대하여 행해진다. 보건의료서비스 분야 연구에서는 표본이 모집단으로부터 무작위로 추출되기보다는 편의적으로 추출되는 때도 있으므로 무작위 표본을 얻는 것은 어려울 것이다. 결과를 해석할 때 이 점을 기억하고 주의를 기울여야 한다.

통계 검정에서 비모수 검정을 사용하는 원칙은 모수 검정과 같다. 영가설을 설정하고, 자료를 수집하고, 자료를(선택된 검정에 의해 결정된) 적절한 통계 공식에 대입하고, 검정 통계량(test statistic)

을 산출한다. 마지막으로 결과가 적절한 자유도를 이용한 통계표에서 통계적으로 유의한지를 알아보는 것이다. 차이 또는 관계를 발견한다면 결과가 우연히 일어난 것이 아니라고 말할 수 있다는 것을 알기 위하여 통계 검정을 시행한다는 것을 기억해야 한다.

Box 14.2

모수 검정과 비모수 검정의 차이

비모수 검정	모수 검정
• 구간척도나 비율척도 자료에 사용할 수도 있지만, 서열자료나 명목자료에 사용할 수 있다.	• 구간척도와 비율척도 자료에 주로 사용한다.
• 표본 수가 적을 때 사용할 수 있다.	• 많은 수의 표본을 요구하는 경향이 있다.
• 정규분포를 따르지 않는 자료에 사용할 수 있다.	• 자료가 특정 분포에 적합하여야 한다. 자료를 특정 분포로 변환할 수 있다.
• 표본이 무작위로 선택되지 않았을 때 사용할 수 있다.	• 표본은 모집단으로부터 무작위로 추출되어야 한다.
• 대응하는 모수 검정보다 검정력이 낮다.	• 대응하는 비모수 검정보다 검정력이 높다.

자료에 순위 매기기 Ranking data

대부분의 비모수 검정에서는 자료에 순위를 매긴다. 이 절에서 이러한 과정을 살펴보기로 한다. 순위화(ranking)는 모든 자료를 순서에 의해 배치하는 간단한 방법이다. 예를 들어 건강증진 비디오를 시청한 두 집단의 학생이 내용을 10점 만점으로 평가한다. 1점은 '매우 나쁨'을 10점은 '매우 좋음'을 의미한다. A 학교의 학생들은 3점, 5점, 6점, 6점으로 평가하였고, B 학교의 학생들은 1점, 3점, 6점, 8점으로 평가하였다. 이러한 점수에 순위를 매기기 위해서는 우선 두 집단의 모든 값을 순서대로 배열하여야 한다: 1, 3, 3, 5, 6, 6, 6, 8. 각 수를 순서대로 위치에 할당한다. 그리고 각 점수에 대하여 순위(rank)를 할당한다. 자료에서 모든 점수(값)가 한 번만 나온다면 순위는 순서(order)와 일치할 것이다. 유감스럽게도 대부분의 연구에서 나타나는 것과 같이 표 14.1에서 몇몇 값은 한 번 이상 나오고 순위를 결정할 때 이 점을 고려할 필요가 있다.

표 14.1 건강증진 비디오를 시청한 학생들의 값

값	1	3	3	5	6	6	6	8
순서	1	2	3	4	5	6	7	8
순위	1	2.5	2.5	4	6	6	6	8

값을 순서대로 배열하고 순위를 매김

Box 14.3

순위화의 실행(Practise ranking)

12명의 친구나 동료에게 가장 최근에 먹은 식사의 질에 대하여 1점부터 10점까지 척도에 점수를 주도록 요청해 보자. 다른 집단에 스스로 만들어 먹은 식사의 질에 대하여 1점부터 10점까지 척도에 점수를 주도록 요청해 보자.

각 값을 순서대로 배열하고 순위를 매겨보자.

순위 점수의 결정 Determining rank score

순위 점수를 결정하기 위하여 점수(값)가 두 번 이상 나오면 이 값들의 순서를 모두 더한 후 특정 점수(값)가 나온 횟수로 나누어 준다. 그 결과가 점수(값)에 대한 순위이다. 표 14.1에서 값 3은 두 번 나왔다. 값 3은 순서에 따라 2번째와 3번째에 있다. 순위를 계산하기 위하여 2와 3을 더한 후 값 3이 나온 회수(2)로 나눈다. 그러므로 값 3에 대한 순위는 2.5이다. 또 다른 동점(tie)이 있는 다른 값(값 6)에 대해서도 이 과정을 반복한 후 표 14.1에 나타난 것과 같이 순위를 구했다.

검정 The tests

두 독립(또는 관련이 없는) 표본에서 차이에 대한 검정: 스튜던트 t 검정과 z 검정에 대응하는 검정

Test for difference in two independent or unrelated samples: a substitute for the student's t test and the z test

맨-휘트니 U 검정(Mann-Whitney U test)은 두 독립 표본의 중위수(median)의 차이에 대한 비모수 검정이다. 't 검정'과 마찬가지로 '독립(independent)'은 집단이 서로 관련이 없다는 것을 의미한다. 참여자 또는 연구대상자에 대하여 두 집단의 모수(parameter)에 대한 자료를 가지고 있어야 한다.

맨-휘트니 U 검정은 검정통계량 U를 계산한다. 이 통계량을 적절한 통계표에서 찾아보고 유의성을 결정한다. 대부분의 통계 검정과 마찬가지로 우선 가설을 설정한다. 표 14.2에서 사회 운동가인 Marion Smith는 망명 신청자를 위한 수용시설이 자신의 마을 부근에 위치하는 것에 대한 일반인의 태도를 측정하였다. 태도에 대하여 1점부터 10점의 점수를 부여하였다. 매우 긍정적인 경우에 1점, 매우 부정적일 때 10점을 주었다.

표 14.2 마을 근처에 망명 수용시설이 위치하는 것에 대한 사람들의 태도 점수

서부	동부
1	2
2	3
2	3
3	5
5	6
5	8
6	8
6	9
7	9
7	10
7	
8	

점수 : 1(매우 긍정)에서 10(매우 부정)

연구를 수행하기 전에 서부 지역이 더 부유하고, 이 지역 주민 재산 가치에 대한 수용시설의 영향에 더 많은 관심이 있는 것이므로 서부에 있는 사람들이 더 부정적인 태도를 보일 것이라는 가설을 세웠다. Marion Smith는 센터가 지역사회의 관점에서 민감한 장소에 있는가에 관심이 있다. 이는 망명 신청자와 주민 모두의 사회 복지에 영향을 줄 것이다.

연구 결과는 표에서 볼 수 있다. 맨-휘트니 U 검정의 공식은 다음과 같다.

$$U_1 = n_1 \times n_2 + \frac{n_2(n_2+1)}{2} - R_2$$

$$U_2 = n_1 \times n_2 + \frac{n_1(n_1+1)}{2} - R_1$$

U의 두 값, U_1과 U_2가 계산된 것을 볼 수 있다. 두 값이 어떻게 사용되는가는 다음에서 볼 수 있다. n_1은 첫 번째 집단의 표본크기(sample size)이고 n_2는 두 번째 집단의 표본크기이다. R_1은 첫 번째 집단의 순위 합(sum of ranks)이고 R_2는 두 번째 집단의 순위 합이다.

자료에 순위를 매기기 위해서는 두 자료가 함께 배열되어야 한다는 것을 기억해야 한다. 집단별로 따로 순위를 매겨서는 안 된다.

단계 1. 자료에 순위를 매긴다(표 14.3). 각 값이 어느 마을의 값인가를 표시하고 순위를 매긴다. 여러 값이 반복되었다.

단계 2. 각 집단의 순위를 나눈다(표 14.4).

단계 3. 각 집단(마을)에 대한 순위를 합한다. 서부 지역에 대한 순위 합 (ΣR_1)은 1+3+3+6+9+9+12+12+15+15+18=118이다. 동부 지역에 대한 순위 합 (ΣR_2)은 137이다.

표 14.3

마을	W	W	W	E	W	E	E	W	W	E	W	W	E	W	W	W	W	E	E	E	E	E
값	1	2	2	2	3	3	3	5	5	5	6	6	6	7	7	7	8	8	8	9	9	10
순서	1	2	3	4	5	6	7	8	9	10	11	12	13	14	15	16	17	18	19	20	21	22
순위	1	3	3	3	6	6	6	9	9	9	12	12	12	15	15	15	18	18	18	20.5	20.5	22

표 14.4

마을	W	W	W		W			W	W		W	W		W	W	W	W					
순위	1	3	3		6			9	9		12	12		15	15	15	18					
마을				E		E	E			E			E					E	E	E	E	E
순위				3		6	6			9			12					18	18	20.5	20.5	22

Box 14.4

새로운 기술 통계량은?

순위 합은 맹명 수용시설에 대한 두 마을 사람들의 태도의 차이가 어떻게 다른지를 보여준다. 서부의 순위 합은 118이고 동부의 순위 합은 137이다. 이는 서부가 낮은 점수를 갖는다는 것을 나타낸다. 두 모집단 간에 큰 차이가 없다면 두 점수는 비슷할 것으로 기대되고 유의한 차이를 보이지 않을 것이다. 순위 합은 중위수(median)보다 더 높은 수준의 정밀성을 제공하기 때문에 유용한 기술 통계량(descriptive statistics)이다.

단계 4. 첫 번째 식에 값을 대입한다.

$$U_1 = 12 \times 10 + \frac{10(10+1)}{2} - 137$$

$$= 120 + \frac{110}{2} - 137$$

$$= 120 + 55 - 137$$

$$= 38$$

단계 5. 두 번째 식에 대하여 반복한다.

$$U_2 = n_1 \times n_2 + \frac{n_1(n_1+1)}{2} - R_1$$

$$= 12 \times 10 + \frac{12(12+1)}{2} - 118$$

$$= 120 + 78 - 118$$

$$= 80$$

따라서 $U_1 = 38$이고 $U_2 = 80$이다. 맨-휘트니 검정에서는 가장 작은 값에만 관심이 있다. 검정을 위한 목적으로 $U = 38$이다.

Box 14.5

차이의 발견

Box 14.3에서 얻은 자료에 대하여 값들의 중위수에 차이가 있는가를 보기 위한 맨-휘트니 U 검정을 시행해 보자.

이러한 속성의 점수를 이용할 때 어떤 어려움이 있는가?

이제 이 값을 표본 수가 10과 12(두 마을의 표본 수)인 맨-휘트니 U 값에 대한 표(부록 2, 표 6)

에서 찾아보자. 표에서 구한 임계점은 29이다. 앞에서 구한 $U=38$이 29보다 크기 때문에 영가설을 기각할 수 없다. 이는 이 책에서 설명한 검정 중 통계량이 임계점보다 크면 영가설이 기각되지 않는 유일한 검정이다. Marion Smith는 망명 수용시설에 대한 두 마을의 태도에는 차이가 없다는 결론을 내렸다.

맨-휘트니 U검정표는 표본 수가 20을 초과하면 사용할 수 없다. 표본 수가 20을 초과할 때 U의 분포는 근사적으로 정규분포를 따른다. 이것이 의미하는 것은 정규분포를 이용할 수 있다는 것이다 (Fowler and Cohen, 1990). 이를 위하여 다음 공식을 이용하여 U 통계량을 t 통계량으로 전환해야 한다.

$$t=\frac{U-(n_1\times n_2)/2}{\sqrt{\frac{n_1\times n_2(n_1+n_2+1)}{12}}}$$

계산된 t값을 t분포 표에서 찾아본다.

맨-휘트니 U 검정을 사용하는 데 있어 제한점

- 비율(proportion), 백분율(percentage), 셈(count)뿐만 아니라 구간척도, 비율척도와 서열척도 자료에 사용할 수 있다.
- 표본 또는 집단은 두 분포가 완전히 같을 필요는 없지만 비슷한 분포를 갖는 분포로부터 자료가 나와야 한다.
- 순위를 매긴 자료가 많은 수의 동점을 포함하고 있다면 이에 대한 수정이 필요하다. 이러한 수정은 대부분의 통계 패키지에서 자동으로 이루어진다.
- 단지 두 집단을 비교할 때 사용될 수 있다.

두 관련된 표본에서 차이에 대한 검정: 윌콕슨 2표본 검정: 짝지은 t 검정에 대응하는 검정

Tests for differences between two related samples: the Wilcoxon two-sample test: a substitute for the paired *T* test

위의 예제에서 두 집단의 자료는 관련되어 있지 않고 독립인 두 집단으로부터 자료가 수집되었다. 자료가 관련된 것으로 분류하는 많은 방법이 있다. 예를 들어 각 사람에게 두 가지 다른 형태의 산아 제한을 평가하기 위하여 질문했다고 하자. 결론적으로 각 사람은 관련되어 있다고 생각되는 두 종류의 자료를 제공한다. 같게 사람들이 비슷한 속성이나 모수에 의해 짝지어질 수 있다. 마지막으로 한 개인이 두 종류의 자료를 제공할 후 있는 전-후 검정이 있다. 이럴 때 맨-휘트니 검정을 사용할 수 없고 대신에 윌콕슨 검정(Wilcoxon test)을 사용할 수 있다. 윌콕슨 검정에서 계산된 통계량은 T라고 부른다.

표 14.5에서 일반 의원 경영자가 고급 실무자 훈련과정이 간호실무자에 의해 행해지는 서비스의 질에 대한 환자 집단의 인식에 영향을 주는가를 평가하였다. 경영자는 규칙적으로 간호사를 방문할 필요가 있는 10명의 환자 집단에 대하여 설문조사를 할 것을 결정하였다. 환자들에게 간호사가 과정에 참여하기 전과 후에 설문지에 대하여 답해달라고 부탁하였다. 같은 환자를 대상으로 하였기 때문에 표본은 관련되어 있다. 이 경우에 전체 서비스 질에 대한 측정치는 서열척도이므로 경영자는 윌콕슨 2-표본 검정을 선택하였다.

표 14.5 간호실무자가 훈련 과정에 참여하기 전과 후의 서비스 질에 대한 환자의 점수

환자	전	후	차이
1	2	8	-6
2	5	3	+2
3	6	5	+1
4	5	6	-1
5	9	4	+5
6	7	3	+4
7	8	1	+7
8	7	5	+2
9	6	3	+3
10	5	2	+3

표 14.6 표 14.5로부터 자료 쌍에 대한 점수의 차이, 순서와 순위

차이	+1	-1	+2	+2	+3	+3	+4	+5	-6	+7
순서	1	2	3	4	5	6	7	8	9	10
순위	1.5	1.5	3.5	4	5.5	6	7	8	9	10

자료를 표(표 14.5)에 넣은 후 한 열에서 다른 열의 값을 뺀다. 첫 번째 단계는 각 쌍, 이 경우에는 훈련 전의 결과와 훈련 후의 결과에서 차이를 계산하는 것이다. 두 번째 단계는 맨-휘트니 U 검정에서와 같은 기법을 이용하여 순위를 매기는 것이다. 순위를 매길 때 차이가 0인 값은 무시한다. 또한, 이 단계에서 부호(the sign)를 무시하고 차이의 절대 값(absolute value)을 이용하여 순위를 매긴다. 세 번째 단계는 차이가 음의 부호를 갖는 순위를 모두 합하고, 차이가 양의 부호를 갖는 순위를 모두 합한다. 차이가 음인 순위의 합은 1.5+9=10.5이다. 차이가 양인 순위의 합은 1.5+3.5+3.5+5.5+5.5+7+8+10=44.5이다. 어느 쪽이든 합이 더 작은 값이 T값이 된다. 그러므로 이 경우에 T=10.5이다.

검정 통계량을 찾은 후 다른 검정과 마찬가지로 자유도를 구해야 한다. 이 값을 N이라고 부른다. N을 계산하기 위하여 쌍의 수를 센다. 이때 차이가 0인 쌍은 제외한다. 이 경우에는 차이가 0인 쌍이 없어서 N=10이다.

Box 14.6

단측 검정(one tailed test)과 양측 검정(two tailed test)

이 검정이 단측 검정인지 양측 검정인지를 결정해 보자. 이러한 결론에 도달한 이유에 대하여 논의해 보자.

N=10행에 있는 T에 대한 표(부록 2, 표 14.7)를 이용하면 임계점은 10이다. 윌콕슨 2-표본 검정에서 검정통계량이 임계점과 같거나 작으면(맨-휘트니 U 검정과 마찬가지로 이는 대부분의 통계 검정과는 반대이다) 결과는 유의하다. 이 경우에 T=10.5이므로 단측 검정이든 양측 검정이든 간에 유의수준 0.05에서 유의하지 않다($p>0.05$).

윌콕슨 2-표본 검정을 사용하는 데 있어 제한점

윌콕슨 검정은 표본이 대칭적인 분포를 갖는 모집단으로 추출되었다고 가정한다. 특히 분포가 왜곡된 경우에는 사용하지 않아야 한다.

셋 이상의 독립 또는 관련이 없는 표본에서 차이에 대한 검정: 1요인 분산분석에 대응하는 검정

Test for difference in more than two independent or unrelated samples: a substitute for the one-way analysis of variance

크루스칼-왈리스 H 검정(Kruskal-Wallis H test)은 셋 이상의 독립 표본을 가지고 대안적인 모수 검정이 사용될 수 없을 때 사용할 수 있는 유의성 검정이다. 이 검정은 서열척도, 구간척도와 비율척도로 측정된 자료에 대하여 이용할 수 있다.

앞의 예제에서 망명 수용시설 대지에 대한 주민의 태도에 대하여 두 마을로부터 구한 자료를 비교하였다. 만약에 세 번째 표본인 북부 마을이 포함된다면 어떻게 해야 할까? 이 경우에 아래와 같이 서술된 세 번의 맨-휘트니 U 검정을 시행하여야 한다.

서부 vs 동부

서부 vs 북부

동부 vs 북부

그러나 이러한 검정이 갖는 문제는 제1종 오류(type I error)를 증가시킨다는 것이다(마치 다중 t 검정(multiple t test)을 수행하는 것과 같은 상황이다). 제1종 오류는 영가설을 채택하여야 할 때 영가설을 기각하는 오류이다. 크루스칼-왈리스 검정은 비모수 검정이다. 크루스칼-왈리스 검정은 정규분포를 따르지 않는 세 집단 이상의 자료에 대하여 이용할 수 있다.

크루스칼-왈리스 검정은 윌콕슨 검정과 매우 유사하며 순위를 이용한다. 이 검정은 집단 간에 유의한 차이가 있는지 결정하는 것을 목표로 한다. 실제로 이 검정은 평균 순위 사이에 유의한 차이가 있는가에 대한 검정이다.

표 14.7에서 Marion Smith는 크루스칼-왈리스 검정을 사용하는 데 필요한 자료를 분석하기 위하여 새로운 마을(북부)을 추가하였다.

윌콕슨 검정에서와 마찬가지로 첫 번째 단계는 자료를 순서대로 배열하고 자료에 순위를 매기는 것이다. 그 결과가 표 14.8에 있다.

자료에 순위를 매길 때 모든 집단의 자료를 결합한다는 것을 기억해야 한다. 집단 별로 따로 순위를 매겨서는 안 된다.

순위를 계산한 후에 다음 단계는 각 표본(마을)에 대한 순위의 합, 순위의 합의 제곱과 $\Sigma R^2/n$을 계산하는 것이다. 그 결과가 표 14.9에 있다.

표 14.7 마을 근처에 있는 망명 수용시설에 대한 사람들의 태도 점수

서부	동부	북부
1	2	8
2	3	9
2	3	10
3	5	9
5	6	8
5	8	7
6	8	6
6	9	9
7	9	8
7	10	9
7		10
8		

점수 : 1(매우 긍정)에서 10(매우 부정)

표 14.8 표 14.7에 나온 자료에 대한 점수와 순위

서부		동부		북부	
점수	순위	점수	순위	점수	순위
1	1	2	3	8	21.5
2	3	3	6	9	27.5
2	3	3	6	10	32
3	6	5	9	9	27.5
5	9	6	12.5	8	21.5
5	9	8	21.5	7	16.5
6	12.5	8	21.5	6	12.5
6	12.5	9	27.5	9	27.5
7	16.5	9	27.5	8	21.5
7	16.5	10	32	9	27.5
7	16.5			10	32
8	21.5				

표 14.9 표 14.8에 나온 순위 자료에 대한 요약 통계

	서부	동부	북부
표본 수(n)	12	10	11
순위 합(ΣR)	127	166.5	295
ΣR^2	16,129	27,722	87,025
$\Sigma R^2/n$	1,344	2,772	7,911

추가로 필요한 두 값은 표본 수의 합(Σn)인 N과 표 14.9의 마지막 행에 있는 모든 값의 합인 $\Sigma(\Sigma R^2/n)$이다. 이 경우에 N=33이고 $\Sigma(\Sigma R^2/n)$=12,027이다.

다음 단계는 H라고 불리는 검정통계량을 산출하기 위한 식에 이 값을 넣는 것이다.

$$H=\left[\Sigma(R^2/n)\times\frac{12}{N(N+1)}\right]-3(N+1)$$

$$=\left[12{,}027\times\frac{12}{32\times 33}\right]-102$$

$$=[12{,}027\times 0.011]-102$$

$$=30.29$$

Box 14.7

크루스칼-왈리스 검정

Box 14.5에서 분석한 자료에서 서로 다른 10명의 사람에게 그들이 먹은 마지막 식사의 질에 대하여 평가해 달라고 요청해 보자. 세 집단 간에 유의한 차이가 있는가를 결정하기 위하여 크루스칼-왈리스 검정을 이용해 보자.

이러한 연구에서 볼 수 있는 잠재적인 문제는 무엇인가?

크루스칼-왈리스 검정을 사용하는 데 있어 제한점

세 집단 간의 차이를 검정한다면 각 집단에서 적어도 5명의 참여자로부터 자료를 구할 필요가 있다.

자료는 구간, 비율, 서열척도 자료뿐만 아니라 비율, 백분율 또는 셈으로 측정될 수 있다.

검정 통계량 H를 구한 후 적절한 표로부터 값을 찾아야 한다. 이 경우에는 χ^2 분포(χ^2 distribution)를 이용한다. 이 검정은 적절한 임계점을 찾기 위하여 χ^2분포를 이용하기 때문에 우선 자유도를 계산하여야 한다. 자유도는 집단의 수(이 경우에는 3, 즉 세 마을)에서 1을 빼서 계산한다. p=0.05에서 임계점은 5.99이고 계산된 값 H=30.29가 5.99보다 크기 때문에 영가설을 기각할 수 있다. 이는 대부분의 다른 통계 검정과 동일(즉, 계산된 값이 임계점보다 크면 영가설을 기각한다)하다. 그러나 이 장의 앞에서 설명했던 두 검정은 그 반대이다. 이론적으로 동점이 있을 때 H의 계산에는 수정이 필요하다. 그러나 실제로는 전체 결과에 거의 차이를 보이지 않는다.

상관성: 피어슨의 상관계수에 대응하는 검정, 스피어만의 순위 상관

Correlation: a substitute test for Pearson's correlation coefficient, the Spearman rank correlation

스피어만의 순위 상관(Spearman rank correlation)은 한 변수의 변화가 다른 변수의 변화와 연관성이 있는 정도를 결정하기 위하여 사용된다. 상관분석 기법은 변수들이 직선의 연속 선상에 따른 연관성을 갖는 선형 상관성(linear correlation)에 대하여 검정한다. 이러한 방법으로 한 변수가 다른 변수와 연관되어 있을 때 두 변수가 관련성을 가지고 있다고 말한다. 스피어만의 순위 상관분석은 서열척도, 구간척도와 비율척도로 수집된 자료에 대하여 사용할 수 있다. 표본 수가 적을 때(20 미만) 사용하는 것도 이상적이다.

상관분석을 시행할 때 상관성이 있는가? 뿐만 아니라, 어느 정도 강한 상관성을 갖는가를 알기 원한다. 상관분석은 얼마나 강한 상관성을 갖는지와 상관성이 우연히 기대되는 것보다 더 큰가에 대하여 묻는다. 상관분석을 실행하기 위해서는 같은 참여자 또는 연구대상자로부터 서로 다른 두 변수의 측정치를 가지고 있어야 한다(제16장).

표 14.10에서 Pittet 등(2000)의 자료를 볼 수 있다. Pittet 등은 손을 깨끗하게 하는 것을 향상시키는 병원 프로그램의 효과를 조사하였다. 여기에서 살펴보고자 하는 측면은 하루 환자 1인당 사용된 알코올 손소독제의 양과 병원에서 얻은 MRSA 발생 사이의 관계이다. 이 연구는 스위스 병원에서 진행되었다.

연구 문제는 '사용된 손소독제의 양과 병원에서의 MRSA 발생 사이에 관련성이 있는가?'이다. 설정된 가설은 '손소독제를 많이 사용하면 할수록 MRSA의 발생은 감소할 것이다'이다. 피어슨의 상관분석(제16장)을 시행하기 위해서는 자료가 충분하지 않다. 더군다나 환자 1인당 MRSA의 측정치는 정규분포로부터 나온 것 같지 않다. 따라서 이러한 자료에 대해서는 스피어만의 순위 상관분석이 적절하다.

표 14.10 스위스 병원에서 알콜 손소독제 사용과 MRSA 발생률 사이의 관계

연도	알콜 손소독제 사용	새로운 MRSA 발생
1993	3.5	0.50
1994	4.1	0.60
1995	6.9	0.48
1996	9.5	0.32
1997	10.9	0.25
1998	15.4	0.26

스피어만 순위 상관 The Spearman rank correlation

이름에 암시된 것처럼 스피어만의 순위 상관분석은 자료를 순위화한다. 스피어만의 순위 상관분석은 각 변수별로 따로 순위를 매기고 참여자 또는 대상 각각의 변수 쌍에 대한 순위의 차이를 기록한다. 표 14.11에서 '대상(object)'은 연도이다. 자료에 대한 순위를 매기는 것뿐 아니라 d^2과 Σd^2을 계산할 필요가 있다. 이 경우에 Σd^2=66이다.

기본적인 계산을 한 후, 이 값을 검정통계량인 스피어만 순위 상관계수(Spearman rank correlation coefficient) r_s를 산출하기 위한 식에 대입하여야 한다. 식은 다음과 같다.

$$r_s = 1 - \frac{6 \times \Sigma d^2}{n^3 - n}$$

이 경우에 6개의 표본을 가지고 있기 때문에 n은 6이다.

$$r_s = 1 - \frac{6 \times 66}{(6 \times 6 \times 6) - 6}$$

$$= 1 - \frac{396}{210}$$

$$= -0.88$$

표 14.11 표 14.10 자료로부터 순위와 순위 간 차를 보여줌

연도	알콜 손소독제 사용	순위	새로운 MRSA 발생	순위	순위 차(d)	d^2
1993	3.5	1	0.50	5	4	16
1994	4.1	2	0.60	6	4	16
1995	6.9	3	0.48	4	1	1
1996	9.5	4	0.32	3	1	1
1997	10.9	5	0.25	1	4	16
1998	15.4	6	0.26	2	4	16

상관분석에서 값 1은 완전한 양의 상관성을, 반면에 값 -1은 완전한 음의 상관성을 나타낸다. 값 0은 상관성이 없다는 것을 가리킨다. 여기서 상관계수 -0.88은 두 변수가 음의 상관관계를 맺고 있다는 것을 나타내며 한 변수(사용된 손소독제의 양)가 증가하면 다른 변수(MRSA 감염률)가 감소한다는 것을 의미한다. 이 상관계수는 통계적으로 유의한가? 일반적으로 적절한 통계표(부록 2, 표 5)를 이용한다. 표본 수가 6일 때 단측 검정에서 $p<0.05$가 되기 위한 임계점은 0.829이다. 따라서 알코올 손소독제 사용과 병원에서 얻은 MRSA 발생 간에는 통계적으로 유의한 음의 상관성이 있다.

스피어만 순위 상관분석을 사용하는 데 있어 제한점

- 모든 상관분석 기법과 마찬가지로 강한 상관성이 원인과 결과를 의미하지는 않는다.
- 표본 수가 30 이상이면 피어슨 상관분석이나 스피어만 순위 상관분석으로부터 구한 결과는 비슷하다.
- 너무 많은 순위에 동점이 있다면 r_s를 계산하는데 오차가 있을 것이다.

검정의 요약 Summary of tests

표 14.12 검정의 요약

검정 명	검정을 사용하는 경우	표본/집단의 수	대응하는 모수검정
맨-휘트니 U 검정	두 관련이 없는/독립 표본의 중위수의 차이	2	t-검정
윌콕슨	두 관련이 있는/짝지은 표본의 중위수의 차이	2	짝지은 t 검정
크루스칼-왈리스	셋 이상의 관련이 없는/독립 표본의 중위수의 차이	3 이상	1요인 분산분석
스피어만 순위	동일한 표본추출 단위로부터 기록된 두 변수의 상관성	1	피어슨 상관

이러한 검정은 서열척도, 구간척도 또는 비율척도로 측정된 변수에 대하여 사용할 수 있다.

이번 장을 읽고 연습문제를 풀면 아래와 같은 생각들과 단어에 익숙해질 것이다:

- 모수 검정과 비모수 검정의 차이
- 기본적인 비모수 검정을 사용할 때 조사되는 자료의 형태
- 기본적인 비모수 검정을 사용할 때 요구되는 통계 질문의 형태
- 맨-휘트니 U 검정
- 윌콕슨 검정
- 크루스칼-왈리스 검정
- 스피어만 순위 상관분석

연 습 문 제

1. 병원 설문지 자료를 이용하여 아시아계인과 아프리카계인 사이에 성 접촉자 수에 차이가 있는가를 보기 위한 적절한 검정을 시행하시오. 이 관계를 어떻게 설명하겠는가?
2. 유럽인을 포함하여 문제 1을 다시 푸시오.
3. 연령에 따라 성 접촉자 수가 유의하게 감소하는가?

CHAPTER 15

연관성에 대한 검정(1) : 카이제곱 검정

Tests for Association (1) Chi-square

- 연관성에 대한 검정과 카이제곱 검정은 무엇인가?
- 카이제곱 검정은 어떻게 사용하는가?
- 카이제곱 검정을 사용하는 데 있어 제한점은 무엇인가?

연관성에 대한 검정 Test for association

연구를 수행할 때 차이보다는 두 변수 사이에 연관성이 있는가에 관심이 있는 경우가 종종 있다. 예를 들어 특정 병리 소견(pathology)이 특정 인종과 연관성이 있는가에 관심이 있을 수 있다. 이러한 정보를 아는 것은 보건의료서비스(health care service) 계획과 공중 보건 발전에 도움을 줄 것이다. 이러한 연관성의 예는 낭포성 섬유증(cystic fibrosis)과 코카시안계 백인의 연관성과 같이, 아프리카계 캐리브인과 겸상 적혈구 빈혈(sickle cell anaemia) 사이에서 볼 수 있다. 명목척도를 이용하여 측정된 자료에서 연관성을 찾을 때 통상적으로 카이제곱 검정(chi-square test)을 사용한다.

다른 형태는 한 변수의 변화가 다른 변수의 변화와 연관성이 있다는 것을 밝히는 것이다. 예를 들어 연령과 유방암 발생과의 연관성이다. 때로는 한 변수가 감소하면 다른 변수가 증가하는가를 보고자 할 경우가 있다. 예를 들면 재산의 증가는 정신건강 문제의 발생률을 낮추는 것과 연관성이 있다. 이러한 형태의 연관성을 상관성(correlations)이라고 한다. 상관성은 보통 서열척도, 구간척도와 비율척도로 측정된 자료를 이용한다. 이 장에서는 카이제곱 검정을 살펴보고 16장에서는 상관성을 살펴볼 것이다.

그리스 문자 카이(chi)는 χ로 쓴다. 그러므로 카이제곱에 대한 표현은 χ^2이다. 여러 가지 형태의 χ^2검정이 있다. 그러나 모든 검정은 카이제곱 분포(χ^2 distribution)에 근거하고(연관성에 대한 검정을 사용하지만) 실제로 관찰된 값과 결과로 기대되는 값 사이의 차이를 찾는 것에 기초한다. 카이제곱 검정은 가장 널리 사용되는 통계 검정 중 하나이다. 카이제곱 검정은 언제나 사람 수(count of people)나 사물의 수로 측정된 자료를 사용한다. 이 장에서 두 가지 형태의 χ^2검정을 살펴볼 것이다. 연관성 검정을 위한 일원 카이제곱 검정(one-way χ^2 test)과 이원 카이제곱 검정(two-way χ^2 test)이다.

Box 15.1

χ^2검정은 언제 사용하나?

- 변수가 명목척도로 수집되었을 때
- 변수와 특정 현상 사이의 연관성을 보고 싶을 때

카이제곱 검정을 시행하기 전에 자료를 백분율로 전환하지 않는다.

일원 카이제곱 검정 One-way chi-square test

이 검정은 실행하기 가장 간단한 통계 검정 중 하나로 다음과 같이 계산한다.

$$\chi^2 = \Sigma \frac{(O-E)^2}{E}$$

O는 관찰빈도(observed frequency)이고 E는 기대빈도(expected frequency)이다. 기호 Σ은 '합(the sum of)'을 의미한다. 그러므로 χ^2은 모든 $(O-E)^2/E$를 합한 값이다. χ^2검정에 대하여 기억하여야 하는 중요한 것은 **빈도(frequencies)**를 사용한다는 것이다. 자료가 빈도로 기록될 수 없거나 빈도로 전환될 수 없다면 χ^2검정은 사용할 수 없다. 이 검정은 단지 하나의 변수만 포함되기 때문에(이 변수가 여러 범주로 나누어지긴 하지만) 일원 카이제곱 검정이라고 부른다.

표 15.1 간호사 교육에 참여한 코호트에서 개인의 인종(ethnicity of individuals)

	백인(UK와 EU)	캐리비안인	인도계인	계
관찰된 수	34	62	28	124

Box 15.2

눈 색(Eye colour)과 카이제곱 검정

- 개인을 대상으로 눈 색을 표본추출하였다. 눈 색과 표본 집단 사이에 유의한 연관성이 있는지 보기 위하여 검정을 시행한다. 이때 동일성(homogeneity)을 알아보기 위한 카이제곱 검정을 사용한다.
- 동일성을 알아보기 위한 카이제곱 검정은 적절한가? 기대 값(expected value)을 어떻게 결정할 것인가?

예제를 살펴보자. 간호사 교육에 참여한 서로 다른 인종 배경을 갖는 사람들의 비율에 관심이 있다고 하자. 분명히 인종(ethnicity)은 명목 수준의 자료이고 간호사 교육과 특정 인종 간의 연관성을 찾고자 한다. 그러므로 χ^2검정을 사용하기 원한다. 검정하고자 하는 가설은 특정 인종과 간호사 교육 사이에는 연관성이 있다는 것이다. 물론 영가설(null hypothesis)은 연관성이 없다는 것이다.

가설을 설정한 후, 다음 단계는 간호사 교육에 참여한 각 인종의 학생 수를 기록하는 것이다(모집단은 아마도 지리적 지역에 의하여 정의되었을 것이다(제3장). 여기서는 런던의 동부지역에 관심이 있다고 하자. 그때 이러한 자료들이 관찰된다. 표 15.1에 가상적인 값이 있다. 자료를 비율(proportions)이나 백분율(percentages)로 전환하지 않는 것이 중요하다.

단순화를 위하여 세 인종을 이용하고 성인 환자를 보살피기 위한 교육을 받은 학생의 첫해 코호트의 인종을 살펴보았다고 하자. 이러한 자료가 표 15.1과 같이 관찰되었다. 계산한 기대값은 이론적인 기대 값에 의존한다. 이 예제에서 간호사 교육과 특정 인종 간에 연관성이 없다면 각 인종이 지역사회를 반영해서 표현되었다는 것이 기대된다.

기대빈도(expected frequencies)

- 남성에 대하여 62×0.5=31.
- 여성에 대하여 62×0.5=31.

인종 구성이 London Borough of Hackey의 구성과 유사한 런던 동부지역을 선택했다면 전체의 48%가 백인, 33%가 캐리비안인이고 19%가 인도계인임을 기대할 수 있다. 전체 학생 수에 각 집단(백인, 캐리비안인, 인도계인)의 비율을 곱해서 기대 빈도(expected frequency)를 계산할 수 있다. 표 15.2에 각 범주에 대한 관찰빈도와 기대빈도를 산출하였다.

표 15.2 간호 학생의 교실에서 세 인종 집단의 관찰빈도와 기대빈도

빈도	백인(UK와 EU)	캐리비안인	인도계인	계
관찰	34	62	28	124
기대	59.5	41	23.5	124

기대빈도를 계산한 후 χ^2검정을 실행할 수 있다.

$$\chi^2 = \Sigma\frac{(O-E)^2}{E} = \frac{(34-59.5)^2}{59.5} + \frac{(62-41)^2}{41} + \frac{(28-23.5)^2}{23.5}$$

$$= \frac{(-25.5)^2}{59.5} + \frac{(21)^2}{41} + \frac{(4.5)^2}{23.5}$$

$$= \frac{650.25}{59.5} + \frac{441}{41} + \frac{20.25}{23.5}$$

$$= 10.9 + 10.7 + 0.86 = 22.46$$

따라서 χ^2=22.46이다. 이제 χ^2분포에서 이 값을 찾아보아야 한다. 이때 얼마나 큰 자유도(degree of freedom)를 갖는가를 알 필요가 있다. 동일성 검정을 위한 χ^2검정에서 자유도는 범주의 수-1로 주어진다. 이 경우에 세 범주(백인, 캐리비안인, 인도계인)가 있으므로 자유도는 2가 된다. 자유도 2를 갖는 χ^2분포표에서 p=0.05에 해당하는 값은 5.99이다(부록 2). 앞에서 구한 χ^2값이 5.99보다 크기 때문에 유의수준 0.05하에서 유의한 차이가 있다고 말할 수 있다($p<0.05$). 사실 앞에서 구한 χ^2값은 p=0.01에서의 임계점(critical value)보다 크다. 따라서 유의수준 0.01하에서도 유의한 차이가 있다고 말할 수 있다($p<0.01$). 따라서 간호사 교육과 인종 간에는 유의적인 연관성이 있다는 결론을 내릴 수 있다. 이 특정 기관에서 간호사 훈련에 참여한 백인은 기대되는 수보다 적었으며, 아프리카계 캐리비안인은 기대되는 수보다 더 많았다.

Box 15.3

적합도(Goodness of fit)와 카이제곱 검정

적합도를 살펴보기 위하여 사용한 검정과 여기서 기술된 것이 무엇인가를 스스로 질문해 보자. 답은 간단하다. 중요한 차이는 적합도 검정에서 기댓값은 실제 자료가 아니라 수학적 모형을 이용하여 계산된 값이라는 것이다. 기댓값을 산출하기 위하여 사용한 수학적 모형은 가상적이기 때문에 기대 값이 실제 자료를 이용하여 계산된 것보다 더 많은 자유도를 잃을 수 있다.

기대 범주가 모두 같은 경우 χ^2의 특정 형태가 존재한다. 예를 들어 성에 기초한 연관성을 찾을 때 기대빈도는 남성 50%, 여성 50%를 제시하는 것은 아마도 합리적일 것이다.

이처럼 기대빈도가 같은 경우의 χ^2검정은 동일성 검정을 위한 χ^2검정으로 알려졌다. 이 검정을 위한 계산은 위에서 기술한 것과 정확하게 같다.

주의할 점 Thinks to look out for

에이츠 수정: 제한된 집단의 수에 대한 수정 Yates correction: a correction for a limited number of groups

두 범주를 가질 때(특정 성별과의 연관성을 찾을 때) 자유도 1을 사용하게 된다. 이러면 수정이 필요하다. 이 수정을 예이츠 수정(Yates' correction)이라고 부른다. 예이츠 수정은 x^2 통계량을 계산하기 위한 공식을 약간 변형하면 된다. 새로운 공식은 다음과 같다.

$$\chi^2 = \Sigma \frac{(|O-E|-0.5)^2}{E}$$

관찰 값-기댓값, 즉 분자(분수의 위쪽)의 $O-E$의 양쪽에 부호인 수직선(|)을 볼 수 있다. 방정식에서 이 부분을 먼저 계산한 후 0.5를 뺀다. $O-E$의 양쪽에 있는 수직 막대는 부호를 무시한 $O-E$ 값에서 0.5를 뺀다는 것을 의미한다. 이 과정이 끝난 후에 χ^2검정을 진행한다.

예를 들어 $(7-12-0.5)$의 합을 계산하면 -5.5이다. 그러나 $(|7-12|-0.5)$의 합을 계산하면

4.5이다. 에이츠 수정 χ^2값을 계산할 때 분자는 $(|O-E|-0.5)^2$을 사용한다.

Box 15.4

연습(Practice)

개인을 대상으로 성별을 표본추출하였다. 특정 성과 표본 사이에 연관성이 있는가를 보기 위하여 x^2검정을 사용한다.

카이제곱 검정을 사용하는 데 있어서의 제한점 Restrictions on the use of the chi-square

기대빈도가 5보다 작은 값이 하나라도 있다면 χ^2검정을 사용해서는 안 된다. 예를 들어 150쪽에서 사용한 예제에서 인종을 좀 더 정밀한 범주로 나누었다. 예를 들면 '인도계인'을 방글라데시인, 파키스탄인, 시크교인, 이슬람교계 인도인과 힌두교계 인도인으로 나누었다. 이럴 때 각 범주는 5보다 작은 기대빈도를 갖는다는 것을 알 수 있다. 이 예제가 보여주는 것처럼 이 문제를 해결하는 하나의 방법은 범주를 합하는 것('인도계인'의 형태)이다. 그러나 이러한 접근에 대한 문제는 합해진 범주가 그 의미를 잃을 수 있다는 것이다. 범주 '인도아대륙인'은 너무 다양해서 많이 사용되지 않는다는 논쟁이 쉽게 일어난다.

범주를 합할 수 없다면, 5보다 작은 기대빈도를 가질 것이고 행할 수 있는 유일한 방법은 다른 검정을 이용하는 것이다. 이때 사용할 수 있는 검정은 G 검정(G test) 또는 피셔의 정확 검정(Fisher's exact test)이다(Sokal and Rohlf, 1966).

독립성 independence

χ^2검정을 이용할 때 각 자료는 서로 독립이어야 한다. 예를 들어 서로 다른 민족의 병원 이용을 살펴본다면 같은 사람이 재방문한 것은 배제할 필요가 있다. 또한, 각 범주가 서로 배타적으로 되도록 하여야 한다. 개인이 하나 이상의 범주에 들어가는 일은 일어나지 않아야 한다.

연관성에 대한 이원 카이제곱 검정 Two-way chi-square test for association

동시에 하나 이상의 명목척도 변수에 관심이 있을 때가 있다. 예를 들면 HIV에 대한 노출 여부가 특정 지역과 연관이 있는가에 관심이 있을 수 있다. 여기에는 두 명목척도 변수인 HIV 노출과 지역이 있다. 이럴 때 이원 χ^2검정(two-way χ^2 test)을 사용한다. 이 검정은 연관성 검정(test for association)을 위한 χ^2검정이라고 부른다. 다른 형태의 χ^2검정이지만 기본 공식은 같다.

$$\chi^2 = \Sigma \frac{(O-E)^2}{E}$$

이 연관성 검정을 위한 χ^2검정과 다른 점은 기대빈도를 어떻게 계산하는가이다. 기대빈도를 계산하는 방법은 예제를 통하여 아주 잘 설명되어 있다.

Box 15.5

연관성이 있는가를 알아볼 필요가 있는 세 쌍의 변수를 적어보자.

다음의 예제에서 세 유럽 국가에서 MDR 결핵(multi-drug-resistant tuberculosis) 사례에 대한 빈도를 살펴보았다. 이 예제에서 MDR 사례의 비율에 대하여 실제 자료(http://www.eurotb.org)를 사용하였지만, 결핵 사례의 전체 수에 대해서는 가상 자료를 사용하였다. 크로아티아, 체코와 리투아니아 등 세 국가를 살펴볼 것이다. MDR 결핵 발생과 지역 사이에 유의한 연관성을 보이는가? 물론 영가설은 연관성이 없다는 것이고 관찰된 차이는 단순히 우연히 일어났다는 것이다.

표 15.3 세 동유럽 국가에서 MDR 결핵의 발생률을 보여주는 3×2 분할표

국가	MDR 결핵	Non-MDR 결핵	계
크로아티아	칸 13	299	행의 합 312
체코	6	184	190
리투아니아	123	170	293
계	열의 합 142	653	전체 합 795

가설을 설정하고 자료를 수집한 후, 다음 단계는 **분할표**(contingency table)를 만드는 것이다. 분할표는 단순히 표준화된 표의 형태로 자료를 정리한 것이다. 분할표를 만들기 위하여 한 변수의 범주를 첫 번째 행에 적고 다른 변수의 범주를 첫 번째 열에 적는다. 각 첫 번째 행과 열에 대하여 각 행과 각 열의 합계를 적는다(표 15.3). 행에 세 범주가 있고 열에 두 범주가 있기 때문에 이러한 형태의 표를 3×2 분할표라고 부른다. 행에 두 범주만 있다면, 2×2 분할표라고 부른다.

Box 15.6

출산 경험과 사용된 진통제의 관련성을 보기 위한 다음의 자료를 이용하여 두 변수 사이에 연관성이 있는지를 보기 위하여 χ^2검정을 시행한다.

경험	진통제 선택		
	가스 (gas and air)	페티딘 (pethidine)	경막의 마취제 (epidural)
첫 번째 출산	66	56	36
두 번째 출산 이후	102	22	12

독립성과 관련하여 이 자료가 가지고 있는 문제는 무엇인가?

다음 단계는 기댓값을 계산하는 것이다. χ^2검정을 이용할 때 기댓값이 무엇인가는 이미 알고 있다. 인종을 살펴보기 위한 앞 절(previous section)의 예제에서 지역사회 내의 인종의 빈도를 사용하였다. 성별에 대하여 살펴볼 때는 남성과 여성의 비율을 사용하였다. 적합도 검정을 위한 χ^2검정에서는 수학적 모형을 이용하였다. 연관성 검정을 위한 χ^2검정은 기대빈도를 예측하기 위하여 실제 자료를 이용한다.

기대빈도를 계산할 때 자료가 두 변수(국가와 MDR 발생) 모두에 대하여 분포한다는 사실을 설명할 필요가 있다. 각 칸에 대한 기대빈도는 그 칸이 속한 행의 합과 열의 합을 곱한 후 전체 합으로 나누어 계산할 수 있다. 표 15.3에서 맨 위 칸에 대하여 기대빈도는 (312×142)/795=55.7이 된다. 이러한 과정을 모든 칸에 대하여 반복한다. 표 15.3에 대한 기대빈도의 결과를 표 15.4에서 보여주고 있다.

각 칸에 대하여 다음의 공식을 이용하여 값을 계산한다.

$$\frac{(O-E)^2}{E}$$

이 값이 표 15.5에 나타나 있다.

표 15.4 표 15.3에서 각 칸에 대한 기대빈도

국가	MDR 결핵 사례	Non-MDR 결핵 사례
크로아티아	55.7	256.3
체코 공화국	33.9	156.0
리투아니아	52.3	240.7

표 15.5 표 15.3과 15.4에서 각 칸에 대한 카이제곱 계산

국가	MDR 결핵 사례	Non-MDR 결핵 사례
크로아티아	32.7	7.1
체코 공화국	23.0	5.0
리투아니아	95.6	20.8

Box 15.7

- 표가 2×2 분할표이면 자유도는 얼마인가?
- 이와 같은 경우에 무엇을 하여야 하는가? 152쪽을 참조하라.

다음 단계는 χ^2값을 구하기 위하여 각 칸의 계산 결과를 모두 합하는 것이다. 이 예제에서 χ^2 =184이다.

χ^2분포표에서 이 값을 찾기 전에 우선 자유도가 얼마인가를 알 필요가 있다. 연관성에 대한 χ^2 검정에서 자유도는 $(r-1)\times(c-1)$로 주어진다. 여기에서 r은 행의 범주의 수이고 c는 열의 범주의 수이다. 이 예제에서 자유도는 $(3-1)\times(2-1)=2$이다. χ^2표로부터 $p=0.01$에 해당하는 임계점은 9.21이다. 계산된 χ^2값이 9.21보다 크다. 그러므로 지역과 MDR 결핵 발생 간에 연관성이 없다는 영가설을 기각할 수 있다. 이러한 결과에 대하여 어떤 생각을 할 수 있는가?

χ^2검정에 대한 대안이 있다. 가끔 교재에서 인용되는 것 중 하나가 G 검정(G test)이다. 실제로 여러 통계학자는 G 검정이 χ^2검정보다 우월하다고 생각한다. 그러나 χ^2검정을 더 많이 이해하고 있고 G 검정을 지원하는 통계 패키지(statistical package)가 거의 없어서 전통적인 접근 방법을 사용하고 있다. G 검정에 대한 더 많은 것을 알고 싶으면 Sokal and Rohlf(1966) 책을 참조하시오. 이 책에서 G 검정에 대하여 자세히 설명하고 있다.

이번 장을 읽고 연습문제를 풀면 아래와 같은 생각들과 단어에 익숙해질 것이다:

- 연관성에 대한 검정
- 명목척도로 측정된 변수의 검정
- χ^2검정을 사용하는 데 있어 제한점
- 기대 값의 계산
- 에이츠 수정

연 습 문 제

1. 병원 연구(5장)에 대하여 병원 방문이 특정 증상과 연관성이 있는가를 보기 위한 적절한 검정을 시행하시오.
   (a) 이러한 증상이 성별과 강한 연관성을 가지고 있는가에 관한 결과는 무엇인가?
   (b) 이러한 관계에 대하여 어떤 설명을 할 수 있는가?
   (c) 피임약의 선택과 인종 간에 관련성이 있는가?
   (d) 이러한 관계에 대하여 어떤 설명을 할 수 있는가?
2. 병원 방문에 대하여 인종과 성별 사이에 연관성이 있는가? 이러한 차이에 대하여 어떤 설명을 할 수 있는가?
3. 개인으로부터 눈 색을 표본추출하시오. 이때 눈 색과 표본 집단 사이에 유의한 연관성이 있는가를 보기 위한 검정을 시행하라. 동일성 검정을 위한 χ^2검정을 시행하라. 동일성 검정을 위한 χ^2검정은 적절한가? 기대 값을 어떻게 결정할 수 있는가?

CHAPTER 16

연관성에 대한 분석(2) : 상관과 회귀

Tests for Association (2)
Correlation and Regression

- ☐ 두 변수가 선형적인 관계를 보이는지 알고 싶다면 어떻게 해야 하나?
- ☐ 상관(correlation)과 회귀(regression)는 무엇일까?
- ☐ 상관과 회귀는 어떻게 사용하는가? 상관과 회귀는 어떻게 관련이 있는가? 상관과 회귀가 예측을 위해 어떻게 사용되는가?
- ☐ 회귀분석을 사용하는 데 있어 제한점은 무엇인가?

앞 장에서 명목척도로 측정된 변수의 연관성에 대한 검정인 χ^2검정을 살펴보았다. 이 장에서는 구간척도(interval scale)와 서열척도(ordinal scale)로 측정된 변수에 대한 연관성을 검정하기 위하여 가장 많이 사용되는 검정을 살펴보기로 한다. 이는 계산 방법이 명목 자료를 계산할 때의 방법과 아주 다르다는 것을 의미한다. 이때 변수 간의 연관성에 대하여 어떻게 검정할 것인가?

연관성을 보기 위한 주요한 검정방법은 피어슨의 상관분석(Pearson's correlation analysis)이다. 피어슨의 상관분석에서는 구간척도 자료와 비율척도 자료를 이용한다. 피어슨의 상관분석은 표본크기(sample size)가 30 이상일 경우 서열척도로 수집된 자료에 대해서도 이용할 수 있다. 서열척도로 수집된 자료를 이용할 때 표본 수가 30 미만이라면 스피어만의 순위 상관분석(Spearman rank correlation analysis)을 이용할 수 있다(제14장). 피어슨 상관분석은 한 변수의 변화가 다른 변수의 변화에 어느 정도 연관성이 있는가를 결정하기 위하여 사용된다. 상관분석 기법은 선형 상관(linear correlation)에 대한 검정이다. 즉 변수들이 직선을 따른 연관성이 있는가이다. 이러한 방법으로 한 변수가 다른 변수와 연관성이 있으면 상관되어 있다고 한다.

완벽하게 비선형 상관(non-linear correlation)을 가질 수 있으며 이 경우에 검정할 수 있는 통계절차(statistical procedure)가 있다. 그러나 비선형 상관은 이 책에서는 다루지 않기로 한다. 비선형 상관에 관심이 있다면 Bates and Watts(1988)의 책을 보면 된다.

상관성은 양(positive)일 수도 있고 음(negative)일 수도 있다. 양의 상관성은 한 변수의 값이 증가할 때 다른 변수의 값도 증가하는 경우에 나타난다. 예를 들면 나이와 유방암 사이의 상관성이다. 나이가 많아질수록 유방암의 발생률이 증가한다. 때때로 한 변수의 값이 감소하면 다른 변수의 값이 증가하는 경우가 있다. 예를 들어 재산의 증가와 정신건강 문제 발생률의 감소 사이의 연관성이다. 이것이 음의 상관성(negative correlation)으로 알려졌다.

여러 면에서 회귀분석(regression analysis)은 기술 통계(descriptive statistic)이자 추론 통계(inferential statistics)이다. 회귀분석은 그래프 위의 점들이 가장 잘 적합한 직선(line)을 결정하는 기법이다. 한 변수의 값이 다른 변수의 값을 예측하는 것을 원하거나 직선의 모수(parameter of line)가 연구와 유의한 관련이 있다고 생각할 때만 회귀분석을 시행하는 것이 적절하다.

Box 16.1

상관성 I (Correlation I)

다음을 제시하라:
- 두 변수 사이에 양의 상관성을 갖는 세 가지
- 두 변수 사이에 음의 상관성을 갖는 세 가지
- 하나의 비선형 회귀(one non-linear regression)

상관성 Correlation

상관분석을 시행할 때, 단지 상관성이 있는가를 구하는 것이 아니라 관련성이 얼마나 강한가를 알기 원한다. 상관분석은 상관성이 얼마나 강한가와 상관성이 우연히 기대되는 것보다 더 큰가를 구한다. 그림 16.1의 (a)와 (b)에 보인 상관성은 완벽한 상관성이다. 두 번째 변수의 변동은 첫 번째 변수의 변동으로 모두 설명될 수 있다는 것을 의미한다. 점들이 넓게 퍼져있다면 상관성은 약해질 것이다. 이러한 경우 그림 16.1의 (c)이다. 이러한 산점(the scatter)은 오차 또는 특정 변수에서 변동에 영향을 주는 다른 요인에 의해서 발생한다. 예를 들면 유방암에 대하여 살펴보면, 유방암 발생에 영향을 주는 요인은 나이뿐 아니라 다른 요인이 있다는 것을 알 수 있다. 상관분석에서 값은 짝지어져 있다.

Box 16.2

상관성 II (Correlation II)

상관성이 논의된 3편의 논문을 찾아보자.

이들 논문을 되새겨보고 상관성이 저자에 의하여 어떻게 사용되었는가와 결론이 정당화될 수 있는가를 생각해 보자.

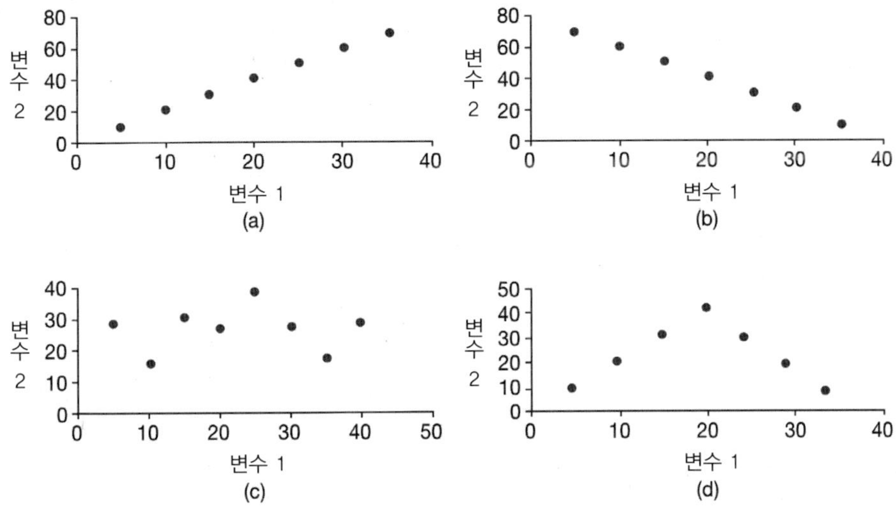

그림 16.1 두 변수 사이의 관계의 4가지 형태 (a) 양의 선형 상관성. (b) 음의 선형 상관성. (c) 상관성 없음. (d) 비선형 상관성. 노트 : 많은 형태의 비선형 상관성이 있다.

상관성의 강도를 결정하기 위하여 계산되는 통계량이 피어슨의 상관계수(Pearson's correlation coefficient)이다. 이에 대한 기호는 r 이다. 피어슨의 상관분석을 시행하기 위해서는 두 변수가 근사적으로 정규분포를 따르는가(정규분포와 유의한 차이가 없다)를 알아야만 한다(제13장). 피어슨 상관분석이 사용된 많은 연구에서 저자들이 정규분포성(normality)에 대하여 검토하지 않는다.

피어슨 상관계수는 어떻게 계산하는가? How to calculate Pearson's correlation coefficient?

우선 자료가 필요하다. 일반적으로 적어도 30쌍 이상의 표본이 필요하다. 이 예제에서 10쌍의 자료를 이용할 것이다. 이는 단지 간단하게 하기 위해서일 뿐이다.

Abdo Sadu는 호흡기 문제 전문가인 지역사회 간호사(community nurse)로 폐 기능의 여러 측면과 오염 수준을 조사하는 여러 연구를 수행하고 있다. 이 연구의 한 부분은 대기의 이산화황 수준과 최대 호흡률(Peak flow) 사이에 관련성이 있는가를 찾는 것이다. 이산화황은 기름이나 석탄을 태울 때 나오는 대기 오염 물질이다. 최대 호흡률은 사람이 폐로부터 공기를 내뿜을 때 순간 최대 비율(maximum instantaneous rate)이다.

표 16.1 10개의 미국 도시의 평균 오염 수준과 25세 여성이 기록한 평균 최대 호흡률

10개의 미국 도시의 오염 수준(μ/m^3)	25세 여성이 기록한 평균 최대 호흡률 (ml/sec)
47	40
9	55
14	50
11	52
23	42
17	44
56	40
110	38
30	44
23	42

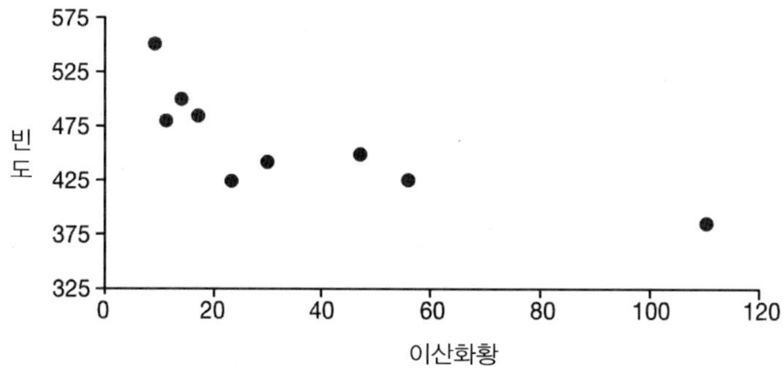

그림 16.2 최대 호흡률과 오염 수준과의 관계

첫 번째 단계는 자료의 그림을 그리는 것이다(그림 16.2). 그림(plot)은 연관성(관련성)을 제시해준다. 그러나 이는 표본추출 과정에서의 오차와 같이 우연일 수 있다. 다음 단계는 13장에서 논의되었던 두 변수가 정규분포를 따르는가에 대한 검정이나 이 장에서는 생략하기로 한다.

이제 r을 계산할 수 있다. 계산 과정은 제곱 합(sum of squares)을 이용한 분산분석 검정(ANOVA test) 절차와 비슷하다(제12장). 두 변수 모두에 대하여 제곱 합을 구할 필요가 있다. 계산할 때 변수를 각각 문자 x와 y로 표기할 것이다. 전통적으로 x는 수평축에 해당하는 변수이고 y는 수직축에 해당하는 변수이다(그림 16.3). 영향을 준다고 생각하는 변수를 x축에 표시하는 것이 일반적이다. 이러한 변수를 종종 독립변수(independent variable)라고 부른다. 그러나 상관분석에서는 x축에 어떤 변수를 선택하는가는 문제가 되지 않는다. 회귀분석에서는 문제가 된다.

실행을 위해 필요한 계산은 변수 x와 변수 y의 제곱 합이다. 그리고 x와 y를 곱한 값의 합을 계산할 필요가 있다. 표 16.2와 같은 표를 이용하기를 추천한다. 대부분의 통계량과 마찬가지로 컴퓨터를 이용하는 것이 편리하다. 표 16.2의 계산을 수행하기 위하여 엑셀(Microsoft Excel)을 이용하였다. 스프레드시트(spread sheet)를 이용하는 것은 오류를 줄일 수 있다.

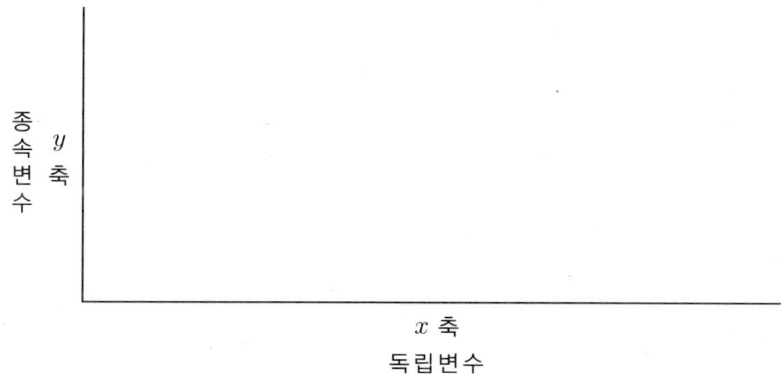

그림 16.3 독립변수와 종속변수의 축

Box 16.3

> 한 집단에 속한 사람들의 집게손가락과 새끼손가락의 길이를 표본으로 선택하자.
> 측정치가 유의적으로 관련되어 있는가?

다음 단계는 x의 합에 대한 제곱($(\Sigma x)^2$)과 y의 합에 대한 제곱($(\Sigma y)^2$)을 계산하는 것이다. 이 값은 각각 115,600(340^2)과 199,809(447^2)이다.

표 16.2 피어슨의 상관계수 계산

사례	오염 수준(μ/m^3)	최대 호흡률(ml/sec)	x^2	y^2	xy^*
1	47	40	2,209	1,600	1,880
2	9	55	81	3,025	495
3	14	50	196	2,500	700
4	11	52	121	2,704	572
5	23	42	529	1,764	966
6	17	44	289	1,936	748
7	56	40	3,136	1,600	2,240
8	110	38	12,100	1,444	4,180
9	30	44	900	1,936	1,320
10	23	42	529	1,764	966
계(Σ)	340(Σx)	447(Σy)	20,090 (Σx^2)	20,273 (Σy^2)	14,067 (Σxy)

다음 단계로 통계량 r, 상관계수를 계산한다. 이 값은 아래 공식에 따라 계산된다.

$$r = \frac{n \times \Sigma xy - (\Sigma x \times \Sigma y)}{\sqrt{[n \times \Sigma x^2 - (\Sigma x)^2][n \times \Sigma y^2 - (\Sigma y)^2]}}$$

관찰된 값을 식에 대입하면 다음과 같다.

$$r = \frac{10 \times 14{,}067 - (340 \times 447)}{\sqrt{[10 \times 20{,}090 - (115{,}600)][10 \times 20{,}273 - (199{,}809)]}}$$

$$= \frac{140{,}670 - (151{,}980)}{\sqrt{[200{,}900 - (115{,}600)][202{,}730 - (199{,}809)]}}$$

$$= \frac{-11{,}310}{\sqrt{[85{,}300][2{,}921]}}$$

$$= \frac{-11{,}310}{\sqrt{249{,}161{,}300}}$$

$$= \frac{-11{,}310}{15{,}784.8}$$

$$= -0.71$$

r의 유의성(즉 통계적으로 유의한 상관성)은 다른 통계량과 같은가? - r의 유의성은 r의 임계점을 보여주는 표로부터 읽을 수 있다(부록 2). 상관분석에서 자유도는 표본 수에서 변수의 수를 뺀 값이다. 이 경우에는 두 변수가 있으므로 자유도는 8이다. 그러므로 자유도 8인 경우 $r = -0.71$은 유의한 관련성이 있다는 것을 볼 수 있다($p < 0.05$). 그러나 유의수준 0.01하에서는 유의한 관련성이 없다. 그러므로 상관성은 유의하지만 매우 강한 것은 아니다. 이 검정은 양측 검정(two-tailed test)이다(즉 관련성이 양인지 음인지를 예측하지 않는다는 것이고 검정이 단측 검정(one-tailed test)이라면 더 유의한 관련성을 보일 것이다). 이 예제에서는 음의 상관성이 있다. 따라서 x가 커지면 커질수록 y는 더 작아진다.

몇몇 연구에서 r값 뿐 아니라 t값을 보고한다. 여기서는 계산된 t값이 r값으로부터 유도되고 대부분의 컴퓨터 패키지에서는 r값과 t값 모두를 제공한다. 여기서는 그 과정을 생략하기로 한다.

Box 16.4

제한점(Limitations)

상관성을 갖는 것이기 때문에 관련성이 '원인과 결과(cause and effect)'라고 말할 수 없다.

- 측정치는 구간척도 또는 비율척도여야 한다.
- 표본은 무작위로 추출되고 정규분포를 따라야 한다.
- x축 변수로 시간을 사용할 수 없다.
- 상관분석을 시행하기 전에 자료에 대한 도표(plot)를 그린다. 여러 형태의 관련성을 변환시킬 수 있지만 관련성은 선형이어야 한다(아래를 보시오).

표본이 30개 이상일 때 상관분석을 시행한다. 표본이 30개 미만이라면 스피어만의 순위 상관분석(Spearman rank correlation)을 이용한다.

결정계수 The coefficient of determination

상관분석에 추가할 수 있는 가장 간단한 것 중 하나가 결정계수(coefficient of determination)를 산출하는 것이다. 이 값은 단순히 제곱된 회귀계수(regression coefficient squared)이다. 결정계수(r^2)는 $r=1$일 때를 제외하고는 항상 상관계수 r보다 작다. 이 새로운 통계량으로 무엇을 말할 수 있는가? 결정계수는 다른 변수에 의해 설명되는 변동의 비율을 말한다. 위에서 설명한 연구에서 결정계수는 0.50이다. 위의 표본에 대하여 최대 호흡률의 변동 중 50%는 대기 중에 있는 이산화황의 수준에 기인한다는 것을 나타낸다.

회귀 Regression

회귀분석(regression analysis)은 산점 그래프(scatter graph)에 있는 점들을 직선으로 가장 잘 적합하기 위하여 사용되는 기법이다. 그래프로 관련성을 보기를 원하거나 수학적으로 표현하기를 원한다면 이 방법을 알기 원할 것이다. 이러한 방법으로 관련성이 표현되면 예측을 위하여 관련성을 이용할 수 있다. 더욱이 예측에서 신뢰 정도의 표현을 위하여 회귀분석을 사용할 수 있다. 연구되는 변수 사이의 관계에 대한 속성의 근본적인 이해에 관심이 있다면 직선이 어디에 있는가를 알기 원한다. 상관분석과 마찬가지로 회귀분석을 시행하기 위해서는 같은 표본추출 단위로부터 서로 다른 변수의 측정치를 가져야 한다. 한 변수의 단일 측정치는 다른 변수의 측정된 값과 짝지어진다.

회귀분석은 많은 형태의 관계를 보기 위하여 사용할 수 있다. 그러나 여기서는 선형 회귀분석(linear regression analysis)으로 국한하고자 한다. 회귀분석은 지적 수준을 예측하기 위한 수단으로 피어슨에 의하여 고안되었고 유대인 이민자가 영국으로 들어오는 것을 결정하는데 도움을 주었다. 피어슨의 연구는 많은 결점이 있지만, 그가 발견한 통계 방법은 전 세계에 알려졌다. 피어슨 연구에 대하여 이해하기 위해서는 Gould(1983)을 보면 된다. 통계학에서 대부분의 분석과 마찬가지로 계산은 매우 어려워 보인다. 기본적인 수학 기법이면 충분하고 그 이상은 컴퓨터의 도움을 받으면 된다.

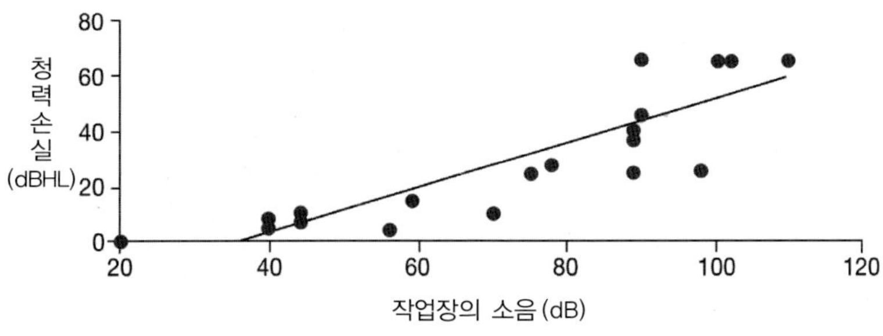

그림 16.4 소음 노출과 청력 손실

Box 16.5

관련성(Relationship)

보건 분야에서 흔히 사용되는 변수 사이의 세 가지 관련성을 고려해 보자.
이러한 관련성을 어떻게 결정하는가?
관련성 중 하나를 조사하고 표본추출 방법(sampling regime)의 속성을 살펴보자.

직선 The line

점을 통과하는 직선이 기울기(slope)이다. 평평한 기울기를 가질 수도 있고 가파른 기울기를 가질 수도 있다. 회귀분석이 본질에서 시행하려고 하는 것은 각 자료가 나타나는 곳 모두에서 같은 영향을 갖는 기울기를 찾는 것이다. 이 직선은 가장 잘 적합한 직선(the line of best fit)으로 알려져 있다. 회귀분석은 정확한 예측이 가장 잘 적합한 직선에 얼마나 기초하였는가에 대한 유용한 모수를 제공한다.

기울기는 무엇인가? What is a slope?

기울기는 두 변수 사이의 관련성에 대한 수학적인 설명이다. 가파른 언덕에 관하여 이야기할 때 경사도(gradient)라는 용어를 들은 적이 있을 것이다. 경사도와 기울기는 같은 의미이다. 언덕에 대하여 말할 때 경사도나 기울기는 수직적인 거리(distance along the vertical)를 내려오거나 오르기 위하여 이동할 필요가 있는 거리로 나눈 값이다(그림 16.5).

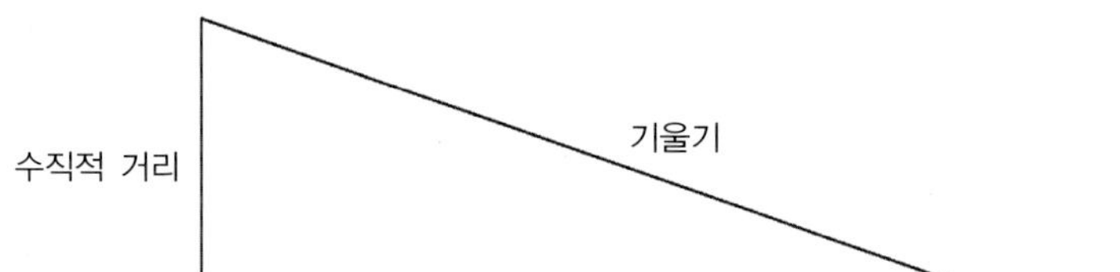

그림 16.5 기울기

$$\text{기울기} = \frac{\text{수직적 거리}}{\text{수평적 거리}}$$

그림 16.5에서 5m를 내려가기 위해서 수평적으로 30m를 이동했다면 기울기는 5/30=0.167일 것이다. 기울기는 어느 정도 내려오기 위하여 이동할 필요가 있는 거리를 예측할 수 있게 해준다. 만약

110.5m를 내려오기를 원한다면 수평적으로 이동할 거리를 예측할 수 있다. 식을 바꿔 이를 구할 수 있다.

$$\text{기울기} = \frac{\text{수직적 거리}}{\text{수평적 거리}} \text{ 를 } \text{수평적 거리} = \frac{\text{수직적 거리}}{\text{기울기}} \text{ 로 바꿀 수 있다.}$$

따라서 이 경우에는 내려가기를 원하는 거리가 110.5m이고 기울기가 0.167m이므로 수평적으로 661.7m를 이동할 필요가 있다. 또한, 수평적으로 이동할 거리를 안다면 내려올 거리도 예측할 수 있다. 이를 위하여 식을 다음과 같이 바꿀 수 있다.

수직적인 거리 = 수평적인 거리 × 기울기

회귀분석을 시행할 때 통상적으로 수평 축에 값이 주어질 경우 수직 축의 값을 예측하는데 관심이 있다. 그래프에서 수직 축을 y축, 수평 축을 x축으로 부른다는 것을 기억해야 한다. x값으로부터 y값을 예측하기 위한 식은 다음과 같다.

y = 기울기 × x ($y = x$에 기울기를 곱함)

위의 식은 한 축을 따라 이동할 필요가 있는 거리와 다른 축을 따라 이동할 필요가 있는 거리와의 관계를 설명한다. 주어진 x값에 대하여 y값을 정확하게 예측할 수 있다. 이때 시작점은 0이다(즉 자료가 그래프의 원점으로 불리는 점을 통과한다. 그림 16.6).

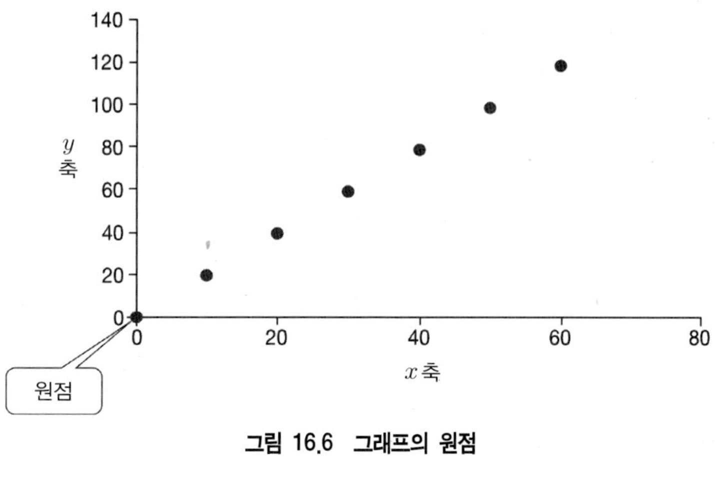

그림 16.6 그래프의 원점

불행하게도 대부분 자료에서 직선이 원점을 통과하도록 하기 어렵다. 따라서 식을 수정하여야 한다. 예를 들어 운동 수준(달리는 속도)과 산소 소비량 사이의 관련성을 알아보고자 한다. 운동 수준이 올라갈 때 산소 소비량이 증가할 것으로 기대되지만(에너지 수요가 증가하는 것처럼) 운동수준이 0일 경우에도 사람은 산소를 소비할 것으로 기대할 것이다. 그러므로 운동 수준과 산소 소비량 사이의 관계는 원점을 통과하지 않을 것이다. 위에서 설명한 식을 이용하여 운동수준으로부터 산소 소비량을 예측할 수 없다. y축(산소 소비량)이 원점을 통과하지 않기 때문이다. 기울기가 y축을 가로지르는 점이 *절편(intercept)*으로 알려졌다(그림 16.7).

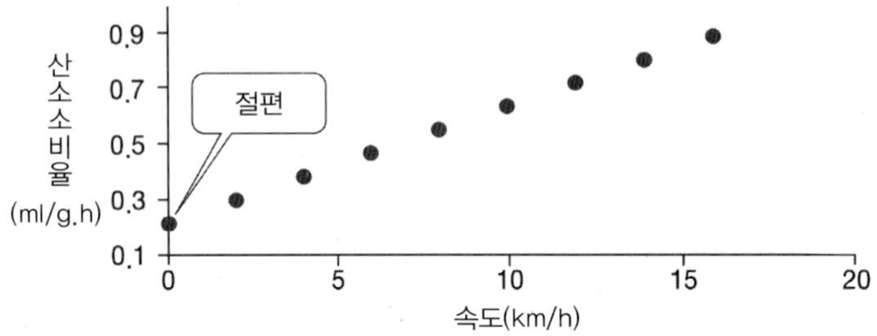

그림 16.7 그래프의 절편

달리는 속도로부터 산소 소비량을 예측하기 위해서는 0이 아니라 절편에서 시작할 필요가 있다. x와 y의 관계를 나타내는 위의 식에 절편을 포함할 필요가 있다. 새로운 식은 다음과 같다.

$y=$절편$+$기울기$\times x$

통계학에서 통상적으로 기울기는 문자 b, 절편은 문자 a를 사용한다. 따라서 식은 다음과 같다.

$y=a+bx$

회귀분석은 기울기(b)와 절편(a) 모두에 대하여 최적의 값을 찾는 것이다.

회귀분석에는 두 가지 형태가 있다. 모형 1 회귀분석과 모형 2 회귀분석이 있다. 모형 1이 대부분의 연구자의 선택이다. 그 이유는 대부분의 컴퓨터 패키지를 이용할 수 있기 때문이다. 그러나 항상 옳은 선택은 아니다. 예제를 가지고 모형 1 회귀분석을 설명하고, 모형 2 회귀분석에 대하여 다음에 설명할 것이다.

Box 16.6

기울기 찾기(Investigating slopes)

Box 16.5에서 분석한 관계에 대하여 기울기를 구하고(통계에 의하지 않고 손으로) 직선을 보고 변수 간의 관련성을 표현해 보자.

한 줄로 이어진 계단의 기울기 또는 책상 위에 있는 자의 기울기를 결정해 보자.

분석(모형 1) The analysis (Model 1)

Kavita Patel은 비만인 환자를 위해 일하는 영양사이다. Kavita는 칼로리를 제한한 다이어트와 관련한 체중 감소에 관심이 있다. Kavita는 비만인 사람 100명을 서로 다른 10가지 다이어트 집단에 할당하여 연구를 진행하였다. Kavita는 칼로리 감소 식이요법이 체중 감소를 가져올 것이라고 가정하였고, 체중 감소를 위하여 얼마나 많이 섭취량을 줄여야 하는가를 알고 싶다.

각 다이어트는 본질에서 같지만 각 집단의 칼로리의 양은 2,000kcal에서 1,000kcal까지 다양하다. 연구 참여자는 모두 남자이고 연령 분포는 45세부터 50세이다. 모두가 연구에 참여하는 것에 동의하였다. 연구 시작 시점과 8주간 다이어트를 시행한 시점에서 연구 참여자의 체중을 측정하였다.

회귀분석에서는 모수 a(절편)와 b(기울기)의 위치를 결정하는 것이다. 그러나 질문에 대한 관련성이 통계적으로 유의한가(즉, 기울기가 0과 유의하게 차이가 있다)에 관심이 있다. 그러므로 영가설은 다이어트의 칼로리와 체중 감소에는 유의한 선형적인 관련성이 없다는 것이다.

설명할 회귀분석의 형태를 *최소 제곱법(least squares method)*이라고 부른다. 이 기법이 시행하는 것은 산점도(scatter gram) 위의 모든 점과 직선 사이의 (수직적) 거리의 합이 최소화되는 직선을 찾는 것이다(그림 16.8). 이러한 접근에 대한 유의성은 x축의 값이 오차 없이 측정되었다고 가정할 때 y축에서의 오차를 최소화한다는 것이다. 그러나 상관분석과 달리 x축에 있는 자료는 정규분포를 따를 필요는 없다.

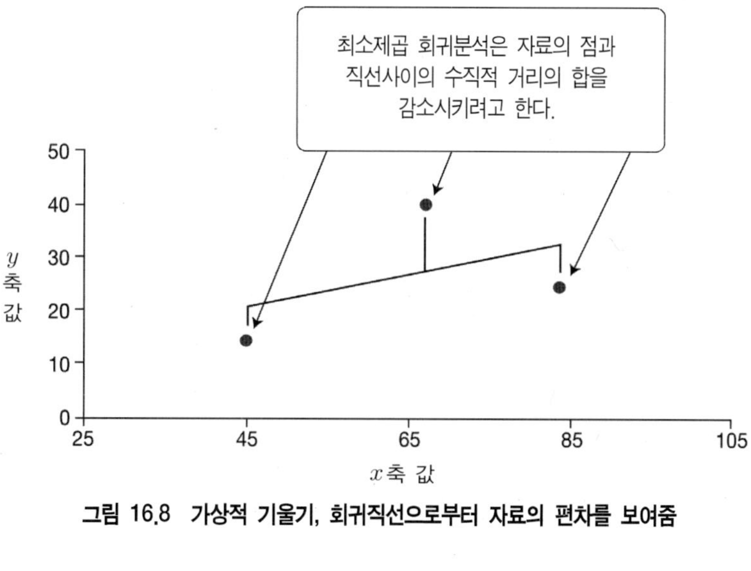

그림 16.8 가상적 기울기, 회귀직선으로부터 자료의 편차를 보여줌

표 16.3은 Kavita의 연구로부터 구한 자료이다. 다이어트가 독립변수(independent variable)이고 체중 감소가 종속변수(dependent variable)이다. 가정은 체중 감소는 특정 다이어트와 관련성이 있으며 체중 감소량은 다이어트에 의존한다는 것이다. 회귀분석에서 x축은 항상 독립변수라고 생각되어

지는 값이다. 몇몇 경우에서 독립변수가 아닌 때도 있다. 이런 때 y 변수는 주어진 x값으로부터 예측하기 원하는 값이다.

표 16.3 제한된 다이어트로 섭취한 특정 칼로리 수준과 관련된 체중 감소 값

다이어트	체중 감소(kg)
1,000	15.0
1,100	15.0
1,200	5.0
1,300	5.0
1,400	7.0
1,500	8.0
1,600	5.5
1,700	1.0
1,800	10.0
1,900	8.0
2,000	3.0

회귀분석에서 첫 번째 단계는 자료를 그리는 것이다(그림 16.9). 이러한 방법으로 자료에 대한 '감(feel)'과 어떤 통계량을 보여줄 것인가에 대한 예비 생각을 얻을 수 있다. 또한, 경향에 적합하지 않은 자료인 이상점(outliers)에 대하여 검토할 수 있다. 규모가 작은 자료를 이용하는 경우에는 자료가 이상점인가를 결정할 때 주의가 필요하다. 규모가 작은 자료에서는 전체 경향을 볼 수 없으므로 어떤 점을 이상점이라고 부르는 것은 부적절할 수 있다.

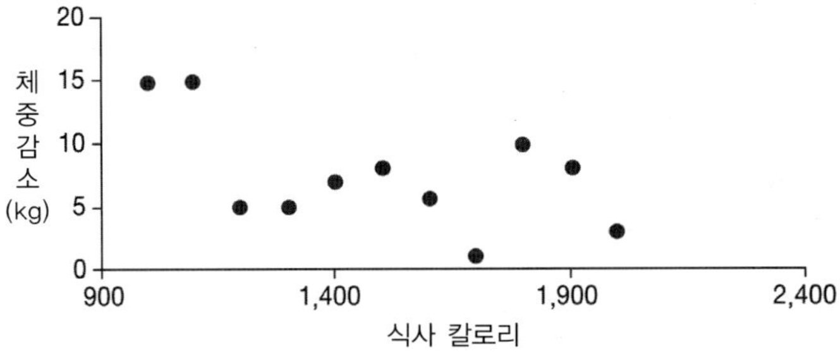

그림 16.9 식사 칼로리와 체중 감소 사이의 관계

자료를 살펴본 후에 선형적 관련성이 합리적인가를 결정할 필요가 있다. 이 장의 앞부분에서 설명한 것과 같이 변수 사이의 다른 관련성을 고려하여야 한다. 선형 회귀를 가장 좋은 선택으로 결정했다면 최소제곱 회귀로 계산하고 기울기와 절편을 찾을 수 있다.

최소제곱 회귀의 계산은 상관분석과 아주 비슷하다. 그러므로 상관분석에서 구한 것과 같이 동일한 모수(x와 y에 대한 제곱 합)를 찾을 수 있다. 표 16.4에 Kavata 자료에 대하여 산출된 모수를 보여주고 있다. 또한, 모든 x와 y에 대한 평균과 x값의 합에 대한 제곱 $(\Sigma x)^2$을 구할 필요가 있다. 이 값 모두를 엑셀의 스프레드시트를 이용하여 계산하였다. 통계 패키지는 없지만 컴퓨터를 사용할 수 있다면 스프레드시트를 이용하는 것이 계산의 속도를 향상하게 시키고 오차를 줄일 수 있다. Kavita의 자료에서 $\bar{x}=1{,}500$, $\bar{y}=7.5$이고 $(\Sigma x)^2 = 272{,}250{,}000$이다.

표 16.4 최소제곱 회귀의 계산

사례	다이어트(kcal)(x)	체중 감소(kg)(y)	x^2	y^2	xy
1	1,000	15.0	1,000,000	225.00	15,000
2	1,100	15.0	1,210,000	225.00	16,500
3	1,200	5.0	1,440,000	25.00	6,000
4	1,300	5.0	1,690,000	25.00	6,500
5	1,400	7.0	1,960,000	49.00	9,800
6	1,500	8.0	2,250,000	64.00	12,000
7	1,600	5.5	2,560,000	30.25	8,800
8	1,700	1.0	2,890,000	1.00	1,700
9	1,800	10.0	3,240,000	100.00	18,000
10	1,900	8.0	3,610,000	64.00	15,200
11	2,000	3.0	4,000,000	9.00	6,000
계(Σ)	16,500 (Σx)	82.5 (Σy)	25,850,000 (Σx^2)	817.25 (Σy^2)	115,500 (Σxy)

정상적으로 모수를 계산한 후에 다음 단계는 최종 통계량을 산출하기 위하여 식에 이들 모수를 대입하는 것이다. 첫 번째 단계는 기울기의 값을 계산하는 것이다. 앞에서 말한 것과 같이 이 통계량은 기호 b로 표시한다.

$$b = \frac{n \times \Sigma xy - \Sigma x \times \Sigma y}{n \times \Sigma x^2 - (\Sigma x)^2}$$

Kavita의 자료를 이용하면 b는 다음과 같다.

$$b = \frac{(11 \times 115{,}500) - (16{,}500 \times 82.5)}{(11 \times 25{,}850{,}000) - (272{,}250{,}000)}$$

$$= \frac{(1{,}270{,}500) - (1{,}361{,}250)}{(284{,}350{,}000) - (272{,}250{,}000)}$$

$$= \frac{-90{,}750}{12{,}100{,}000}$$

그러므로 $b=-0.0075$이다. 마이너스(−)는 기울기가 음이라는 것을 나타낸다. 즉 x축에 따라 이동할 때 기울기가 내려간다는 것이다.

b를 계산한 후에 직선에 대한 식을 풀어 절편 a를 계산할 수 있다. 기억한다면 식은 $y = a + bx$이다. 여기에서 b와 a는 각각 기울기와 절편이다. y의 평균, x의 평균과 계산된 b를 식에 대입하면 다음과 같다.

$7.5 = a + -0.0075 \times 1{,}500$

이 식에서 유일하게 모르는 모수는 a이다. 약간만 재배열하면 다음 식을 구할 수 있다.

$a = y - bx$

이 식에 값을 대입하면 다음과 같다.

$a = 7.5 - (-0.0075) \times 1{,}500$

이 값은 $a = 7.5 + 11.25$와 같다. 그러므로 $a = 18.75$이다. 그러므로 Kavita 자료에 대한 최종 식은 다음과 같다.

$y = 18.75 - 0.0075x$

이 된다. 이 직선을 이용하여 예측하기를 원한다면 x값 - Kavita 연구의 경우 특정 칼로리 다이어트 - 을 넣으면 식을 이용하여 y를 예측할 수 있다. x값이 1,200이라면 9.75kg의 체중 감소를 예측할 수 있다.

또한, 원래 그래프에 직선을 그려서 예측할 수도 있다. 이를 시행하는 것은 x값의 양쪽 극단 값을 예측하는 것이다. 그래프에 예측 선을 그리고 두 점을 직선으로 연결한다(그림 16.10). 직선으로부터 x값에 대응하는 예측값을 읽을 수 있다. 그러나 그런 추정치가 얼마나 좋은가?

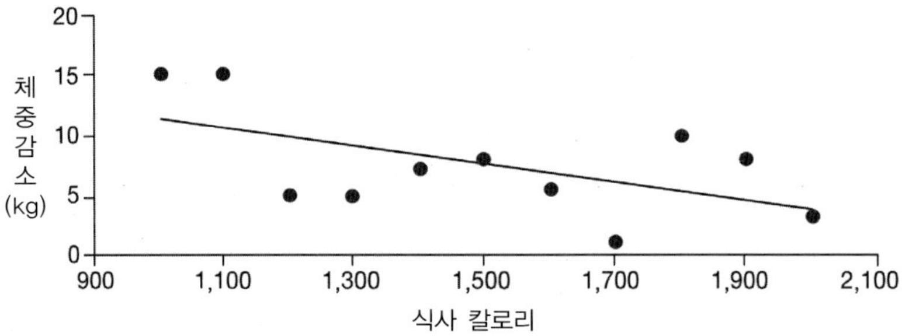

그림 16.10 회귀식으로부터 예측에 대한 해석. 주어진 x값에 대하여 y축에 대한 예측치를 읽는다.

예측의 질 Quality of a prediction

회귀직선(regression line)은 통계량(statistics)이라는 사실을 기억하는 것이 중요하다. 회귀직선은 표본에 기초한 통계량이다. Kavita 자료는 표본은 비만한 사람들이다. 표본으로부터 평균을 산출할 때와 마찬가지로 표본으로부터 회귀직선을 구할 때 전반에 걸쳐 회귀직선이 모집단에 대하여 어디에 놓여 있는가를 추정하는 것이다. 이는 예측이 오차를 동반하리라는 것을 의미한다. 사실 어떤 예측이던 두 가지 형태의 오차를 동반한다. 하나는 표본을 이용하고 있다는 사실에 기인하는 오차이고, 다른 하나는 직선을 중심으로 점이 산포함에 기인하는 오차이다.

예측에 대한 95% 신뢰한계(제10장)는 다음 식과 같다.

$$CL_{95\%} = y' \pm t \times s_r \sqrt{1 + \frac{1}{n} + \frac{(x' - \overline{x})^2}{\Sigma x^2 - \frac{(\Sigma x)^2}{n}}}$$

여기서 $CL_{95\%}$는 95% 신뢰 수준이다. x', y'과 s_r을 제외한 모든 부호는 이전에 본 적이 있다. 부호 x'은 x의 단일 값(single value)이고 y'은 y의 단일 값이다. 물론 y에 대한 신뢰한계는 x값에 의하여 예측된다. 위 식에서 s_r은 회귀직선에 대한 표준오차이다. 이전 장에서 논의한 평균에 대한 표준오차처럼 기울기에 대하여 추정된 값이 실제 모집단 값과 얼마나 가까운가에 대한 측정이다. s는 일반적으로 분산의 한 부류이고 실제로 s_r은 잔차 분산(residual variance) s_r^2으로부터 유도되었다. t값은 적절한 자유도에 대한 t 분포표(부록 2)로부터의 값이다. 두 변수를 갖는 회귀분석에서 자유도는 $n-2$로 주어진다.

잔차 분산 s_r^2는 다음 식을 이용하여 계산할 수 있다.

$$s_r^2 = \frac{1}{n-2}\left(\Sigma y^2 - \frac{(\Sigma y)^2}{n} + \frac{(\Sigma xy - \frac{\Sigma x \Sigma y}{n})^2}{\Sigma x^2 - \frac{(\Sigma x)^2}{n}}\right)$$

Box 16.7

회귀(Regression)

Box 16.3에 있는 연습문제에 대하여 수집된 자료로부터 x축으로 집게손가락(the index finger)을 사용하여 회귀직선을 계산해 보자.
집게손가락의 길이가 7cm인 사람의 새끼손가락의 길이를 예측해 보자.
예측이 얼마나 정확한가?

대부분의 통계 식과 마찬가지로 표준화된 수학 함수가 있으며, 이 식은 아주 복잡하고 수작업으로 이 값을 구하기 위해서는 인내가 필요하다. 아래에서 Kavita의 자료에 대한 s_r^2을 계산하였다. 다행스럽게도 계산에 필요한 새로운 모수는 $(\Sigma y)^2$이 유일하다. 다른 값들은 167쪽의 표 16.4로부터 가져올 수 있다. 이를 계산하는 과정의 일부를 보여줄 것이다.

$$s_r^2 = \frac{1}{9}\left(817.25 - \frac{6,806.25}{11} + \frac{(115,500 - \frac{16,500 \times 82.5}{11})^2}{25,850,000 - \frac{272,250,000}{11}}\right)$$

$$= \frac{1}{9}\left(817.25 - 618.75 - \frac{115,000 - 123,750)^2}{1,100,000}\right)$$

$$= \frac{1}{9}(817.25 - 6,806.25 - 61.875)$$

$$= 0.111 \times 136.25$$

$$= 15.123$$

따라서 $s_r = \sqrt{15.123} = 3.88$이다. 이 값은 기울기에 대한 표준오차이다. 다른 말로 모집단의 기울기의 위치가 범위 -0.0075 ± 3.88안에 어딘가에 있을 가능성이 약 66% 정도 확실하다는 것이다. 특정 추정치에 대한 신뢰한계를 계산하기 위하여 이전에 서술한 아래 식에 기울기의 표준오차 값을 대입하여야 한다.

$$CL_{95\%} = y' \pm t \times s_r \sqrt{1 + \frac{1}{n} + \frac{(x' - \bar{x})^2}{\Sigma x^2 - \frac{(\Sigma x)^2}{n}}}$$

아래 Kavita의 예에서 x값 1,200에 근거한 예측에 관심이 있다. 회귀직선에 대한 식으로부터 y값은 9.75로 예측되었다.

$$CL_{95\%} = 9.75 \pm t \times 3.88 \sqrt{1 + 0.091 + \frac{(1,200 - 1,500)^2}{25,850,000 - \frac{272,250,000}{11}}}$$

$$= 9.75 \pm t \times 3.88 \sqrt{1 + 0.091 + \frac{90,000}{1,100,000}}$$

$$CL_{95\%} = 9.75 \pm t \times 3.88 \sqrt{1.172}$$

$$= 9.75 \pm t \times 3.88 \times 1.08$$

$p = 0.05$(95% 신뢰수준)에서 $t = 2.306$이므로 1,200 kcal에 기초한 예측에 대한 95% 신뢰한계는 9.75kg±9.67이다.

변수 사이에 유의한 관계가 있는가? Is the relationship between the variables significant?

이제는 예측이 잘 이루어졌는가를 생각할 필요가 있다. 두 변수 사이의 회귀가 정말로 유의한가를 알아보기 위한 점검이 필요하다. 기울기에 대한 t값을 계산하여 이를 점검할 수 있다. 이에 대한 식은 다음과 같다.

$$t = b \times \sqrt{\frac{\Sigma x^2 - \frac{(\Sigma x)^2}{n}}{s_r^2}}$$

Kavita 연구에 대한 결과는 다음과 같다.

$$t = -0.0075 \times \sqrt{\frac{25{,}850{,}000 - \frac{272{,}250{,}000}{11}}{15.123}}$$

$$= -0.0075 \times \sqrt{72{,}736.89} = -0.0075 \times 269.69$$

$$= -2.022$$

이제 이 값을 t 분포표의 값과 비교한다(이때 부호는 무시한다). 자유도가 8일 때 $p = 0.05$에서의 임계점은 2.262이다. 계산된 t값이 임계점보다 작아서 두 변수 사이의 관계에 대한 기울기는 0과 유의하게 다르지 않다고 말할 수 있다. 그러므로 다이어트 형태(칼로리 양)는 체중 감소에 대한 좋은 예측치가 아니다.

Box 16.8

회귀(Regression)

회귀직선을 계산한 Box 16.3에 있는 연습문제에 대하여 수집된 자료에 대하여 변수가 유의하게 관련되어 있는가를 결정해 보자.

변수 간의 관계가 유의하지 않다는 결론에 도달할 때까지 많은 계산을 했다고 생각할 것이다. 그러나 이변량(bivariate : 두 변수) 선형 회귀분석의 초점이 관련성이 있는가보다는 기울기라는 것을 강조하기 위하여 기울기에 대한 모수의 추정치를 구하는 과정을 진행하기 원한다. 통계 패키지 없이 작업을 하더라도, 기울기를 결정하는 과정을 진행하기 전에 관련성이 있는가를 검정하는 것은 현명한 일이다. 실제로 회귀분석을 시행할 때 대부분의 컴퓨터 패키지는 회귀계수(regression coefficient)와 결정계수(coefficients of determination)를 포함한 요구되는 통계량을 산출한다.

Box 16.9

최소제곱 회귀분석을 사용하는 데 있어 제한점

- 변수들 사이의 관계(필요하다면 자료 변환을 한 후)가 선형 모형(linear type model)을 따른다고 믿을 때만 선형 회귀분석을 사용한다.
- 자료는 구간척도 또는 비율척도로 측정되어야 한다.
- y축에 있어 오차의 수준은 y값의 범위를 통하여 일정하여야 한다. 즉 산포의 정도가 전체 직선 구간에 대하여 직선의 위아래로 일정하여야 한다. 그렇지 않으면 최소제곱 회귀분석(least square regression analysis)을 사용해서는 안 된다. 대신에 스피어만의 순위 상관분석을 시행한다.
- 회귀분석은 x축에 대해서는 정규분포에 대한 가정을 요구하지 않는다. 그러므로 x축이 시간인 경우에도 회귀분석을 사용할 수 있다.
- 회귀분석에 대한 통계량을 인용할 때 기울기에 대한 식을 인용한다. 이 값이 어떤 수준에서 유의하다면 p 값과 표본수를 제시한다. 이상하게도 상관계수(r)는 회귀분석에서는 의미가 없으나 가끔 인용된다. 회귀식으로부터 예측이 이루어진다면 추정치에 대한 오차가 항상 제시되어야 한다.

기울기에 대한 추정치의 오차를 산출하는 것뿐 아니라 절편 b에 대해서도 산출할 수 있다. 그러나 여기서는 논의하지 않기로 한다. 자세한 내용은 Sokal과 Rohlf(1996)을 참고하면 된다. 대부분의 통계 패키지는 회귀분석의 다른 통계량과 동시에 절편에 대한 오차를 산출한다.

모형 2 회귀 Model 2 regression

두 변수에 대한 회귀분석을 시행할 때 모형 2 회귀(Type 2 regression)분석을 사용할 것인가는 기울기에 대한 함수적 유의성에 관심이 있을 때 고려할 수 있다. 이는 특정 변수 - 예를 들어 대사율(metabolic rate) - 가 체중의 증가에 따라 왜 증가하는지 알고 싶은 경우이다. 앞에서 언급한 첫 번째 형태의 회귀분석이 대부분의 경우에 아주 적절하게 사용될 수 있다. 그러나 몇몇 경우에 모형 2 회귀(Type 2 regression)분석이 요구된다.

흔히 모형 2 회귀분석이 요구되는 대부분 상황은 x축과 y축의 변수 모두 무작위로 측정되었고 양쪽의 측정에서 오차의 수준이 비슷할 때이다. 모형 1 회귀분석에서 직선의 위치는 y축의 변수에 대한 표본 오차만을 설명한다. 따라서 두 축의 변수가 비슷한 오차 수준을 가지고 측정되었다면, 직선은 올바로 위치하지 않을 것이다.

개인에게 다이어트를 할당한 Kavita의 자료에서 x축은 무작위로 측정된 변수가 아니라는 것을 기억할 것이다. 추가로 다이어트 내에 킬로칼로리(kilo calories)를 결정하였기 때문에 x축의 표본오차의 수준은 낮다(연구 참여자가 다이어트 방법을 고수하지 않는다면 측정 오차는 커질 수도 있다). 또한 Kavita는 변수 간의 함수적 관련성보다는 예측에 더 관심이 많다. 그러므로 Kavita의 자료의 경우 모형 1 회귀분석이 적합하다. 모형 2 회귀분석을 사용한 예는 특정 형태의 종양의 크기와 방사선 노출과의 관계에 관심이 있는 경우이다. 여기서 x축과 y축 변수 모두 무작위로 표본추출 되었고 정규분포를 따른다.

불행하게도 대부분의 컴퓨터 프로그램은 모형 2 회귀분석에 대한 계산을 쉽게 할 수 없다. 그러므로 때때로 모형 1 회귀분석이 부적절하게 사용된다. 모형 2 회귀분석이 요구되는 상황에서 기울기를 결정하기 위한 '간단하지만 쓸 만한' 방법은 기울기를 상관계수 r로 나누는 것이다. 대안적인 좀 더 정교한 방법이 존재한다. 예를 들면 바틀렛의 세 집단 방법(Bartlett's three group method), 캔달의 로버스트 직선 적합(Kendall's robust line fit), 그리고 주요 축 회귀분석(major axis regression)이다(캔달의 로버스트 직선 적합은 비모수 방법이다).

Box 16.10

모형 2 회귀(Model 2 regression)

앞의 두 Box로부터의 자료를 이용하여 회귀직선에 대한 함수적 유의성을 결정하기 위하여 사용된 모형 중 어떤 회귀모형이 가장 좋은지 결정해 보자.

비선형 Not linear

선형 회귀분석은 자료가 선형 모형(linear model)을 따른다(즉 자료가 직선을 따라 있다)는 가정하에서의 접근 방법이라는 것을 기억하는 것이 중요하다. 이 점이 다른 작업을 하기 이전에 자료에 대한 그림을 그리는 것이 왜 중요한가에 대한 이유이다.

많은 경우에 자료는 선형이 아니고(예를 들어 시간에 따른 박테리아의 증식) 첫 번째 경우처럼 선형 회귀분석은 적절하지 않다. 컴퓨터 통계 패키지는 '비선형 회귀분석(non-linear regression)'으로 알려진 분석을 수행하는 기능이 있다. 그러나 비선형 회귀와 같은 기법의 사용과 해석은 더 복잡하다. 추가로 패키지를 이용할 수 없다면 대안 전략이 요구된다.

다행스럽게도 변수 사이의 비선형 관계의 많은 형태에 대하여 변수 간의 관계가 선형 형태로 되도록 자료를 변환할 수 있다. 그림 16.11은 성인 남자에 대한 대사율과 체중과의 관계를 보여준다. 이 경우에 명확하게 자료를 선형으로 변환하지 않는 한 선형 회귀분석은 적절하지 않다.

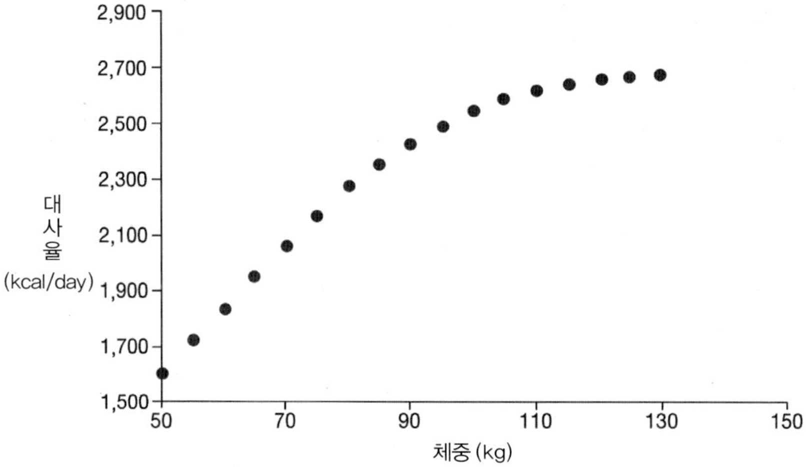

그림 16.11 체중과 대사율(metabolic rate) 사이의 관계에 대한 선형 직선

이러한 형태의 곡선을 직선화하기 위하여(종종 점근적(asymptotic)이라고 부른다) x축과 y축에 대하여 자연 로그(natural logarithm)를 취할 수 있다. 그 결과로 나타난 곡선이 그림 16.12에 있다.

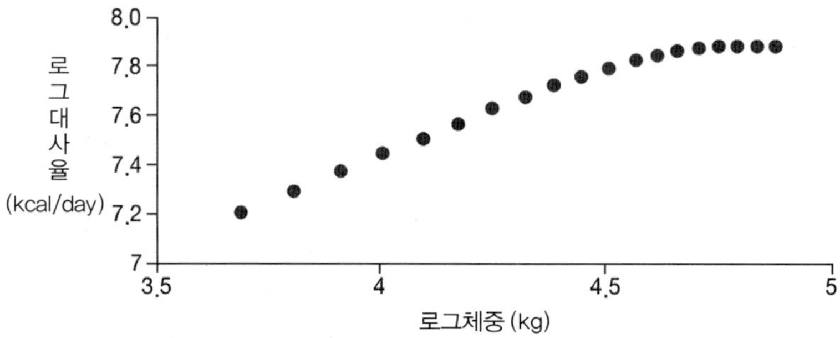

그림 16.12 체중과 대사율(metabolic rate) 사이의 관계에 대한 로그 곡선

직선은 완전히 일직선은 아니지만, 선형모형에 기초한 회귀분석에는 적절하다. 이러한 분석을 시행하였다면 결과로 나타난 회귀직선의 식은 다음과 같다.

Ln 대사율 $= a + b \times$ Ln 체중

한 축에만 로그를 취하는 것을 포함하여 흔히 나타나는 변환의 다른 형태는 y축에 역수($\frac{1}{y}$)를 취하는 반비례 변환(reciprocal transformation)과 프로빗 변환(Provit transformation)(Sokal과 Rohlf 1996)이다.

다중 회귀 Multiple regression

때때로 서로 다른 다양한 변수에 의해 영향을 받고 관련된 현상에 관심이 있다. 예를 들어 심장병이 발생하는 것을 생각해 보면 심근경색증의 위험률과 관련하여 흡연, 운동량과 비만과 같은 중요한 독립변수들을 알고 있다. 종속변수에 대한 다양한 독립변수의 영향을 알고 싶을 때 사용할 필요가 있는 기법을 다중 회귀분석(multiple regression analysis)이라고 부른다. 다중 회귀분석은 자주 사용 되는 분석 기법이지만 이 책의 영역을 뛰어넘는 것이다. 다중 회귀분석에 대하여 더 많은 것을 알고 싶으면 Allison(1999)을 참고하면 된다.

이번 장을 읽고 연습문제를 풀면 아래와 같은 생각들과 단어에 익숙해질 것이다 :

- 연관성에 대한 검정
- 상관분석의 이용
- 최소제곱 회귀분석의 이용
- 결정계수
- 상관계수
- 상관분석과 회귀분석의 차이
- 최소제곱 회귀분석을 이용한 예측
- 최소제곱 회귀분석을 이용한 예측의 정확성에 관한 결정
- 모형 2 회귀분석
- 비선형 관계의 변환

연 습 문 제

1. 5장에 있는 Symphadiol 연구에 대하여 연구 참여자의 체중 감소가 키와 관련이 있는가를 알아보기 위한 적절한 검정을 시행하시오. (a) 관계를 그림으로 그리시오. (b) 이러한 관계에 대한 어떤 설명을 할 수 있는가? (c) 관련성이 강한가? (d) 키가 170cm인 사람의 체중을 예측하시오. (e) 기울기에 따른 변동에 대하여 어떻게 생각하는가? (f) 계산된 기울기에 대한 표준오차는 얼마인가?
2. 최소제곱 회귀분석을 이용한 세 가지 연구 문헌을 찾아보자. 각 연구에 대하여 (a) 표본 수를 적으시오. (b) 최소제곱 회귀분석에 대한 제한점이 포함되어 있다면 적으시오. (c) 검정에 대한 선택이 적절하지 않다면, 이것이 결론을 어떻게 변화시키는지 논의하시오.

CHAPTER 17

체계적 검토를 통한 자료의 분석

Analysing Data From Systematic Reviews

- □ 보건의료 결정에 도움을 주기 위해 어떻게 통계를 이용할 것인가?
- □ NNTs와 L'Abbe 도표는 무엇인가?
- □ NNTs와 L'Abbe 도표는 어떻게 계산하는가?

연구 과정을 다룬 많은 책이 있다. 이러한 책들 대부분은 출판된 연구의 질을 살펴보기 위한 가이드를 제공하고 비평적인 독자와 연구 이용자(user of research)가 되기 위하여 출판된 연구를 사용할 것을 강력히 권고한다. 이 장에서의 목적은 출판된 연구를 살펴보고 절차나 실행이 고객이나 환자에 이익을 주는가를 결정하는데 도움을 줄 수 있는 두 가지 통계 절차를 소개하는 것이다. 이 장에서의 초점은 체계적인 검토에서 출판된 연구/논문(work)이다. 소개할 두 가지 절차는 L'Abbe 도표와 유효성 평가를 위한 수(Numbers Needed to Treat, NNT)로 알려졌다.

다른 사람의 연구를 이용한 연구에서 중요한 점을 언급할 것이다. 첫 번째 가장 중요한 원칙은 '독자 주의(reader beware)'의 원칙이다. 아주 단순하게, 연구가 우리에게 도움이 되지 않는가에 대하여, 또는 연구가 좋지 않은가에 대하여 연구자를 비난할 수 없다. 환자나 고객에 관한 연구결과(work)의 가치와 적용에 관한 결정은 전적으로 연구자에게 있다. 표본 크기(sample sizes), 연구 모집단(study population), 환자가 이 전 연구에서 이용된 환자와 같은 형태인가? 연구는 무작위 배정되었는가? **이중 눈가림 연구(double blinded study)**인가? 분석은 합리적인가? 등과 같은 일을 고려할 필요가 있다(McQuay and Moore, 1997).

체계적 검토(systematic review)를 이용하는 장점은 검토에 포함된 연구에서 사용한 질적 기준(quality criteria)이 무엇인가를 연구자가 명백하게 기술한다는 것이다. 그리고 검토는 특정 연구대상자에 대하여 출판된 이용 가능한 연구 대부분을 포함한다는 것이다.

L'Abbe 도표와 NNTs는 임상 연구에서 출판된 양적 자료(numerical data)에 임상적인 의미와 실제적인 의미를 제공한다. 이러한 형태를 보이는 자료고 대부분은 의학 문헌에 있다. 그러나 복지관계 직업(caring professions) 내에서 역할이 변할 때, 임상적 결정은 모든 보건 전문가에 의하여 이해되어야 한다는데 기초하는 것은 중요하다.

Box 17.1

임상시험(Clinical trials)

임상시험은 특정 개입이 엄격한 검정 하에서 시행된다. 임상시험에서 참여자의 일부는 개입을 받지만 나머지는 치료를 받지 않거나 위약(placebo)을 받는다. 후자를 대조군(control group)이라고 한다.

· 몇 개의 임상시험을 검토해 보자. 임상시험의 결과가 어떻게 표현되었는지 관찰하자.
· 위약(placebo)은 무엇인가? 왜 위약을 사용하는가?
· 위약이 효과적인 처리를 할 수 있는가?

유효성 평가를 위한 수 Numbers Needed to Treat

새로운 임상 절차에 대하여 논의한 여러 편의 논문(original papers)을 읽으면 최종 결과는 위험률(risk)에 대하여 언급되어 있다. 추가로 통계 분석은 차이의 크기(즉 얼마나 잘 치료가 되었는가?)보다는 실험군과 대조군 사이에 차이가 있는가에 초점을 두게 된다. 이 점이 통계적 유의성과 임상적 유의성의 차이에 대한 8장의 논의로 돌아가게 한다.

'위험률(risks)'은 종종 확률(probability)로 표현된다. 그러므로 0부터 1 사이의 값을 가진다(제9장). 위험률은 질병의 발생과 같은 사건이 일어날 기회이다. 치료가 유익하다면 사건 발생의 위험률은 대조군보다 감소할 것이다. 예를 들어 한 집단의 사람에게는 적절한 항생제를 투여하고, 다른 집단의 사람에게는 위약을 투여했다면 감염에 대한 위험률은 실험군이 더 낮을 것이다. 그러나 항생제 실험군은 예방보다는 치료가 목적이라는 것을 기억하여야 한다. 그러므로 '사건(events)'의 수, 즉 '치료된(cured)' 환자의 수가 실험군에서 증가할 것을 기대할 수 있다.

NNT 통계량은 기대되는 결과를 달성하기 위하여 얼마나 많은 환자가 치료를 받을 필요가 있는가를 제시하는 값이다. 이상적인 NNT는 1이다. 즉 한 명의 환자가 치료를 받고 한 명이 유익한 효과를 얻는 것이다. 그러나 실생활에서 이런 일이 일어날 경우는 거의 없다(Bandolier, 1999).

설명을 위하여 체계적 검토를 수행한 다음의 예제를 사용할 것이다. Moore와 Philips(1996)는 위의 내용물이 식도를 따라 역류하는 상태인 역류성 식도염에 대한 치료제로써 단백질 펌프 억제제(protein pump inhibitors)와 항히스타민제(histamine antagonist)의 효과를 살펴보았다. 대부분 사람에게서 이러한 상태는 흔하지 않다. 몇몇 사람에게서 자주 나타나며 위의 내용물의 산성이 식도를 손상할 것으로 생각되는 원인일 수 있다. Moore와 Philips의 연구에서 단백질 펌프 억제제인 omeprazole의 사용에 대하여 살펴보았다. 결과는 다음과 같다.

Box 17.2

예방과 치료(Prophylaxis and treatment)

예방적 개입의 경우에는 일어나는 병리학적 위험을 감소시키는 개입에 관하여 말하는 것은 적절하다. 현존하는 상태에 대한 치료의 경우에는 적절하지 않으며 사건의 위험에 대하여 말한다.

omeprazole 연구에서는 연구 집단을 세 개의 군, 대조군과 약의 용량을 다르게 받는 두 개의 실험군으로 나누었다. 실험자는 용량과 상관없이 같은 결과를 얻었다는 것을 발견했다. 그래서 NNT는 두 실험군을 합하여 계산하였다. 전체적으로 46명의 환자가 대조군에 할당되었고 184명이 실험군에 할당되었다. 대조군(위약군) 중 7명은 기대되는 결과(즉 회복)를 보였고, 실험군에서는 134명이 회복되었다. 이것이 NNT 뿐만 아니라 상대 위험률(relative risk)과 절대 위험률(absolute risk)을 계산하는 데 필요한 정보이다.

실험군에서의 치료의 경우 위험률은 $\frac{134}{184} = 0.73$이고 대조군은 $\frac{7}{46} = 0.15$이다. 이는 실험군에 속한 100명 중 72명이 양성 결과(positive outcome)를 갖지만 위약군에 속한 100명 중에는 단 15명만이 양성 결과(positive outcome)를 갖는다는 것을 말한다.

치료에 대한 비교에서 '치료 효과 treatment effect'의 일부는 '위약' 군에서도 가지고 있다는 사실을 설명할 필요가 있을 것이다. 상대 위험률(relative event risk)은 사건에 대한 우도(likelihood)로 실험군에서의 위험률을 대조군에서의 위험률로 나눈 값 $\frac{0.73}{0.15} = 4.9$이다. 이 값은 실험군에 있어서의 양성 결과가 대조군보다 4.9배라는 것을 제시하는 값이다.

자료가 위험률로 표현되어 있다면, 대안은 실험군과 대조군 사이의 절대적인 차이로 표현하는 것이다. 이는 **절대 위험률 감소(absolute risk reduction, ARR)**로 알려졌다. 예제의 절대 위험률 감소는 0.73-0.15=0.58이 된다. 이 값은 두 집단 사이에서 사건이 일어날 기회에 대한 차이를 나타낸다. 이는 실험군에서 환자의 양성 결과가 일어날 기회에 대한 전체적인 증가 중 어느 정도가 치료 때문에 나타났는가를 말한다. 절대 위험률은 치료에 대한 임상적인 측면에 대하여 더 많은 것을 보여준다. 그러나 절대 위험률을 직접적으로 임상 상황과 연결하기는 쉽지 않다. 유효성 평가를 위한 수(Numbers Needed to Treat)는 이 위험률 값을 참여자와 관련될 수 있는 수치로 전환하는 방법이다(Bandolier 1999).

체계적인 검토는 절대 위험률 감소를 나타내는 ARR을 제공하는 경향이 있다. 다음의 NNT와 ARR의 상호 간의 식을 이용하여 NNT를 쉽게 계산할 수 있다.

$$NNT = \frac{1}{ARR}$$

앞의 예에서

$$NNT = \frac{1}{0.58} = 1.72$$

이 값은 매 1.72명의 환자를 치료할 때마다 1명이 양성 결과를 보인다는 것을 의미한다.

Box 17.2

양성 결과(Positive outcome)

'양성 결과 positive outcome'라는 용어를 사용한다. 예방적 치료를 포함한 임상시험에서 양성 결과는 아마도 병리학적 발생이 일어나지 않는 것이다. 이러한 용어를 사용할 때 보건의료에의 다른 접근방법을 설명하기 위하여 식을 재배열할 필요는 없다.

ARR이 주어지지 않는다면 원래 임상시험 자료로부터 계산할 수 있다. 즉 표본 크기와 임상시험의 결과를 갖는 자료로부터 계산할 수 있다. 이러한 자료가 주어질 때 NNT는 다음과 같이 계산할 수 있다.

$$NNT=\frac{1}{(Pos_t/Tot_t)-(Pos_c/Tot_c)}$$

여기서 Pos_t는 실험군에서 양성 결과를 갖는 환자의 수, Tot_t는 실험군에 속한 환자의 총수, Pos_c는 대조군에서 양성 결과를 갖는 환자의 수이고 Tot_c는 대조군에 속한 환자의 총수이다. 앞의 예제에서 NNT는 다음과 같다.

$$NNT=\frac{1}{(134/184)-(7/46)}=1.72$$

NNT에 대한 신뢰한계(confidence limit)를 계산하는 것이 가능하다. 신뢰한계는 모집단의 '실제(true)' NNT 값이 어디에 있는가를 말해주는 값이다(제10장). 신뢰한계(95%)는 다음과 같은 식으로 나타낼 수 있다(Cook and Sackett 1995).

$$NNT\pm[1.96\ \times\sqrt{(((Pos_t/Tot_t)\times(1-(Pos_t/Tot_t))/Tot_t)+((Pos_c/Tot_c)\times(1-(Pos_c/Tot_c))/Tot_c)))}]$$

한 편으로 이 식은 복잡하게 보이지만 처음에 보는 것보다는 덜 복잡하다. 괄호 안을 먼저 계산한다는 것을 기억해야 한다. NNT를 산출하기 위해서는 많은 값을 알고 있어야 한다. 예제에 대한 95% 신뢰수준(confidence level)이 아래와 같이 계산된다.

$$NNT\pm[1.96\times\sqrt{(((134/184)\times(1-(134/184))/184)+((7/46)\times(1-(7/46))/46)))}]$$
$$=NNT\pm[1.96\times\sqrt{((0.73\times(1-0.73)/184)+(0.15\times(1-0.15)/46))}]$$
$$=NNT\pm[1.96\times\sqrt{((0.73\times0.27/184)+(0.15\times0.85/46))}]$$
$$=NNT\pm[1.96\times\sqrt{((0.73\times0.00146)+(0.15\times0.0184))}]$$
$$=NNT\pm[1.96\times\sqrt{0.0038}]$$
$$=NNT\pm[1.96\times0.062]$$
$$=NNT\pm1.96\pm0.12$$

따라서 95% 신뢰한계는 1.85-1.61이다. 이는 모집단에 대한 NNT(즉 실제 NNT)가 두 한계점 사이에 있는 것에 대하여 95% 신뢰할 수 있다는 것을 의미한다.

NNT는 특정 개입, 또는 특정 요법에 대한 모든 연구에서 계산될 수 있다. 이는 이용 가능한 잠재적인 치료의 범주에 대하여 공식화되어 있다. NNTs는 가장 좋은 선택을 하는데 도움을 주기 위하여 사용될 수 있다. 치료에 대한 선택은 비용, 환자의 선호도와 간호인의 경험, 기술과 판단 등의 요인들에 의하여 변동될 수 있다는 것을 잊어서는 안 된다(Bandolier 1999).

부작용을 살펴보기 위하여 위에서 기술된 같은 과정을 사용할 수 있다. 이 경우에는 유해성 평가를 위한 수(Numbers Needed to Harm, NNH)를 계산한다. 이 값은 한 명의 부작용이 관찰되기 전에 얼마나 많은 환자가 치료를 받을 필요가 있는가를 나타낸다. 그러나 좋은 시작점이 개입과 관련된 이유로 임상시험에서 중도 탈락된 환자의 수를 살펴보는 것이지만 일반적으로 부작용의 보고에 대한 폭 넓은 조사를 할 필요가 있다.

L'Abbe 도표 L'Abbe plots

L'Abbe 도표는 임상시험으로부터 얻은 자료에 대하여 단순히 그래프로 표현한 것이다. 이 도표는 체계적 검토로부터의 취한 자료를 포함하고 가장 좋은 선택에 대한 결정을 상대적으로 쉽게 내릴 수 있도록 하거나 적어도 임상시험 내에서 변동의 범위를 조절하기 위하여 자료를 도표화(plotting)한다 (L'Abbe, Detsky and O'Rourke 1987).

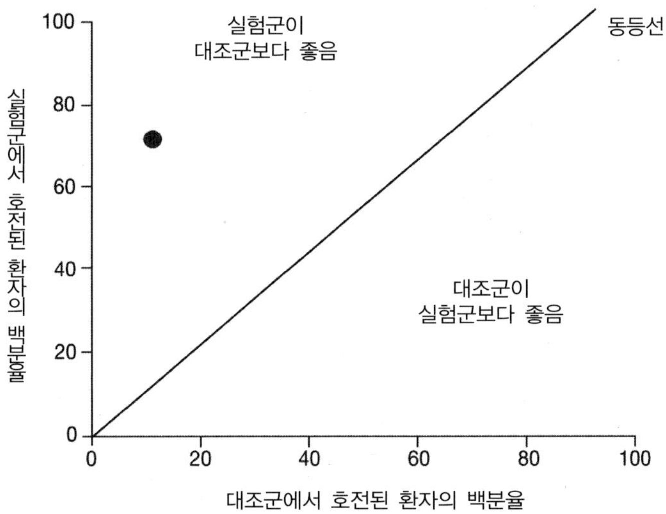

그림 17.1 수정된 L'Abbe 도표. 역류성 식도염을 치료하기 위해 사용된 약 omeprazole을 갖는 단일군 임상시험(single clinical trial)에 대한 동등선(line of equity)과 점(point)을 보여주고 있다.

L'Abbe 도표에서 각 단일군 임상시험(single clinical trial)으로부터의 자료는 한 자료점(one datum point)을 형성한다. 대조군에서 양성 결과를 보이는 환자의 백분율은 x축에 나타내고 실험군에서 양성 결과를 보이는 환자의 백분율은 y축에 나타낸다. 대조군과 실험군에 대하여 측정치가 표시된 점은 만난다. 그래프를 가로지르는 45° 기울기를 갖는 직선을 그린다(그림 17.1). 이 직선은 동등(equity)을 나타낸다. 즉 실험군과 대조군에 차이가 없다는 것을 나타내는 선이다. 동등선(line of equity) 위에 점이 있는 임상시험은 실험군이 대조군보다 더 유익하다는 것을 나타내며, 동등선 아래에 점이 있는 임상시험은 대조군이 실험군보다 더 좋다는 것을 가리킨다(Bandolier 1999).

원래 L'Abbe 도표에서 사용된 '실험군에서 향상된 사람들'에서 양성 결과를 갖는 환자의 백분율로 L'Abbe 도표를 수정한다. 예를 들어 그래프에 보이는 점이 위에서 언급한 omeprazol 사용에 기초한 점이다. 이러한 많은 점이 그렸을 때 특정 치료방법에 대한 임상시험 내에서의 변동을 볼 수 있으며, 전체 효능성(overall efficacy)이 고려될 수 있다. 대안적인 치료에 대하여 유사한 그림(plot)은 적용하여야 할 치료를 결정하는데 도움을 준다.

이번 장을 읽고 연습문제를 풀면 아래와 같은 생각들과 단어에 익숙해질 것이다:

- 위험률(risk), 치료의 평가(evaluation treatments)
- 유효성 평가를 위한 수(NNT, Number of Needed to Treat)
- 유해성 평가를 위한 수(NNH, Number of Needed to Harm)
- L'Abbe 도표
- 개입의 형태(예방 또는 치료)는 NNT 점수에 어떻게 영향을 주는가?
- NNTs와 L'Abbe 도표는 적절한 보건의료 계획과 치료법을 결정하는데 어떻게 도움을 주는가?

연 습 문 제

1. 관심 있는 개입에 대하여 체계적인 검토(또는 여러 개의 단일군 임상시험)를 해보시오. 검토에서 논의된 각 연구에 대하여 NNT를 계산하고 L'Abbe 도표를 산출하시오. (a) 개입이 효과적이라고 생각하는가? (b) 어떤 환경이 적절하지 않은가?

CHAPTER 18

검정 통계량의 선택

Choosing Test Statistics

올바른 통계량을 선택하는 것은 때때로 어려운 일이다. 중요한 것은 연구를 시작하기 전에 사용할 통계량을 생각하고 결정하는 것이다. 연구에 대한 가상적 자료를 적어 놓고 이들 자료가 제안된 통계 검정에 적합한지를 알아보는 것은 좋은 생각이다. 적절한 검정을 선택하는데 도움을 주기 위하여 순서도(flow chart)를 작성하였다. 순서도에는 이 책에서 다룬 통계량만 포함했다. 이 순서도가 하나도 빠짐없이 철저한 것은 아니며 검정에 관하여 읽었던 것을 확인하여 선택하여야 한다. 그림 18.1은 이 책에서 언급된 추론 통계만 적용하였다. 이 책은 간단한 소개를 위해 작성된 책이고 설명된 통계량이 모든 이용 가능한 분야를 포함하지는 않는다. 연구를 설계했지만 적절한 통계 분석을 결정하지 못했다면 연구를 시작하기 전에 다른 사람에게 조언을 구하는 것이 좋다.

통계 검정을 선택하기 위하여 수집된 자료의 척도를 고려하여야 한다. 다음의 내용에 관하여 결정할 필요가 있다.

- 연구하려는 현상은 무엇인가?
- 자료는 어떤 분포를 따르는가?
- 검정에 포함된 집단(처리)의 수 또는 자료
- 마지막으로 검정에 있어 추가적인 제한점, 예를 들어 표본 수를 고려할 필요가 있다.

6장 끝 부분에 기술통계량(descriptive statistics)에 대하여 간단하게 요약하였다. 체계적 검토에 대한 자료를 이용하는 연구라면 17장을 이용하면 된다.

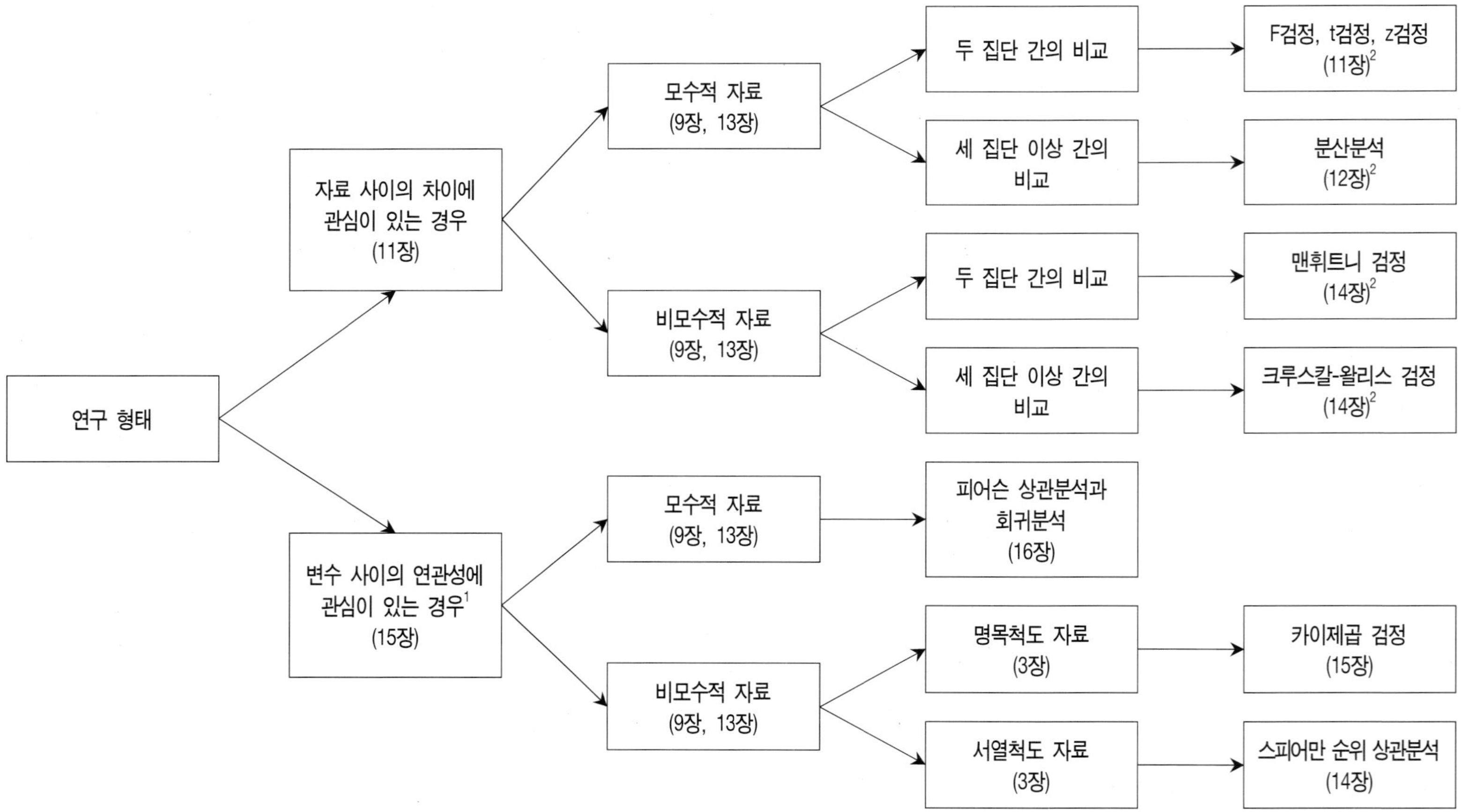

그림 18.1 적절한 통계 검정의 선택. 왼쪽에서 시작하여 각 상자(box)에서의 내용을 고려하고 가능성 있는 결정을 통하여 화살표를 따라 경로를 선택하고 따라간다.

노트 1. 이는 차이나 연관성을 정말로 찾았는지 명백하지는 않다. 그러나 연관성에 대한 검정에 필요한 관계에 대한 용어를 사용함으로써 영가설은 더욱 명확하게 기술될 것이다.
노트 2. 검정은 표본이 반복 측정(repeated measure)되었는지 독립(independent)인지에 따라 변동된다(자세한 내용은 본문 참조).

부록 1

통계분석에 대한 안내

A guide to Analyzing Statistics Critically

이 절은 연구에서 통계에 대한 비평적 분석의 가이드를 위하여 고안된 것으로 모든 연구에 대한 비평적 가이드는 아니다. 연구에 대한 평가를 수행해 보기를 제안한다. 관심있는 주제에 대한 몇 개의 양적 연구논문을 선택하고 이 가이드를 이용하여 연구를 평가해 보고 동료들과 결론을 논의해 보자.

모집단과 표본 population and sample

살펴보고자 하는 첫 번째는 표본이 모집단을 대표할 수 있는가이다. 그러므로 측정되는 현상에 대한 변동의 정도와 관련된 표본 크기를 살펴볼 필요가 있다. 또한, 표본이 모집단으로부터 어떻게 추출되었는지를 살펴볼 필요가 있다(표본추출이 무작위인가?). 바이어스(bias)에 대하여 생각하고 살펴볼 필요가 있다. 어떻게 표본을 수집하였는가에 관하여 주어진 정보가 없다면 보고서의 결과는 회의적이다. 자료가 정규분포를 따른다면 표준오차는 어떤 값인가? 만약에 표준오차가 주어지지 않았다면 표준편차와 표본 크기를 이용하여 표준오차를 계산한다. 표본 크기가 작은 연구는 표본이 모집단을 대표할 수 없어서 의심을 하고 처리하여야 한다.

공변량과 가설 Co-variable and hypothesis

적용된 통계 검정이 연구자가 검정하기를 원하는 것을 실제로 검정하였는가? 명확하게 잘 기술된 가설은 올바른 통계를 사용할 수 있게 한다. 가장 흔히 찾을 수 있는 오차는 양측검정 대신에 단측검정을 사용하는 것이다. 또 다른 가장 빈번한 실수는 공변량(co-variabls)과 외생변수(extraneous variables)이다. 연구대상자가 실험군에서 무작위 분포를 하지 않았을 때(소규모 자료의 문제와 같이) 또는 집단이 적절하게 짝지어지지 않았을 때(소규모 자료의 문제와 같이) 비슷한 문제가 연구 설계에서 나타날 수 있다.

자료의 기술과 표현 data description and presentation

중앙 집중성의 척도(measure of central tendency)와 산포도(measure of dispersion)를 포함한 자료에 대한 적절한 요약이 제공되었는가(제6장)? 측정의 형태가 수집된 자료의 형태와 일치하는가? 알맞은 표, 그래프와 그림을 이용하여 자료가 명확하게 표현되었는가(제7장)? 자료에 대하여 설명하고자 하는 것은 무엇인가? 자료가 보여주는 것에 대하여 어떤 느낌을 받았는가? 예를 들면 자료가 어떤 분포를 따른다고 말할 수 있는가?

통계 분석의 선택 Choice of Statistical Analysis

통계 검정의 선택은 조사된 자료에 적합한가? 검정이 다음의 내용에 대하여 알맞은가?

- 처리 또는 집단의 수
- 변수의 수
- 자료를 수집하는데 사용된 측정 척도

통계 검정의 선택이 타당한가? 모수 검정이 사용되었다면 자료가 정규분포를 따르는지에 대하여 검정해야 한다(제9장). 비모수 검정이 사용되었다면 적절한 검정인가? 그리고 적절한 수정이 이루어졌는가(제14장)?

예를 들어 적절한 수의 자유도가 이용되었는가와 통계 검정의 결과가 자료를 설명하는데 적합하는 가와 같은 내용이 포함되어 있는지를 점검해야 한다.

통계 검정이 가설을 검정하는데 적절한가? 단측 검정이 이용되었다면 이는 타당한가?

논의 Discussion

올바른 가설이 기각/채택되었는가? 논의에 통계량이 포함되었는가, 그리고 결정된 통계적 유의수준에 대하여 주의 깊게 사용되었나? 연구자가 표본과 모집단의 범주를 논의에 포함했는가? 연구자가 연구 결과를 원래 모집단을 뛰어넘어 추론하는 것은 아주 빈번하다. 영가설이 기각되지 않았다면, 왜 대립가설이 사실임을 보여주지 못한 이유에 대하여 살펴보아야 한다. 아주 잘 설계된 연구는 가설이 기각되었을 때 가설을 왜 붙잡고 있는가에 대하여 정당화할 여유를 주지 않는다. 우리는 완벽한 세상에 살고 있지 않다는 것을 안다. 그러나 그럼에도 이유는 정당화되어야 하며, 연구 시작 전에 기대되어서는 안 된다.

부록 2

통계표

Statistical Tables

〈표 1〉 F 분포표(유의수준 0.05). ν_1: 큰 분산을 갖는 표본의 자유도, ν_2: 작은 분산을 갖는 표본의 자유도

	ν_1													
ν_2	1	2	3	4	5	6	7	8	9	10	12	24	120	∞
1	161.4	199.5	215.7	224.6	230.2	234	236.8	238.9	240.5	241.9	243.9	249.1	253.3	254.3
2	18.51	19	19.16	19.25	19.3	19.33	19.35	19.37	19.38	19.4	19.41	19.45	19.49	19.5
3	10.13	9.55	9.28	9.12	9.01	8.94	8.89	8.85	8.81	8.79	8.74	8.64	8.55	8.53
4	7.71	6.94	6.59	6.39	6.26	6.16	6.09	6.04	6	5.96	5.91	5.77	5.66	5.63
5	6.61	5.79	5.41	5.19	5.05	4.95	4.88	4.82	4.77	4.74	4.68	4.53	4.4	4.36
6	5.99	5.14	4.76	4.53	4.39	4.28	4.21	4.15	4.1	4.06	4	3.84	3.7	3.67
7	5.59	4.74	4.35	4.12	3.97	3.87	3.79	3.73	3.68	3.64	3.57	3.41	3.27	3.23
8	5.32	4.46	4.07	3.84	3.69	3.58	3.5	3.44	3.39	3.35	3.28	3.12	2.97	2.93
9	5.12	4.26	3.86	3.63	3.48	3.37	3.29	3.23	3.18	3.14	3.07	2.9	2.75	2.71
10	4.96	4.1	3.71	3.48	3.33	3.22	3.14	3.07	3.02	2.98	2.91	2.74	2.58	2.54
11	4.84	3.98	3.59	3.36	3.2	3.09	3.01	2.95	2.9	2.85	2.79	2.61	2.45	2.4
12	4.75	3.89	3.49	3.26	3.11	3	2.91	2.85	2.8	2.75	2.69	2.51	2.34	2.3
13	4.67	3.81	3.41	3.18	3.03	2.92	2.83	2.77	2.71	2.67	2.6	2.42	2.25	2.21
14	4.6	3.74	3.34	3.11	2.96	2.85	2.76	2.7	2.65	2.6	2.53	2.35	2.18	2.13
15	4.54	3.68	3.29	3.06	2.9	2.79	2.71	2.64	2.59	2.54	2.48	2.29	2.11	2.07
16	4.49	3.63	3.24	3.01	2.85	2.74	2.66	2.59	2.54	2.49	2.42	2.24	2.06	2.01
17	4.45	3.59	3.2	2.96	2.81	2.7	2.61	2.55	2.49	2.45	2.38	2.19	2.01	1.96
18	4.41	3.55	3.16	2.93	2.77	2.66	2.58	2.51	2.46	2.41	2.34	2.15	1.97	1.92
19	4.38	3.52	3.13	2.9	2.74	2.63	2.54	2.48	2.42	2.38	2.31	2.11	1.93	1.88
20	4.35	3.49	3.1	2.87	2.71	2.6	2.51	2.45	2.39	2.35	2.28	2.08	1.9	1.84
21	4.32	3.47	3.07	2.84	2.68	2.57	2.49	2.42	2.37	2.32	2.25	2.05	1.87	1.81
22	4.3	3.44	3.05	2.82	2.66	2.55	2.46	2.4	2.34	2.3	2.23	2.03	1.84	1.78
23	4.28	3.42	3.03	2.8	2.64	2.53	2.44	2.37	2.32	2.27	2.2	2.01	1.81	1.76
24	4.26	3.4	3.01	2.78	2.62	2.51	2.42	2.36	2.3	2.25	2.18	1.98	1.79	1.73
25	4.24	3.39	2.99	2.76	2.6	2.49	2.4	2.34	2.28	2.24	2.16	1.96	1.77	1.71
26	4.23	3.37	2.98	2.74	2.59	2.47	2.39	2.32	2.27	2.22	2.15	1.95	1.75	1.69
27	4.21	3.35	2.96	2.73	2.57	2.46	2.37	2.31	2.25	2.2	2.13	1.93	1.73	1.67
28	4.2	3.34	2.95	2.71	2.56	2.45	2.36	2.29	2.24	2.19	2.12	1.91	1.71	1.65
29	4.18	3.33	2.93	2.7	2.55	2.43	2.35	2.28	2.22	2.18	2.1	1.9	1.7	1.64
30	4.17	3.32	2.92	2.69	2.53	2.42	2.33	2.27	2.21	2.16	2.09	1.89	1.68	1.62
40	4.08	3.23	2.84	2.61	2.45	2.34	2.25	2.18	2.12	2.08	2	1.79	1.58	1.51
60	4	3.15	2.76	2.53	2.37	2.25	2.17	2.1	2.04	1.99	1.92	1.7	1.47	1.39
120	3.92	3.07	2.68	2.45	2.29	2.17	2.09	2.02	1.96	1.91	1.83	1.61	1.35	1.25
∞	3.84	3	2.6	2.37	2.21	2.1	2.01	1.94	1.88	1.83	1.75	1.52	1.22	1

〈표 2〉 F 분포표(유의수준 0.01). ν_1: 큰 분산을 갖는 표본의 자유도, ν_2: 작은 분산을 갖는 표본의 자유도

	ν_1													
ν_2	1	2	3	4	5	6	7	8	9	10	12	24	120	∞
1	4052	4999.5	5403	5625	5764	5859	5928	5982	6022	6056	6106	6235	6339	6366
2	98.5	99	99.17	99.25	99.3	99.33	99.36	99.37	99.39	99.4	99.42	99.46	99.49	99.5
3	34.12	30.82	29.46	28.71	28.24	27.91	27.67	27.49	27.35	27.23	27.05	26.6	26.22	26.13
4	21.2	18	16.69	15.98	15.52	15.21	14.98	14.8	14.66	14.55	14.37	13.93	13.56	13.46
5	16.26	13.27	12.06	11.39	10.97	10.67	10.46	10.29	10.16	10.05	9.89	9.47	9.11	9.02
6	13.75	10.92	9.78	9.15	8.75	8.47	8.26	8.1	7.98	7.87	7.72	7.31	6.97	6.88
7	12.25	9.55	8.45	7.85	7.46	7.19	6.99	6.84	6.72	6.62	6.47	6.07	5.74	5.65
8	11.26	8.65	7.59	7.01	6.63	6.37	6.18	6.03	5.91	5.81	5.67	5.28	4.95	4.86
9	10.56	8.02	6.99	6.42	6.06	5.8	5.61	5.47	5.35	5.26	5.11	4.73	4.4	4.31
10	10.04	7.56	6.55	5.99	5.64	5.39	5.2	5.06	4.94	4.85	4.71	4.33	4	3.91
11	9.65	7.21	6.22	5.67	5.32	5.07	4.89	4.74	4.63	4.54	4.4	4.02	3.69	3.6
12	9.33	6.93	5.95	5.41	5.06	4.82	4.64	4.5	4.39	4.3	4.16	3.78	3.45	3.36
13	9.07	6.7	5.74	5.21	4.86	4.62	4.44	4.3	4.19	4.1	3.96	3.59	3.25	3.17
14	8.86	6.51	5.56	5.04	4.69	4.46	4.28	4.14	4.03	3.94	3.8	3.43	3.09	3
15	8.68	6.36	5.42	4.89	4.56	4.32	4.14	4	3.89	3.8	3.67	3.29	2.96	2.87
16	8.53	6.23	5.29	4.77	4.44	4.2	4.03	3.89	3.78	3.69	3.55	3.18	2.84	2.75
17	8.4	6.11	5.18	4.67	4.34	4.1	3.93	3.79	3.68	3.59	3.46	3.08	2.75	2.65
18	8.29	6.01	5.09	4.58	4.25	4.01	3.84	3.71	3.6	3.51	3.37	3	2.66	2.57
19	8.18	5.93	5.01	4.5	4.17	3.94	3.77	3.63	3.52	3.43	3.3	2.92	2.58	2.49
20	8.1	5.85	4.94	4.43	4.1	3.87	3.7	3.56	3.46	3.37	3.23	2.86	2.52	2.42
21	8.02	5.78	4.87	4.37	4.04	3.81	3.64	3.51	3.4	3.31	3.17	2.8	2.46	2.36
22	7.95	5.72	4.82	4.31	3.99	3.76	3.59	3.45	3.35	3.26	3.12	2.75	2.4	2.31
23	7.88	5.68	4.76	4.26	3.94	3.71	3.54	3.41	3.3	3.21	3.07	2.7	2.35	2.26
24	7.82	5.61	4.72	4.22	3.9	3.67	3.5	3.36	3.26	3.17	3.03	2.66	2.31	2.21
25	7.77	5.57	4.68	4.18	3.85	3.63	3.46	3.32	3.22	3.13	2.99	2.62	2.27	2.17
26	7.72	5.53	4.64	4.14	3.82	3.59	3.42	3.29	3.18	3.09	2.96	2.58	2.23	2.13
27	7.68	5.49	4.6	4.11	3.78	3.56	3.39	3.26	3.15	3.06	2.93	2.55	2.2	2.1
28	7.64	5.45	4.57	4.07	3.75	3.53	3.36	3.23	3.12	3.03	2.9	2.52	2.17	2.06
29	7.6	5.42	4.54	4.04	3.73	3.5	3.33	3.2	3.09	3	2.87	2.49	2.14	2.03
30	7.56	5.39	4.51	4.02	3.7	3.47	3.3	3.17	3.07	2.98	2.84	2.47	2.11	2.01
40	7.31	5.18	4.31	3.83	3.51	3.29	3.12	2.99	2.89	2.8	2.66	2.29	1.92	1.8
60	7.08	4.98	4.13	3.65	3.34	3.12	2.95	2.82	2.72	2.63	2.5	2.12	1.73	1.6
120	6.85	4.79	3.95	3.48	3.17	2.96	2.79	2.66	2.56	2.47	2.34	1.95	1.53	1.38
∞	6.63	4.61	3.78	3.32	3.02	2.8	2.64	2.51	2.41	2.32	2.18	1.79	1.32	1

〈표 3〉 t 분포표

유의수준(Significance)	0.05	0.01	0.001
자유도(d.f)			
1	12.71	63.66	636.62
2	4.3	9.92	31.6
3	3.18	5.84	12.92
4	2.77	4.6	8.61
5	2.57	4.03	6.87
6	2.45	3.71	5.96
7	2.36	3.5	5.41
8	2.31	3.35	5.04
9	2.26	3.25	4.78
10	2.23	3.17	4.59
11	2.2	3.11	4.44
12	2.18	3.06	4.32
13	2.16	3.01	4.22
14	2.14	2.98	4.14
15	2.13	2.95	4.07
16	2.12	2.92	4.02
17	2.11	2.9	3.96
18	2.1	2.88	3.92
20	2.09	2.84	3.85
22	2.07	2.82	3.8
26	2.06	2.78	3.7
28	2.05	2.76	3.67
30	2.04	2.75	3.64
40	2.02	2.7	3.55
60	2	2.66	3.46
120	1.98	2.62	3.73
∞	1.96	2.58	3.29

유의수준은 양측 검정의 값이다. 단측검정에 대해서는 유의수준을 2로 나누면 된다.

〈표 4〉 카이제곱(χ^2) 분포표

자유도(d.f)	유의수준(Significance level) p =0.05	p =0.01
1	3.84	6.63
2	5.99	9.21
3	7.81	11.34
4	9.49	13.28
5	11.07	15.09
6	12.59	16.81
7	14.07	18.48
8	15.51	20.09
9	16.92	21.67
10	18.31	23.21
11	19.68	24.72
12	21.03	26.22
13	22.36	27.69
14	23.68	29.14
15	25	30.58
16	26.3	32
17	27.59	33.41
18	28.87	34.81
19	30.14	36.19
20	31.41	37.57
25	37.65	44.31
30	43.77	50.89
40	55.76	63.69
50	67.5	76.15
60	79.08	88.38
80	101.88	112.33
100	124.34	135.81

〈표 5〉 단측 검정에 대한 상관계수(r)(양측 검정에 대해서는 유의수준이 2배)

	유의수준(Significance level)	
자유도(d.f)	p=0.05	p=0.01
3	0.805	0.934
4	0.729	0.882
5	0.669	0.833
6	0.621	0.789
7	0.582	0.75
8	0.549	0.716
9	0.521	0.685
10	0.497	0.658
11	0.476	0.634
12	0.457	0.612
13	0.441	0.592
14	0.426	0.574
15	0.412	0.558
16	0.4	0.542
17	0.389	0.528
18	0.378	0.515
19	0.369	0.503
20	0.36	0.492
25	0.323	0.445
30	0.296	0.409
40	0.257	0.358
50	0.231	0.322
60	0.211	0.295
80	0.183	0.256
100	0.163	0.23

〈표 6〉 맨 휘트니 U 검정 값, p=0.05

								n_2											
n_1	2	3	4	5	6	7	8	9	10	11	12	13	14	15	16	17	18	19	20
2							0	0	0	0	1	1	1	1	1	2	2	2	2
3				0	1	1	2	2	3	3	4	4	5	5	6	6	7	7	8
4			0	1	2	3	4	4	5	6	7	8	9	10	11	11	12	13	13
5		0	1	2	3	5	6	7	8	9	11	12	13	14	15	17	18	19	20
6		1	2	3	5	6	8	10	11	13	14	16	17	19	21	22	24	25	27
7		1	3	5	6	8	10	12	14	16	18	20	22	24	26	28	30	32	34
8	0	2	4	6	8	10	13	15	17	19	22	24	26	29	31	34	36	38	41
9	0	2	4	7	10	12	15	17	20	23	26	28	31	34	37	39	42	45	48
10	0	3	5	8	11	14	17	20	23	26	29	33	36	39	42	45	48	52	55
11	0	3	6	9	13	16	19	23	26	30	33	37	40	44	47	51	55	58	62
12	1	4	7	11	14	18	22	26	29	33	37	41	45	49	53	57	61	65	69
13	1	4	8	12	16	20	24	28	33	37	41	45	50	54	59	63	67	72	76
14	1	5	9	13	17	22	26	31	36	40	45	50	55	59	64	67	74	78	83
15	1	5	10	14	19	24	29	34	39	44	49	54	59	64	70	75	80	85	90
16	1	6	11	15	21	26	31	37	42	47	53	59	64	70	75	81	86	92	98
17	2	6	11	17	22	28	34	39	45	51	57	63	67	75	81	87	93	99	105
18	2	7	12	18	24	30	36	42	48	55	61	67	74	80	86	93	99	106	112
19	2	7	13	19	25	32	38	45	52	58	65	72	78	85	92	99	106	113	119
20	2	8	13	20	27	34	41	48	55	62	69	76	83	90	98	105	112	119	127

양측검정의 값, n_1과 n_2는 각 집단의 표본크기

〈표 7〉 짝지은 쌍에 대한 윌콕슨 검정에 대한 T의 임계치

	유의수준(Significance level)		
n	p =0.05	p =0.025	p=0.01
5	T ≤ 0		
6	2	0	
7	3	2	0
8	5	3	1
9	8	5	3
10	10	8	5
11	13	10	7
12	17	13	9
13	21	17	12
14	25	21	15
15	30	25	19
16	35	29	23
17	41	34	27
18	47	40	32
19	53	46	37
20	60	52	43
21	67	58	49
22	75	65	55
23	83	73	62
24	91	81	69
25	100	89	76
26	110	98	84
27	119	107	92
28	130	116	101

단측검정 ; 양측검정에 대해서는 두배

부록 3

연습문제 해답

Answers to Exercises

각 장의 마지막에 제공된 문제에 대한 해답이다. 확실한 답이 있는 문제에 대해서만 해답이 있다. 답을 구하고, 이를 이해하는 데 도움을 줄 수 있는 설명을 추가하였다. 논문을 검토하고 연구에 참여하고 스스로 연구를 실행함으로써 통계에 대해 연습을 해 보기를 바란다.

제1장

확실한 답을 갖는 문제가 없음.

제2장

확실한 답을 갖는 문제가 없음.

제3장

1. (i) (a) 골밀도(bone density)
   (b) 개인 여성(an individual woman)
   (c) 연구에 선택되고 참가에 동의한 35세부터 45세까지의 여성
   (d) 연구에 참가할 수 있는 35세부터 45세까지의 여성

(ii) (a) 뇌수막염의 발생률(the incidence of meningitis)
(b) 마을(Villages)
(c) 연구에 선택된 마을
(d) 자료를 이용할 수 있는 영국 남서부에 위치한 마을

2. (a) 병원을 방문할 가능성이 있는 사람들
(b) 병원을 방문하고 설문지를 채우기 위해 선택된 사람들

3. 연령(age) : 구간척도
성(sex) : 명목척도
성 접촉자 수(number of partners) : 서열척도
성 행동(sexual activity) : 서열척도
인종(ethnic group) : 명목척도
피임법 선택(Barrier choice) : 명목척도
피임을 사용하지 않는 이유(Reasons not to use barrier) : 명목척도
증상 표현(presentation) : 명목척도

4. 표본추출 오차(sampling error)는 모집단의 모수와 표본의 통계량 간의 차이로 정의할 수 있다.

제4장

확실한 답을 갖는 문제가 없음.

제5장

확실한 답을 갖는 문제가 없음.

제6장

1. 평균, 2.45 ; 중위수, 1.0 ; 최빈값 1.0
(a) 중위수

2. 평균, 13.53 ; 중위수, 13.50 ; 최빈값, 10과 18
(노트 Note : 이 자료는 다-봉(multi-modal) 자료이다.)
(a) 평균

3. 연습문제 1에서 제1사분위수는 1.0, 제2사분위수는 1.0, 제3사분위수는 2.0이다. 표준편차는 3.70이다.

연습문제 2에서, 제1사분위수는 7.25, 제2사분위수는 13.5, 제3사분위수는 20.0이다. 표준편차는 8.0이다.

제7장

확실한 답을 갖는 문제가 없음.

제8장

1. (a) Symphadiol을 매일 복용하는 것이 칼로리 조절 다이어트를 하는 것과 비교하여 임상적으로 비만한 사람(남성, 30세부터 40세)의 체중 감소를 향상시킨다.
   (b) 칼로리 조절 다이어트만을 받은 대조군에 비해 Symphadiol과 칼로리 제한 다이어트를 받은 경우 임상적으로 비만한 남성(30세부터 40세)의 체중 감소를 유의하게 향상시킨다.
   (c) 칼로리 조절 다이어트만을 받는 대조군에 비해 체중 감소에는 차이가 없다.
   (d) 체중 감소
   (e) 처리집단(treatment group)
2. 오차의 근원: 표본추출 오차(sampling error), 표본과 모집단 사이의 차이, 처리집단 간의 표본추출 오차에서의 변동, 측정오차(measurement error), 즉 측정도구의 정확성(accuracy)
   연구설계 오차(descpn error) → 예: 연구설계에서 연구참여자의 승낙 정도는 어떠한가? 혼란변수의 영향 → 예: 키

제9장

3. (a) H 앞면, T 뒷면 : HHHH, TTTT, HTHH, HHTH, HHHT, HHTT, HTTT, HTTH, HTHT, THTT, TTHT, TTTH, TTHH, THHH, THTH, THHT
   (b) 이러한 결과 중 어떤 하나가 나올 확률은 0.0714이다.
   (c) 뒷면이 1번, 앞면이 3번 나올 확률은 0.2856이다.

제10장

1. 평균: 1.79, 표준편차: 12.25, 표준오차: 3.16, 95% 신뢰수준: 1.79±6.2
   (c) (i) 109, (ii) 88

제11장

3. F 검정과 스튜던트 t 검정을 시행하였다. 두 표본의 분산 간에는 유의한 차이를 보이지 않았다($F=0.51$, $p>0.05$, d.f.=28). 실험군과 대조군의 차이도 유의하지 않다($t=0.43$, $p>0.05$, d.f.=28, 단측 검정).
6. 강의 전과 후에 두 시점에서 약간의 차이가 있다. 짝지은 t 검정(양측) 결과 유의한 차이를 보이고 있다($t=3.83$, $p<0.01$, d.f.=10).

제12장

5. 처리집단 간에 유의한 차이를 보이지 않는다(분산분석 $F_{3,56}=2.39$, $p>0.05$). 아래에 분산분석표가 있다.

	제곱 합	자유도	평균 제곱	F	유의성
집단 간	428.133	3	142.711	2.388	0.079
집단 내	3,346.800	56	59.764		
계	3,774.933	59			

제13장

1. χ^2 적합도 검정은 연령 변수가 정규분포에 대한 방정식에 의해 예측된 값과 유의적인 차이를 보이지 않는다($\chi^2=31.36$, d.f.=38, $p>0.05$).
2. 성 접촉자 수 변수는 응집 분포(clumped distribution)를 갖는다. log(x+1) 변환을 사용하여 이 자료를 정규분포로 변환시킬 수 있다.

제14장

1. 기록된 성 접촉자 수에 대하여 아시아와 아프리카 참가자 사이에 유의한 차이가 없다($U=29.00$, $n=18$, $p>0.05$).
2. 기록된 성 접촉자 수와 관련하여 인종 집단 간에 유의한 차이가 없다($\chi^2=1.93$, d.f.=2, $n=18$, $p>0.05$).
3. 기록된 성 접촉자 수와 참가자의 연령 간에는 유의한 음의 상관관계가 있다($r_s=-27$, $n=40$, $p<0.05$).

제15장

1. 서로 다른 증상의 빈도에는 차이가 없다. 그러나 성병과 증상 지표 간에는 유의한 연관성이 있다(χ^2=12.25, d.f.=10, p〈0.05).
   성병의 많은 증상 지표에 대하여 관찰값과 기대값 사이에는 아주 큰 차이가 있다.
2. 인종과 의원 방문 사이에는 유의한 차이가 있다(χ^2=14.75, d.f.=18, p〈0.05).

제16장

1. 체중 감소와 참여자의 키 사이에는 유의한 상관성이 있다(r=0.27, r^2=0.075, p〈0.05).
   (c) r^2이 작기 때문에 상관성은 낮다. 체중 감소의 변동 중 7.5%가 참여자의 키에 의하여 설명되어진다. 분명히 다른 요인이 있다.
   (d) 회귀직선은 체중 감소(kg)=−22.47+0.0202×키(cm)이다. 키가 170cm인 사람의 체중 감소를 예측하기 위해서는 위의 식에 값을 대입하면 된다. 답은 11.86kg이다.

부록 4

통계학에서 사용되는 부호와 약어

The Common symbols and abbreviations used in statistics

$\pm$	더하기 또는 빼기	plus or minus
Σ	합	(upper-case or capital sigma) sum of (add p the values that follow)
χ	카이	chi
μ	모 평균, 모집단의 (산술) 평균	The arithmetic mean of the population (lower-case or small sigma)
σ	모 표준편차, 모집단의 표준편차	The population standard deviation
σ^2	모 분산, 모집단의 분산	The variance of the population
$=$	같다	equal
$+$	더하기	plus
$-$	빼기	minus
$/$	나누기	divide
$>$	크다	greater than
$<$	작다	less than
π	(파이 pi) 상수 3.142	a constant of value 3.142
$\sqrt{\ }$	제곱근	square root
p	확률	probability

s	표본 표준편차	standard deviation of the sample
s^2	표본 분산	variance of the sample
$\overline{x}$	산술 평균	arithmetic mean
x	사례 또는 값	a case or value
$d.f$	자유도	degree of freedom
a	직선의 절편	intercept of a straight line equation
b	직선의 기울기	slope of a straight line equation
H_1	대립가설	alternative hypothesis
H_0	영가설	null hypothesis
SE	표준오차	standard error
SD	표준편차	standard deviation
CL	신뢰한계	confidence limits

부록 5

용어 사전

Glossary

가설 Hypothesis

통계량을 사용하여 검정하기 위한 명제 또는 예측

가우스 Gaussian

정규분포에 대한 대안적 이름

값 Value

단일 사례 또는 자료 항목

검정력 검정 Power test

영가설이 적절할 때 영가설을 기각하기 위한 통계 검정력을 예측하는 검정

검정력 Power

영가설이 사실이 아닐 때 영가설을 기각할 확률

계수 Coefficient

통계량의 수와 관련되어 사용되는 용어; 계수는 기술 통계에서 빈번하게 나타난다.

구간변수 Interval variable

척도에서의 점이 정확하게 동일한 크기로 나누어 진 측정 척도.

구간척도는 절대 영점(absolute zero)을 갖지 않는다.

구형성 Sphericity

두 개 이상의 집단 간 차이를 비교할 때, 등분산을 평가하기 위하여 사용되는 측정치

규칙적 분포 Regular distribution

사례의 대부분이 동일한 값을 갖는 분포

기회 Chance

사건이 어떻게 일어났는가의 표현

단측 검정 One-tailed test

추측된 차이가 평균으로부터 한 쪽 방향으로 예측되는 검정

대조군 Control group

연구에서 치료를 받지 않는 참여자 또는 대상자

대표성 Representativeness

측정되어진 것이 연구자가 실제로 조사하기 원하는 것과 어느 정도 가까운 가를 말한다.

독립 Independent

변수 또는 사례의 측정이 같은 연구 동안에 다른 자료 집단에 의해 영향을 받지 않는다는 것을 의미한다. 독립은 회귀분석에서 예측 변수(predictor variable)를 표현할 때 사용하는 용어이다.

독립변수 Independent variable

연구에서 이 변수의 값은 다른 변수(종속변수)의 값에 영향을 준다고 생각되어진다.

등분산에 대한 F 검정 F test for equality of variance

표본이 유사한 모양을 갖는 분포로부터 추출되었는지를 확인하기 위한 통계 검정

로버스트 Robust

검정에서 가정의 일부가 깨졌지만 검정력은 유지되는 통계 검정

막대 도표 Bar chart

자료의 범주를 표현하는 방법. 자료는 막대가 y축에 수직으로 구성되어 있고 값은 x축에 수평하게 나타낸다.

명목척도 Nominal scale

자료가 주어진 이름의 범주로 할당되는 측정의 척도; 자료가 순서를 가질 수 없다.

모수 검정 Parametric test

자료가 정의된 수학적 분포에 근사적으로 분포한다는 가정하에서의 통계 검정

모수 통계량 Parametric statistics

모수 통계량은 자료가 특정 분포를 한다고 가정하는 절차에 의하여 결정된다.

모수 Parameter

모집단의 변수를 기술하기 위한 측정치

모집단 Population

연구의 요구에 맞고 잠재적으로 정보를 모을 수 있는 전체 대상자

무작위 표본 Random sample

모집단의 각 구성원이 뽑힐 기회가 동일하다.

무작위 Random

순서나 경향을 예측할 수 없는 현상의 나타남

반복 측정 설계 Repeated measure design

표본이 동일한 개인으로 구성되어 있을 때 표본 간의 차이를 조사하기 위한 검정

백분위수 Percentile

자료를 순서에 따라 번호를 매길 때 백분위수는 자료의 1%를 나타낸다. 25백분위수는 표본의 하위 25%를 표현한다.

백분율 Percentage

비율에 100을 곱한 값

변수 Variable

연구 하에 있는 개인이나 대상과 관련한 현상 또는 사물

변환 Transfornmation

더 쉽게 분석하기 위하여 자료의 수학적 형태를 바꾸는 기법

부호 검정 Sign test

두 표본 간의 차이를 찾기 위한 간단한 비모수 검정

분산 Variance

자료가 얼마나 큰 변동을 갖는가의 측정치

분산분석 ANOVA

analysis of variance. 세 개 이상의 표본으로부터 구한 평균 간의 차이를 찾기 위한 기법

분할표 Contingency table

두 명목척도 간의 연관성 검정에 사용되는 표

비모수 검정 Non-parametric test

자료가 정의된 수학적 분포에 접근하여 분포하지 않았을 때의 통계 검정

비율 Proportion

전체 사례 중 한 범주의 사례가 차지하는 비

비율척도 Ratio scale

척도에서의 점이 정확하게 동일한 크기로 나누어 진 측정 척도.

비율척도는 절대 영점(absolute zero)을 갖는다.

빈도 Frequency

특정 값이 표본에서 나타난 횟수

사례 Case

단일 값 또는 자료 항목

사분위수 범위 Inter-quartile range

25% 백분위수와 75% 백분위수 사이의 범위

사분위수 Quartile

모든 값을 순서대로 나열했을 때 자료가 4분의 1로 나누어지는 점에서의 값

상관 Correlation

구간척도, 비율척도 또는 서열척도로 측정된 변수 사이의 연관성을 찾기 위한 기법

상관성이 있는 / 관련된 Correlated

한 변수의 값이 다른 변수와 관련하여 변동을 예측할 수 있는 두 변수 사이의 관계를 묘사할 때 사용되는 용어

상대위험률 Relative event risk

치료의 영향과 위약의 영향 간의 차이

서열척도 Ordinal scale

척도에서 값 사이의 차이의 크기는 알 수 없지만 값이 순서를 가지고 있는 측정 척도

선형 회귀 Linear regression

관련이 있다고 생각되어지는 두 변수 간의 선형적 관련성을 기술하기 위한 통계 기법

설문지 Questionnaire

참여자로부터 응답을 끌어내기 위하여 일련의 질문을 이용한 연구 도구

스튜던트 t 검정 Student's t test

두 독립표본의 평균 간의 차이를 검정하는 기법

신뢰도 계수 Reliability coefficient

연구 도구의 신뢰도에 대한 측정치

신뢰한계 Confidence limits

모평균이 포함되어 있을 것으로 믿을 수 있는 값의 범위에 대한 표현

실험군 Experimental group

연구에서 치료를 받는 참여자 또는 대상자

액면타당도 Face validity

설문지의 내용이 연구대상자의 영향을 받는지 받지 않는지를 나타낸다.

양적 패러다임 Quantitative paradigm

현상이 양적으로 측정될 수 있고 예측될 수 있으며 변동을 통제할 수 있다는 세계적 관점

양측 검정 Two-tailed test

평균으로부터 추측된 차이가 특정 방향을 갖지 않는 검정

연관성 Association

한 변수의 값이 다른 변수의 값과 연결되어 있음

연속형 변수 Continuous variable

구간척도 또는 비율척도로 측정된 변수

영가설 Null hypothesis

차이가 없을 가설, 검정되어야 할 가설의 반대 가설, 서로 다른 표본으로부터 구한 평균 또는 빈도 간에 차이가 없다는 가설

왜곡 Skew

빈도 분포가 얼마나 대칭적인가에 대한 측정치

외생변수 Extraneous variable

연구에 영향을 미치나 직접적으로 연구되지 않는 변수

위약 Placebo

생물학적 활성이 전혀 없거나 매우 제한적인 것을 제외하고는 실험군에 제공되는 것과 거의 동일한 물체 또는 활동. 임상시험에서 대조군에 제공하기 위하여 사용된다.

윌콕슨 검정 Wilcoxon test

짝지은 t검정에 대응하는 비모수적 검정

유의성 Significance

조사된 관찰치가 우연히 일어난 것이 아니라는 것을 제시하는 진술. 그러므로 유의성은 '실제로(real)' 고려되어야 하고 유의수준 하에서 영가설을 기각하는 진술과 동반되어야 한다(p값 p value).

유효성 평가를 위한 수 Numbers needed to treat

개인의 효과를 측정하기 전에 처리에 필요한 대상자의 수

이중 눈가림 연구 Double blind study

연구 참여자와 연구자 모두 누가 실험군과 대조군에 속하는지 모르도록 하는 연구

이항분포 Binomial distribution

자료의 분포가 사건이 일어나거나 일어나지 않는 두 범주 만으로 결정되는 자료를 설명하기 위한 수학적 모형

자료 Data

특정 연구대상자 또는 현상과 관련한 정보의 집합체

자유도 Degree of freedom

통계 계산에서 사용된 수, 전체 모집단이 아니라 표본을 가지고 작업을 하기 때문에 자유도는 표본 수에 근거하고 사용된다.

적합도 Goodness of fit

이상적인 수학적 빈도 분포에 관찰된 분포가 어떻게 잘 적합하는가를 평가하는 데 도움을 주는 통계 검정

절대 위험률 감소 Absolute risk reduction

실험군과 대조군 사이에서 사건이 일어날 기회의 차이

정규분포 Normal distribution

평균, 중위수와 최빈값이 모두 같고 평균±표준편차가 전체 사례의 68.26%를 포함하는 빈도 분포

제1종 오류 Type 1 error

영가설이 사실일 때 영가설을 기각하는 오류

제2종 오류 Type 2 error

영가설이 사실이 아닐 때 영가설을 채택하는 오류

조사 Survey

모집단에 관한 정보를 수집하기 위하여 설계된 연구 방법

종속변수 Dependent variable

이 변수의 값은 다른 변수의 영향을 받는다.

중심극한정리 Central limit theorem

어떤 모집단으로 추출된 표본 평균의 빈도 분포는 정규분포를 따라간다는 것을 예측할 수 있는 정리

중위수 Median

모든 값을 순서대로 배열했을 때 가운데 값

짝지은 t 검정 Paired t test

두 관련된 표본의 평균 간 비교를 위한 기법

차이의 표준오차 Standard error of the difference

동일한 모집단으로부터 추출된 표본평균 간의 차이에 대한 표준오차

처리집단 Treatment group

연구에서 실험적 절차가 적용된 참여자 또는 대상자

첨도 Kurtosis

빈도 분포의 모양(편평함 flatness)에 대한 측정치의 하나

체계적 검토 Systematic review

이전에 출판된 정보의 검토. 검토에 포함되는 정보의 기준은 검토자에 의해 명확하게 기술되어져야 한다.

체계적 오차 Systematic error

표본으로부터 변수의 측정치에 체계적인 영향을 주는 어떤 요인이 기인하는 오차. 예를 들면 연구에서 전체 온도의 범위에 대하여 정확하게 측정하지 못하는 경향이 있는 온도계는 체계적 오차를 가질 것이다. 이러한 형태의 오차를 바이어스(bias)라고 한다.

최빈값 Mode

일련의 값에서 가장 많이 나타난 값

측정 오차 Measurement error

변수의 값을 측정할 때 나타나는 오차

측정 Measurement

자료에 대한 관찰과 기록

카이제곱(χ^2) Chi-square

명목 수준 자료의 빈도를 비교하기 위하여 사용되는 통계량

크론바 알파 신뢰도 계수 Cronbach alpha reliability coefficient

설문지에 대한 내적 일치도의 측정치

크루스칼-왈리스 검정 Kruskal-Wallis test

1요인 분산분석에 대응하는 비모수 검정

통계적으로 유의한 Statistically significant

통계적 검정의 결과가 우연히 일어난 것이 아니라는 것을 시사할 때 사용되는 구절

패러다임 Paradigm

다수에 의해 공유되는 사고 방식

평균 Average

모집단의 중앙 집중성을 나타내는 모수

평균 Mean

중앙 집중성의 측도, 모든 값의 합을 자료의 수로 나눈 값

포아송 분포 Poisson distribution

거의 일어나지 않는 사건을 설명하는 빈도 분포의 한 형태

표본 Sample

모집단의 부분 집합

표본추출 단위 Sampling unit

측정을 한 표본 내의 개인 또는 대상자

표본추출 오차 Sampling error

모집단의 모수와 표본의 통계량 간의 차이

표적 집단 Target group

연구에서 표적이 되는 모집단

표준오차 Standard error

표본평균과 모평균 사이의 차이에 대한 측정치

표준편차 Standard deviation

표준화 형태로 표현된 평균으로부터의 편차에 대한 측정치

혼란변수 Confounding variable

관심있는 변수와 유사하게 처리에 반응하여 변동하는 변수

확률 Probability

사건이 어떻게 일어나는 가에 대한 표현, 1.0(확실)부터 0.0(불가능)까지의 수로 표현됨

히스토그램 Histogram

그래프 형태를 나타낸 빈도 분포의 표현

p 값 P value

1.0(확실)부터 0.0(불가능)까지의 확률 범위의 수학적 표현. 종종 유의성이 있는지 없는지를 나타내기 위하여 인용된다.

z 점수 z score

개인이 평균으로부터 얼마나 많은 표준편차만큼 떨어져 있는가의 측도

L'Abbe 도표

임상시험의 결과를 그림으로 나타내는 방법

참고문헌

Acklin, M. W., and Bernat, E. (1987) 'Depression, alexithymia, and pain-prone disorder: a Rorschach study'. *Journal of Personality Assessment* 51(3):462-79.

Allison, P. D. (1999) *Multiple Regression*. London, Sage.

Bandolier (1999) 'Numbers Needed to Treat', www.jr2.ox.ac.uk/bandolier/band59/NNT1.html

Bates, D. M., and Watts, D. G. (1988) *Nonlinear Regression Analysis and its Application*. Chichester, Wiley.

Behi, R., and Nolan, M. (1995) 'Reliability: consistency and accuracy in measurement'. *British Journal of Nursing* 4(8):472-5.

Bhattacharyya, G. B., and Johnson, R. A. (1977) *Statistical Concepts and Methods*. Chichester, Wiley.

Blakie, N. (2003) *Analysing Quantitative Data*. London, Sage.

Brandt, F. (1928) *Thomas Hobbes' Mechanical Conception of Nature*, (trans. Vaughan Maxwell and Annie I. Fausboll). Copenhagen, Levin &Munksgaard.

Burns, R. B. (2000) *Introduction to Research Methods*, (4th edn). London, Sage.

Colyer, H., and Kamath, P. (1999) 'Evidence-based practice: a philosophical and political analysis. Some matters for consideration by professional practitioners'. *Journal of Advanced Nursing* 29(1):188-93.

Cook, R. J., and Sackett, D. L. (1995) 'The numbers needed to treat: a clinical useful measure of treatment effect'. *British Medical Journal* 310:452-4.

Couchman, W., and Dawson, J. (1990) *Nursing and Health Care Research*. London, Scutari Press.

Depoy, E., and Gitlin, L. N. (1993) *Introduction to Research*. St Louis MO, Mosby.

Fowler, J., and Cohen, L. (1990) *Practical Statistics for Field Biology*. Chichester, Wiley.

Gould, S. J. (1983) *Hen's Teeth and Horse's Toes*. New York, Penguin Books.

Hume, D. (1888) in L. A. Selby-Bigg (ed.) *A Treatise on Human Nature*. Oxford, Clarendon Press.

Kerlinger, F. (1986) *Foundations of Behavioral Research*. New York, Holt.

Kerr, A. W., Hall, H. K., and Kozub S. A. (2002) *Doing Statistics with SPSS*. London, Sage.

Kuhn, T. S. (1972) *The Structure of Scientific Revolutions*, (2nd edn). Chicago IL, University of Chicago Press.

L'Abbé, K. A., Detsky, A. S., and O'Rourke, K. (1987) 'Meta-analysis in clinical research'. *Archives of Internal Medicine* 107:224-33.

Locke, J. (1975) *An Essay Concerning Human Understanding*, (edited by Peter H. Nidditch). Oxford, Clarendon Press.

McNutty, T., and Ferlie, E. (2003) *Re-engineering Health Care: the Complexities of Organisational Transformation*. Milton Keynes, Open University Press.

McQuay, H. J., and Moore, R. A. (1997) 'Using numerical results from systematic reviews in clinical practice'. *Archives of Internal Medicine* 126:712-20.

Massey, V. H. (1991) *Nursing Research*. Springhouse PA, Springhouse.

Maynard, A. (2003) ' "Tribes in need of data?" Business and management'. *Times Higher Education Supplement* May 2003, p. 26. (Ahead of the future: Florence Nightingale's demand for routine data collection in hospitals is still unheeded.)

Moore, R. A., and Philips, C. (1996) 'Reflux oesophagitis: quantificative systematic review of the evidence of the effectiveness of protein pump inhibitors and histamine antagonist', http://ebandolier.com/bandopubs/gordf/gord.html

Nolan, M., and Behi, R. (1995) 'Validity: a concept at the heart of research'. *British Journal of Nursing* 4(9):530-3.

Nursing and Midwifery Council (2002) *Code of Professional Conduct for the Nurse, Midwife and Health Visitor*. London, NMC.

Oppenheim, A. N. (1966) *Questionnaire Design and Attitude Measurement*, (2000 edn). London and New York, Continuum.

Oppenheim, A. N. (1992) *Questionnaire Design, Interviewing and Attitude Measurement*. London, Pinter.

Pearson, A., and Vaughan, B. (1986) *Nursing Models for Practice*. London, Heinemann.

Pittet, D., Dharon, S., Touveneau, S., Sacvan, V., and Permeger, T. V. (1999) 'Bacterial contamination at the hands of hospital staff during routine patient care'. *Archives of Internal Medicine* 159:821-6.

Popper, K. (1957) *The Poverty of Historicism*. London, Routledge.

Popper, K. (1959) *The Logic of Scientific Discovery*, (1990 edn). London, Unwin Hyman.

Popper, K. (1963) *Conjectures and Refutations*. London, Routledge.

Royal College of Nursing (1993) *Ethics Related to Research in Nursing*. London, Scutari Press.

Russell, B. (1919) *Introduction to Mathematical Philosophy*. New York, Macmillan.

Sokal, R. R., and Rohlf, F. J. (1996) *Biometry*, (3rd edn). New York, Freeman.

UKCC (1983) *Nursing Research: the Role of the UKCC*. London, UKCC.

색인

국 문

영 문

[h]

[i]

[k]

[l]

[m]

[n]

[o]

[p]

[q]

[r]

【s】

【t】

【u】

【v】

【w】

【y】

【z】